U0223637

图解
肿瘤生物学

郑杰 著

化学工业出版社

·北京·

内容简介

本书以全彩图文互参的形式，系统介绍了人类肿瘤的基本概念和一般生物学特点，同时兼顾介绍近年来新出现的概念和研究方向，主要内容包括肿瘤的病因学、发病学、肿瘤防治等方面。本书特设了良性肿瘤生物学一章，研究良性肿瘤生物学对临床医生来讲仍具有重要意义，可帮助临床医生防止过度诊断。

本书适合肿瘤科临床医师及相关专业科研人员及学生参考使用。

图书在版编目（CIP）数据

图解肿瘤生物学/郑杰著. —北京：化学工业出版社，2024.5

ISBN 978-7-122-45218-4

Ⅰ.①图…　Ⅱ.①郑…　Ⅲ.①肿瘤学-生物学-图解　Ⅳ.①R730.2-64

中国国家版本馆CIP数据核字（2024）第052690号

责任编辑：李少华　　　　　　　　装帧设计：关　飞
责任校对：王　静

出版发行：化学工业出版社
　　　　　（北京市东城区青年湖南街13号　邮政编码100011）
印　　装：北京瑞禾彩色印刷有限公司
710mm×1000mm　1/16　印张27½　字数539千字
2024年8月北京第1版第1次印刷

购书咨询：010-64518888　　　　售后服务：010-64518899
网　　址：http://www.cip.com.cn
凡购买本书，如有缺损质量问题，本社销售中心负责调换。

定　　价：198.00元　　　　　　　版权所有　违者必究

前言

　　肿瘤生物学是肿瘤研究的基石，由于它的发展使得某些肿瘤已经能得到临床治愈。本书比较系统地介绍人类肿瘤的基本概念和一般生物学特点，兼顾介绍近年来新出现的概念和研究方向。主要内容包括肿瘤的病因、发病机制及防治等方面，书中还特设良性肿瘤生物学一章。虽然良性肿瘤由于原位生长，对机体危害比恶性肿瘤小，对它的研究较少，但这是一个值得关注的研究领域，因为哺乳动物80%的肿瘤是良性的，良恶性肿瘤的治疗是不一样的。研究良性肿瘤生物学对临床医生来讲仍具有重要意义，可帮助临床医生防止过度诊断。

　　本书图文互参，内容新颖，文字简明，内容涉及生命科学的不同领域，较好地反映了当今国际上该领域的前沿水平，因此，对从事生物学和医学研究的人员也是一本有用的参考书。

　　感谢沈传陆教授对第七章的贡献，感谢刘奎博士出色的绘图工作，他的高效和耐心使我受益匪浅。

　　肿瘤生物学内容广泛，发展迅猛。由于每个人的知识都是有限的，书中存在不妥之处敬请读者予以指正。

郑　杰，医学科学博士

东南大学医学院　教授

2023年10月

目录

第一章
环境致癌因素

　　肿瘤流行病学资料显示80% ～ 90%的人类肿瘤是外界环境因素引起的。这里的环境是泛指直接接触某些特定的致癌物质（化学性、物理性、生物性）和不良的生活方式（饮食、吸烟等）对致癌的影响。因此，避免接触致癌物质和改变不良生活方式，就可能有效地预防癌症的发生。环境致癌因素大致可分为化学致癌物、物理致癌物和生物致癌物这三类，它们分别占环境致癌因素的75% ～ 80%、5%和15% ～ 20%。

第一节
化学致癌物是人类肿瘤的主要致癌因素

化学致癌物是人类肿瘤最主要的致癌因素。现在已知能诱发肿瘤的化学物质就有1000多种，其中包括天然的和人工合成的。有些化学致癌物有直接致癌作用，在机体内不经过生物转化即可致癌，称为直接致癌物。有些化学致癌物本身并不直接致癌，在体内经过生物转化，所形成的衍生物具有致癌作用，称为间接致癌物，其转化过程称为致癌物的代谢活化。已知化学致癌物大多是间接致癌物。

一、化学致癌物的种类

1. 直接化学致癌物是少而弱

这类物质绝大多数是合成的有机物，包括有内酯类、烷化剂和酰化剂类、芥子气和氮芥类、活性卤代烃类等。直接化学致癌物一般致癌性较弱，致癌性时间长。

2. 间接化学致癌物是多而强

间接化学致癌物种类较多，常见的有以下几种。

（1）多环芳烃（polycyclic aromatic hydrocarbon，PAH）类　这类物质广泛存在于沥青、汽车废气、煤烟、香烟及熏制食品中，与肺癌、皮肤癌等有关。这类致癌物以苯并芘[benzo(a) pyrene，BAP]为代表，它需经CYP1A1/1B1激活才具有致癌性（表1-1）。吸烟诱发的肺癌，与苯并芘可引起肿瘤抑制基因*TP53*第157密码子（GTC→TTC）突变有关，在非吸烟的肺癌则缺乏这种突变。PAH致癌作用与芳香烃受体（aryl hydrocarbon receptor，AHR）有关，因为AHR基因敲除的小鼠使用PAH致癌剂处理是不会患癌的。AHR是一种配体激活性转录因子，当与多环芳烃等配体结合后，可调控一系列基因的表达，包括致癌物的活化或解毒。

（2）芳香胺类　存在于含氮和肌酸丰富的食物加热过程中产生，化妆品可经皮肤吸收。4-氨基联苯、乙萘胺和联苯胺等与膀胱癌等肿瘤有关。4-氨基联苯（4-aminobiphenyl，4-ABP）在肝脏CYP1A2和CYP2E1催化下形成*N*-羟化-ABP(HONH-4-ABP)，*N*-羟化-ABP经血流到达膀胱，在那里经一系列反应最后形成芳香胺离子（arylnitrenium ion），芳香胺离子能攻击DNA，产生基因毒性作用。

少，HCV导致HCC发生可能跳跃了大量基因突变累积的过程。由于HCV基因的高复制率和（或）缺乏校正能力，使得HCV容易逃逸宿主的免疫防卫，转为慢性持续感染，很少有自限性。HCV所致的慢性肝炎能引起持续的肝细胞变性和坏死，为其致癌的机制之一，而这种致癌并非HCV直接转化肝细胞作用，而可能是在细胞生长和分化中起间接作用，如活化生长因子、激活癌基因或DNA结合蛋白的作用。尽管HCV的致癌机制尚不清楚，但是一种或多种HCV基因产物促进HCC发生的早期改变是肯定的。

C蛋白是多功能蛋白，在HCV致病过程中起重要作用。C蛋白抑制RB和p53功能是HCV致HCC的重要机制。C蛋白也能上调端粒酶活性，促进肝细胞永生化。

除C蛋白外，非结构蛋白NS3、NS5A和NS5B也涉及HCV致瘤过程。NS3蛋白可与p53结合形成复合体，抑制p53对p21^{WAF1}转录调节作用。NS5A蛋白也可与p53结合，使p53丧失G$_1$细胞阻滞和诱导凋亡功能。NS5B募集泛素连接酶对pRB修饰，导致pRB降解。NS3和NS5A干扰免疫应答，引起HCV持续感染。

目前尚无丙肝疫苗上市，但NS5B聚合酶抑制剂索非布韦（sofosbuvir/Sovaldi®）可使丙型肝炎能得到有效控制。索非布韦吸收后在肝脏内先代谢成三磷酸尿嘧啶（UTP）类似物，可以掺入到HCV RNA链中，与HCV复制所需的NS5B聚合酶发生竞争性结合，终止病毒RNA链的延伸。

3. EB病毒是淋巴瘤和鼻咽癌的主要危险因素

EB病毒（EBV）也称人疱疹病毒4（human herpesvirus-4，HHV-4），主要攻击B淋巴细胞，与鼻咽癌（nasopharyngeal carcinoma，NPC）、传染性单核细胞增多症、伯基特（Burkitt）淋巴瘤、霍奇金（Hodgkin）淋巴瘤和非霍奇金淋巴瘤等多种人类肿瘤的发生有关。

EBV的基因组为线形双链DNA，大小172 kb。虽然EBV有约100个ORF，但在潜伏期仅有少量基因表达，主要包括EBV核抗原（EBNA）、潜态感染膜蛋白（LMP）、两个细胞Bcl-2的同源物BHRF1和BALF1和病毒miR-BART和miR-BHRF1。

EBV核抗原（EBV nuclear antigen，EBNA）包括EBNA1、EBNA2、EBNA3A、EBNA3B、EBNA3C和EBNA-LP，几乎所有EBV感染和转化的B细胞核内都能检出这种EBNA。EBNA1是唯一持续表达于所有EBV感染细胞的基因产物，它与p53结合使其失活。研究已显示EBNA1可以结合染色体11q23的DNA重复序列，引起染色体断裂，导致基因组不稳定。

潜伏感染膜蛋白（latent membrane protein，LMP）包括LMP1、LMP2A和LMP2B，LMP1被认为是EB病毒编码的重要致瘤蛋白。LMP1是一个由386个氨基酸残基组成的跨膜蛋白，激活NF-κB、PI3K/Akt、JAK/STAT等多条信号转导途径，影响细胞周期和凋亡等多个方面的功能，从而促使细胞永生化。LMP1也可以通过上调 *BCL-2*基因表达，抑制凋亡，阻止细胞终末分化。另外LMP1通过抑制DNA修复机制促进基因组不稳定。

EBV潜伏期表达两个细胞BCL-2的同源物BHRF1和BALF1（表1-3），可以抑制凋亡和自噬，与EBV致瘤有关。

表1-3　疱疹病毒BCL-2同源物

病毒	名称	BH结构域	功能	肿瘤表达
EBV	BHRF1	BH1-4	抗凋亡和自噬	上调
EBV	BALF1	BH1-4	调节凋亡	
HHV-8	vBCL-2/Ks-BCL-2	BH1-4	抗凋亡和自噬	上调

注：BH为BCL-2的同源物，见表7-3。

EBV是第一个被发现表达miRNA的人类病毒，例如miR-BHRF1和miR-BART（BamH1 A rightward transcript），这些病毒miRNA在EBV感染和致瘤中扮有重要角色。miR-BHRF1与抗凋亡基因BHRF1位于相同ORF，与EBV诱发细胞转化有一定关系。miR-BART5在NPC细胞中高表达。miR-BART5能抑制细胞内p53上调凋亡调节因子（p53 up-regulated modulator of apoptosis，PUMA）活性，PUMA是促凋亡蛋白，在肿瘤中表达下调。

EBV是全球流行的病毒。在西方国家有85%～90%的成人带有这种病毒，而发展中国家的儿童几乎100%感染过这种病毒。病毒可通过唾液传给他人或通过母乳传给婴儿，经口腔上皮传染给B细胞。EBV感染大多呈隐性感染，主要潜伏在B细胞，人体外周血约$1/10^7$的循环淋巴细胞带有EBV。一般认为淋巴细胞或上皮细胞是EBV最初感染的细胞，CD21（CR2）是EBV的受体。上皮细胞膜受体分子NRP1（neuropilin 1，神经菌毛素1）是介导EB病毒感染鼻咽上皮细胞的重要分子。

4. HHV-8是卡波西肉瘤的主要致病因素

HHV-8也称卡波西（Kaposi）肉瘤疱疹病毒（Kaposi sarcoma herpesvirus，KSHV），是Kaposi肉瘤的致瘤病毒。HHV-8基因组是线性双链DNA病毒（约140kb），含80个ORF，66个ORF类似EBV，故属于γ疱疹病毒。HHV-8有许多ORF编码的蛋白与细胞蛋白类似（表1-4），这些病毒基因有助于HHV-8致瘤作用。Kaposi肉瘤常见于艾滋病（AIDS）患者，HIV-1（human immunodeficiency virus-1）感染是危险因素。HHV-8传播途径是经性接触或皮肤直接接触。HHV-8潜伏于血管内皮细胞，引起病变，因此Kaposi肉瘤属于血管源性肿瘤。EPHA2是HHV-8进入细胞的受体。

表1-4 HHV-8某些基因编码的细胞蛋白同源物

基因	ORF	蛋白	功能	肿瘤
vGPCR	74	vGPCR	趋化因子受体、炎症	上调
vBCL-2	16	vBCL-2	抗凋亡	上调
vIL-6	2	vIL-6	增殖、炎症	上调

注：GPCR为G蛋白偶联受体（G-protein coupled receptors），见图3-8。

在潜伏期，HHV-8仅小部分基因表达，包括*LANA*、*vCyclin*、*vFlip*、*vIL-6*、*vBcl-2*、*vGPCR*和病毒编码的细胞因子。HHV-8潜伏相关核抗原（latency-associated nuclear antigen，LANA）是HHV-8 ORF 73编码的一种病毒衣壳蛋白。潜伏感染状态病毒稳定表达LANA，它在病毒基因整合到宿主基因组的过程中起重要作用，而且可以抑制p53和RB蛋白转录活性，另外它也可上调端粒酶活性。LANA蛋白还可稳定Notch信号，上调Notch信号的靶基因Hey1和Dll4的表达水平，与Kaposi肉瘤的血管新生和红细胞的渗出有关。

除了KS外，HHV-8还与原发性渗出性淋巴瘤（primary effusion lymphoma，PEL）和多中心卡斯尔曼病（multicentric Castleman's disease，MCD）的发生有关。PEL是一种极少见的B细胞淋巴瘤，它以产生胸腔、腹腔恶性渗出液为特征。MCD是一种不典型的淋巴组织增生异常性疾病，主要病理特点为血管和浆细胞的玻璃样变。2014年美国FDA批准杨森（Janssen）公司的Siltuximab（Sylvant®）粉针剂上市，用于治疗MCD。2018年欧盟也批准该药上市，用于治疗MCD。Siltuximab是重组的嵌合单抗，靶向IL-6。

与EBV类似，HHV-8在人群中广泛流行。据世界卫生组织称，世界总人口的67%都已经感染了这种疱疹病毒。人体内大多数疱疹病毒都处于休眠状态，但是，当免疫系统功能下降时，它们就会广泛增殖，引发Kaposi肉瘤。

5. HTLV-1是成人T细胞白血病的主要危险因素

HTLV-1与成人T细胞白血病/淋巴瘤有关。全球有1500万～2000万人感染HTLV-1，2%～5%的携带者将发展为成人T细胞白血病/淋巴瘤（adult T-cell leukemia/lymphoma，ATLL）。HTLV-31经性、血和母乳传播，CD4$^+$T细胞是HTLV-1攻击细胞。

HTLV-1属于反转录病毒，其基因组为线性单链RNA，9kb大小，不含有任何已知的癌基因，也未发现其在某一原癌基因附近的固定的整合位置，这与HTLV-1潜伏期长有一定关系。HTLV-1的转化活性与Tax和HTLV-1碱性亮氨酸拉链（HTLV-1 basic leucine-zipper，HBZ）有关。Tax对于HTLV-1感染细胞的早期增殖具有重要作用，HBZ对转化细胞的维持起作用。

Tax是转录激活蛋白，它主要影响cAMP信号的CREB和NF-κB信号。转录因子NF-κB的激活对ATLL的发生起决定性作用。Tax蛋白可磷酸化的IκB然后通过泛素-蛋白酶体途径（ubiquitin-proteasome pathway，UPP）降解，从而释放出NF-κB，NF-κB进入细胞核内，与靶基因启动子结合，从而调控其表达。NF-κB可以激活*IL-2Rα*、*IL-2*、*IL-6*、*IL-15*、*GM-CSF*和*BCL-XL*等与凋亡和细胞周期相关基因的表达。感染HTLV-1的细胞能自泌IL-2及其受体，这样就建立起一个自分泌系统，可不断刺激T淋巴细胞增生，导致T淋巴细胞恶性增生。巨噬细胞分泌的GM-CSF对导致T淋巴细胞恶性增生也起到推波助澜的作用。

一般认为HTLV-1感染细胞后，在Tax和HBZ作用下，细胞克隆性增生，在此过程中仍需遗传和表观遗传的变化。由于Tax蛋白是T细胞的主要目标蛋白，在后期阶段，Tax表达下降，可使得ATLL细胞可以逃脱免疫系统对它的攻击，而HBZ的表达没有变化，提示HBZ的表达对ATLL细胞的维持是必需的。

第三节
辐射致癌与人类某些肿瘤的发生有关

大量事实已经证明，辐射增加皮肤癌、甲状腺癌、骨肉瘤、乳腺癌、肺癌和白血病等肿瘤的发病率。生活中致癌辐射主要来自紫外线辐射和离子辐射。

一、紫外线辐射主要导致皮肤癌

紫外线（ultraviolet，UV）属于太阳光辐射出的天然性电磁波，也可人工产生。根据UV的波长可将其分为3个能谱区：UVA（＞320nm）、UVB（290～320nm）和UVC（200～290nm）。UVA称长波UV，含量高，UVB称中波UV，UVC称短波UV。UVC对DNA损伤作用最强，阳光中绝大部分的UVC被臭氧层过滤掉，所以臭氧层变薄不是一件好事，可使UVC的过滤变少，增加患皮肤癌的危险性。太阳辐射到达地表主要是UVA和UVB。UVA能够渗透皮肤深处，被认为是造成皮肤老化的主要原因，会造成皱纹和老年斑。UVB能破坏人体皮肤中的DNA，与皮肤癌发生关系密切，长时间暴露在阳光下可引起外露皮肤的鳞状细胞癌、基底细胞癌和黑色素瘤。白种人或阳光照射后色素不增加的有色人种最易发生皮肤癌。

UV辐射致癌机制：UVA可产生活性氧（ROS），损伤细胞大分子，UVB或UVC照射后最主要的效应是形成嘧啶二聚体，也可引起DNA断裂和碱基损伤（图1-4），其中环丁烷嘧啶二聚体（cyclobutane pyrimidine dimer，CPD）和6-4嘧啶-

嘧啶酮光产物（pyrimidine- pyrimidone photoproduct，6-4 PP）是UV造成的DNA损伤的主要形式，结果是C > T和CC > TT的转换。日光照射诱发的皮肤癌，与UV引起*TP53*第245密码子（CCG→TTG）突变有关。正常人可通过核苷酸切除修复或碱基切除修复使受损DNA恢复正常，而着色性干皮病（xeroderma pigmentosum，XP）的患者，由于先天性缺乏核苷酸切除修复所需的酶，不能修复嘧啶二聚体损伤，易患皮肤癌。

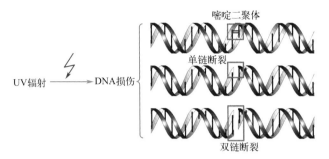

图1-4　UV辐射致瘤作用机制
　　UV既可引起DNA链嘧啶二聚体形成，也可引起DNA单链和（或）双链断裂

　　UV对免疫系统的抑制作用也参与UV辐射致瘤过程。皮肤是一个重要的免疫器官，免疫系统的某些成分存在于皮肤中，皮肤暴露于UV下能扰乱正常免疫功能。研究表明，UV辐射通过降低皮肤抗原呈递细胞（朗格汉斯细胞，LC）水平，诱导调节性T细胞（Treg）和免疫抑制细胞因子（例如IL-10）的产生来抑制免疫监视功能，与UV辐射致癌有关。这从器官移植患者易患皮肤癌就不难理解，说明免疫抑制是皮肤癌的危险因素。

二、电离辐射可引起实体瘤和白血病

　　电离辐射可分电磁辐射（γ线、X线）和微粒辐射（带电粒子、中子）。因其能量较高，可引起组织电离，因此可引起人体不同部位的肿瘤，常见的有白血病、甲状腺癌、肺癌等。电离辐射可来自医源性，也可来自核爆炸、核事故、自然矿床（镭、氡）或室内装修（氡）。

　　电离辐射致癌机制：X线等能将原子中的电子激发而形成正离子，其对DNA的损伤机制比较复杂。一般认为，有直接效应和间接效应两种（图1-5）：①直接效应是指电离辐射直接在DNA上沉积能量，引起物理和化学变化；②间接效应则是指DNA周围其他分子（主要是水分子）吸收射线能量，产生具有很高反应活性的活性氧类（ROS）进而损伤DNA。如果肿瘤处于乏氧情况，这些区域的细胞对射线都有抗性。

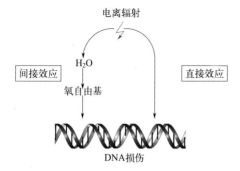

图 1-5　电离辐射的致瘤作用机制

电离辐射既可以直接损伤 DNA，也可以间接通过氧自由基来损伤 DNA，后者是电离辐射损伤 DNA 的主要方式

电离辐射主要的损伤形式是 DNA 交联和断裂。交联包括 DNA 链交联和 DNA- 蛋白质交联，这些交联会影响细胞的功能和 DNA 复制。DNA 断裂包括单链断裂和双链断裂。在原核生物中 DNA 双链的断裂往往是致死性的，而在真核生物中则可能是染色体畸变产生的主要原因。单链断裂往往引起基因内突变，常为非致死性的。

电离辐射产生的 ROS 也同样可引起突变，最明显的是羟自由基引起 DNA 链的 8-oxoG 和核苷酸池的 8-oxo-dGTP，可引起 DNA 突变。

参考文献

Guengerich F P, Waterman M R, Egli M. Recent structural insights into cytochrome P450 function. Trends Pharmacol Sci, 2016,37(8): 625-640.

*BCR*基因的断裂点可发生在3个区域：主断裂点簇区域，95%的CML断裂点发生于此，通常表达变异的嵌合型p210（70000 BCR + 140000 ABL）；另一断裂点为副断裂点簇区域，60%的Ph染色体阳性的ALL断裂点发生于此，表达变异的嵌合型p190（50000 BCR + 140000 ABL）；还有的断裂点为3′端，其转录本编码较大的p230（90000 BCR + 140000 ABL）融合蛋白，与非常罕见的慢性中性粒细胞白血病（chronic neutrophilic leukemia，CNL）有关（图2-3）。与p210相比，p190有更强的酪氨酸激酶活性和转化潜能。不少研究表明，p190仅出现在ALL，部分CML患者从慢性期向急变期转化与产生p210向产生p190转化有关。与p210和p190相比，p230多见于CNL，其临床病程经过良好，不易发生急变。进一步研究表明，BCR-ABL是一种凋亡抑制蛋白，能通过抑制凋亡使细胞数量增加，基因组的内在不稳定性也随之增加，这样细胞就容易发生第2次突变，从而使CML向急性期发展。

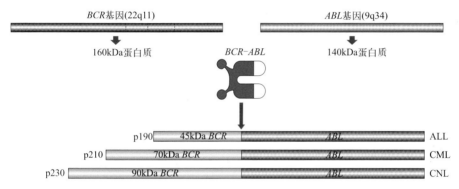

图2-3　染色体易位形成致瘤性融合蛋白

*BCR*基因位于22q11，编码160000的蛋白。*ABL*基因位于9q34，编码140000的蛋白。*BCR*基因的断裂点可发生在3个区域，分别与易位的原癌基因*ABL*融合，形成3个融合基因，它们编码的蛋白分别与ALL（p190）、CML（p210）和CNL（p230）的发生有关

　　另一个例子是间变性淋巴瘤激酶（anaplastic lymphoma kinase，ALK）易位（表2-1）。ALK是一种受体酪氨酸激酶（receptor tyrosine kinases，RTK），基因位于2p23。早期研究发现间变性大细胞淋巴瘤（anaplastic large cell lymphoma，ALCL）患者存在t（2;5），这种易位的结果导致*ALK*基因与5号染色体的核仁磷蛋白（nucleophosmin，NPM）基因相融合，形成*NPM-ALK*融合基因，该融合基因的形成导致*ALK*的持续性表达，与约60%的ALCL发生有关。随后又有人发现约5%的非小细胞肺癌（non-small cell lung cancer，NSCLC）存在inv（2）(p21;p23)，导致形成*EML4*（棘皮类微管关联蛋白样4，echinoderm microtubule-associated protein-like 4）*-ALK*融合基因，该易位导致ALK的胞外和跨膜结构域丢失，引起ALK持续性表达。现已证明存在*EML4-ALK*融合基因的肺癌是一种组织学和临床独特的NSCLC。目前已有多款ALK抑制剂获准进入临床治疗。

由于染色体易位使得癌基因与其他蛋白形成致瘤性融合基因，它们的产物大致可分两类，一类是酪氨酸激酶，另一类是转录因子，见表2-1。之所以这些致瘤性融合基因在功能上是酪氨酸激酶和转录因子，显然与失调的酪氨酸激酶和转录因子对驱动细胞转化有重要影响。

表2-1　致瘤性融合基因与相关肿瘤

致瘤性融合基因	染色体易位	产物	肿瘤
BCR-ABL	t(9;22)(q34;q11)	酪氨酸激酶	CML 和 ALL
EML4-ALK	inv(2)(p21;p23)	酪氨酸激酶	NSCLC
RET-PTC1	inv(10)(q11.2;q21)	酪氨酸激酶	乳头状甲状腺癌
NPM-ALK	t(2;5)(p23;q35)	酪氨酸激酶	ALCL
PML-RARα	t(15;17)(q22;q21)	转录因子	急性早幼粒细胞白血病
TMPRSS2-ERG	del(21)(q22)	转录因子	前列腺癌
TMPRSS2-ETV1	t(7;21)(p21;q22)	转录因子	前列腺癌
PAX3-FOXO1	t(2;13)(q35;q14)	转录因子	腺泡状横纹肌肉瘤

2. 原癌基因置于其他强启动子控制之下

例如Burkitt淋巴瘤的（8;14）转位，即8号染色体的*MYC*基因易位到14号染色体的免疫球蛋白重链基因附近，使*MYC*基因置于免疫球蛋白重链基因的启动子控制之下（图2-4）。免疫球蛋白基因是一种非常活跃的基因，因此易位的*MYC*基因转录水平也随之增高。增高的*MYC*基因产物可促进细胞生长，导致细胞癌变。

滤泡性淋巴瘤（follicular lymphoma，FL）的t（14;18）是特征性细胞遗传学改变，其结果是14号染色体上的*IgH*基因和18号染色体上的*BCL-2*基因拼接，导致*BCL-2*基因的活化，以及BCL-2蛋白的高表达（图2-4）。BCL-2蛋白是区别反应性增生的滤泡和FL的肿瘤性滤泡的有用标记。BCL-2是抗凋亡蛋白，这可以解释在滤泡淋巴瘤的肿瘤性滤泡中凋亡细胞数量少的现象。

套细胞淋巴瘤有t（11;14），致使11号染色体上的cyclin D1编码基因*CCND1*与14号染色体上的免疫球蛋白重链启动子/增强子基因融合。这种转位上调cyclin D1表达，成为该肿瘤的特征性变化（图2-4）。cyclin D1是细胞周期调节蛋白，促进细胞进入复制周期，具有癌基因的功能。在一些甲状旁腺瘤中，11号染色体发生臂间倒位即inv（11）(p15q13)，*CCND1*转位至甲状旁腺素（parathyroid hormone，PTH）基因启动子的下游，受其控制，呈现cyclin D1过度表达。

弥漫性大B细胞淋巴瘤（diffuse large B-cell lymphoma，DLBCL）是最常见的非霍奇金淋巴瘤（NHL），占NHL的30%左右。DLBCL的遗传变异比较复杂，约30%有t（3;14），导致3号染色体上的*BCL-6*基因过表达（图2-4），与DLBCL发病有关。BCL-6是转录抑制因子，广泛参与细胞各种活动，影响B细胞分化。约30%的DLBCL有t（14;18），导致BCL-2过表达。10%～15%的DLBCL有t（8;14），

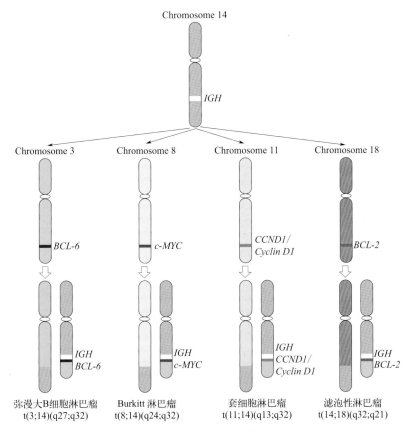

图2-4　染色体易位使原癌基因置于其他基因控制之下

　　Burkitt 淋巴瘤的 t（8;14）使8号染色体的 c-MYC 基因易位到14号染色体的 IGH 基因附近，使 c-MYC 基因置于 IGH 基因的启动子控制之下。其他像弥漫性大B细胞淋巴瘤、套细胞淋巴瘤和滤泡性淋巴瘤的易位，均与不同原癌基因置于 IGH 基因的启动子控制之下有关

导致c-MYC过表达，细胞遗传特点提示DLBCL是一类异质肿瘤。

　　B细胞之所以容易发生高频的染色体易位，这与活化诱导胞嘧啶核苷脱氨酶（activation-induced cytidine deaminase，AID）介导的突变有关。AID催化DNA链上的脱氧胞苷转变成尿嘧啶，产生U：G错配。这些U：G错配可引发下游修复途径，从而产生抗体多样性。AID也可通过脱氨作用，将5-甲基胞嘧啶（5-methylcytosine，5mC）转变成胸腺嘧啶。B细胞是抗体产生的主要细胞，抗体的多样性与AID介导的V（D）J基因重排有关。在复制蛋白A（replication protein A，RPA）作用下，AID被引导到B细胞中需要进行 Ig 重排的DNA可变区，从而影响AID介导的基因重排。AID介导的基因重排是 Ig DNA可变区特异性的，正常情况下，它不影响B细胞的其他DNA。如果AID的靶向专一性出现紊乱，人体免疫系统就会有异常，有时甚至会诱发癌基因与 Ig 调节序列的重排，从而与某些 B 细胞恶性肿瘤的发生有关。

特异性染色体易位为肿瘤分子诊断提供了机遇，可以设计特异性引物来诊断某些肿瘤。但需要注意的是某些染色体易位本身尚不足以导致细胞转化，仍需其他遗传和表观遗传的改变方可致癌，因为这些染色体易位也可见于正常人群。

3. 肿瘤染色体易位与基因位置有很大关系

染色体易位是一个复杂的生物学过程，它有两个基本步骤。①两个 DNA 位点同时发生断裂；②两个 DNA 断端相互靠近，重新连接起来。肿瘤细胞染色体易位是非随机性的，与间期核内染色体或基因的空间位置有很大关系，染色体易位通常发生在邻近的核内染色体或空间位置接近的基因。为什么 CML 会发生 t（9;22），除了致癌因素导致染色体断裂外，正常造血干细胞核内 9 与 22 号染色体就互为邻居，使得这两条断裂的染色体容易发生相互易位。急性早幼粒细胞白血病（acute promyelocytic leukemia，APL）中 t（15;17）转位，15 号染色体的 PML 基因与 17 号染色体的维 A 酸受体 α（retinoic acid receptor α，RARα）基因融合，形成的 PML/RARα 融合蛋白具有抗凋亡作用，阻断髓样细胞分化。研究已显示在造血干细胞核内，15 号与 17 号染色体就相互靠得很近。为什么 Burkitt 淋巴瘤又如此常见 t（8;14），这是因为正常情况下 B 淋巴细胞的 8 号与 14 号染色体是邻里关系，由于距离上的原因，这两条染色体之间的易位比较常见。从实验上来讲，当 B 淋巴细胞受到刺激后，*MYC* 基因会迅速募集转录机器，并向 *IGH* 基因位点靠近，它们可能共享转录机器。这种两个不同位点基因的靠近增加了随后发生基因易位的概率。除了 Burkitt 淋巴瘤的 t（8;14）外，滤泡性淋巴瘤和套细胞淋巴瘤染色体易位的作用机制与 Burkitt 淋巴瘤类似，也是与间期核内染色体上的基因空间接近有关。总之，染色体的易位容易发生在距离较近的两个基因之间，而发生在距离较远的两个基因之间的可能性较小。

第三节
癌基因例举

一、致瘤蛋白 RAS

1. RAS 蛋白概况

RAS 蛋白属于小 GTP 酶家族。人体的小 GTP 酶有 100 多种，大致分 5 个家族（表 2-2），它们均有与 GDP 结合的非活性形式和与 GTP 结合的活性形式。

MYC蛋白本身并不会发生同源二聚作用，但是它能够与MYC相关因子X（MYC associated factor X，MAX）形成异源二聚体，能与DNA上的E-box结合，进而激活靶基因的转录，导致细胞生长、抑制细胞分化和凋亡等改变（图2-7）。尽管MAX倾向于与MYC形成二聚体，但它也能形成同源二聚体，这个二聚体可以结合DNA，并可以抑制MYC引起的转录和转化。MAX也可以与MAX二聚化蛋白（MAX dimerization protein，MAD）形成异源二聚，它能引起生长抑制和细胞分化效应，因此MAD被认为是MYC的拮抗蛋白。MAD氨基端含SID，因此能募集Sin3和其他辅助抑制因子。从以上可以看出，MAX对于MYC和MAD结合到DNA是必不可少的。一般来讲，MYC/MAX和MAD/MAX二聚体的比例决定基因启动子的活性，如以MYC/MAX二聚体占主导，则主要表现为刺激细胞增殖；如以MAX/MAD二聚体占主导，则表现为抑制细胞生长、诱导细胞分化。

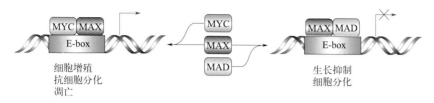

图2-7　MYC的转录功能及调节

MYC与MAX形成异源二聚体能结合到E-box（CACGTG序列），刺激细胞生长，而MAD与MAX形成的二聚体则抑制细胞生长，诱导细胞分化，因此MAD被认为是MYC的拮抗蛋白

除了与MAX蛋白结合外，c-MYC蛋白还与其他转录因子包括YY1、AP2、BRCA1、TFII、Miz1及雌激素受体（estrogen receptor，ER）等相互作用，表明了MYC在控制DNA识别时其调节机制的复杂性。

MYC是一种具有多功能的蛋白，有广泛的生物学功能，一方面参与细胞生长、增殖、细胞转化、基因组不稳定性以及血管生成调节，另一方面亦能启动凋亡和衰老程序（图2-8）。

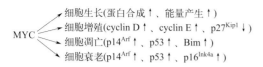

图2-8　MYC蛋白是多功能蛋白

2. 人体许多肿瘤存在 *MYC* 过表达

MYC 的致瘤作用主要表现在表达量的增加，而非DNA序列的改变。10% ～ 15%的人体肿瘤存在 *MYC* 表达上调，原因主要有上游信号激活、*MYC* 位点扩增、表观遗传改变、染色体易位（图2-4）和稳定性增加，*MYC* 位点扩增是人肿

瘤基因组最常见的变化之一。为什么许多肿瘤存在 *MYC* 过表达？究其原因不外是肿瘤生长需要和依赖MYC蛋白，对MYC"成瘾"。MYC是转录因子，它可调节上千种不同基因表达，特别是与蛋白合成、细胞干性、糖酵解和谷氨酰胺代谢和增殖的基因表达，*MYC* 过表达会使细胞脱离正常生长调节机制，向恶性表型转化。与此同时MYC还会抑制细胞分化和凋亡，这种抑制作用也参与MYC的致瘤机制。在致瘤过程中，已发现 *RAS* 与 *MYC*、*SIS* 与 *MYC*、*MYC* 与 *FOS* 偶联激活，有协同致瘤作用，其中RAS通过ERK/MAPK激活MYC对RAS-RAF-ERK致瘤至关重要。

  MYC的稳定性受到不同蛋白和非编码RNA的调节，其中MYC的泛素化和去泛素化是影响MYC代谢的重要因素。蛋白泛素化增加蛋白降解，蛋白去泛素化酶增加蛋白稳定性。MYC泛素化酶有FBXW7和FBXL3等，在肿瘤呈低表达，表现为肿瘤抑制基因功能；而MYC去泛素化酶有USP28、USP36和USP37等，在肿瘤呈高表达，表现为癌基因功能。

参考文献

Asami M, Lam B Y H, Hoffmann M, et al. A program of successive gene expression in mouse one-cell embryos. Cell Rep. 2023, 42(2): 112023.

Bailey C, Shoura M J, Mischel P S, et al. Extrachromosomal DNA-relieving heredity constraints, accelerating tumour evolution. Ann Oncol. 2020, 31(7): 884-893.

第三章

生长因子及受体与肿瘤

　　恶性肿瘤是一种以细胞不适当分裂和分化异常为特征的疾病，这些细胞活动时避开了机体正常的调节。大量的研究已证明肿瘤在形成过程中有明显的生长因子及受体异常，而且这种异常对肿瘤的发生似乎是必需的。例如肿瘤细胞对血清的依赖性降低，有些肿瘤细胞甚至可以在无血清的培养基上生长。这不是说肿瘤细胞不需要生长因子，而是肿瘤细胞能够分泌生长因子供自身生长，或生长因子的信号转导途径发生改变，在缺乏配体（生长因子）情况下也能刺激细胞生长。

第一节
生长因子与肿瘤

调节细胞生长与增殖的多肽类物质称为生长因子。生长因子大多分子量小，作用距离短，作用于邻近细胞或自身细胞；作用强，刺激细胞分裂；高度专一性，需要特殊受体介导。根据它们作用的靶细胞及与它们作用有关的肿瘤类型，可以分成两大类：①作用于上皮、内皮和间叶细胞的生长因子，与实体瘤形成有关；②作用于淋巴造血细胞的细胞因子，与淋巴造血系统肿瘤形成有关。

一、上皮、内皮和间叶细胞的生长因子

（1）表皮生长因子（epidermal growth factor，EGF） 是由53个氨基酸组成的单链多肽，相对分子质量为6000。EGF通过与细胞表面的表皮生长因子受体（EGF receptor，EGFR）结合而起作用。EGFR是一受体酪氨酸激酶（图3-3），能刺激DNA合成和细胞增殖。EGFR广泛分布于人体不同的细胞，包括上皮细胞、间叶细胞和胶质细胞。转化生长因子-α（transforming growth factor-α，TGF-α）与EGF有40%同源性，被认为是一种胚胎性EGF，与EGF共享同一受体EGFR，因此作用与EGF类似。

（2）转化生长因子-β（transforming growth factor-β，TGF-β） 哺乳动物有3种TGF-β，TGF-β1、β2、β3，其中TGF-β1最为常见。TGF-β主要由白细胞分泌，通过TGF-βR（TGF-β receptor）发挥功能，几乎所有细胞表面都有TGF-βR。

TGF-β具有广泛生物学功能，主要表现在以下几方面：①抑制上皮细胞的生长，促进上皮细胞的分化。②诱导上皮-间叶细胞转化（epithelial-mesenchymal transition，EMT）和肌成纤维细胞形成。③促进细胞外基质的形成。④免疫抑制功能，抑制淋巴细胞的增殖、分化，抑制单核细胞产生IFN-γ等。

（3）血小板衍生生长因子（platelet-derived growth factor，PDGF） 由多种细胞产生，能刺激成纤维细胞、平滑肌细胞和血管周细胞（pericyte）增殖和迁移，也有助于单核细胞游走，具有广泛的生物学功能。PDGF包含4种不同的多肽链：PDGF-A、PDGF-B、PDGF-C和PDGF-D。PDGF的两条多肽链通过二硫键连接形成同源二聚体或异源二聚体，包括PDGF-AA、PDGF-BB、PDGF-AB、PDGF-CC和PDGF-DD，其中PDGF-BB是PDGF的主要活性形式，PDGF-AA仅

表达在某些细胞。

PDGF通过PDGFR（PDGF receptor）发挥生物学功能。PDGFR由α和β两个链构成的二聚体，根据组成方式不同分3种形式：α和β同源二聚体以及α/β构成的异源二聚体，属于RTK家族（图3-3）。PDGF-AA只能与受体二聚体PDGFR-αα结合；PDGF-AB可以与PDGFR-αα和PDGFR-αβ结合；而PDGF-BB与PDGFR-αα、PDGFR-αβ、PDGFR-ββ三种类型都能结合。

（4）成纤维细胞生长因子（fibroblast growth factor，FGF）　目前已发现22种FGF，如FGF-1又称酸性FGF（acidic FGF，aFGF），FGF-2又称碱性FGF（basic FGF，bFGF）等。绝大多数FGF成员经旁分泌或自分泌方式发挥作用，但FGF19亚家族（FGF19、FGF21和FGF23）经内分泌方式发挥作用。

FGF与存在于细胞表面的成纤维细胞生长因子受体（FGF receptor，FGFR）结合，将信号传递到胞内。FGFR属于受体酪氨酸激酶（图3-3），有4型即FGFR1～4。FGF只有在辅助分子肝素硫酸蛋白多糖（heparin sulfate proteoglycan，HSPG）的协同作用下，才能与FGFR作用。但FGF-19家族蛋白发挥作用一般不需要HSPG，而是需要一个锚定在细胞膜的Klotho蛋白作为辅助受体，Klotho蛋白能提高FGF-19家族成员与其受体结合的亲和性（图3-1）。Klotho有2个成员α-Klotho和β-Klotho，前者主要结合FGF-23，后者主要结合FGF-19和FGF-21。不同Klotho成员和FGFR的组合以及在不同组织的有限表达导致了FGF-19家族蛋白作用的组织特异性。研究显示，β-Klotho是FGF21的主要受体，两者结合之后，FGF21会增强机体对胰岛素的敏感性、促进葡萄糖代谢，导致体重减轻。

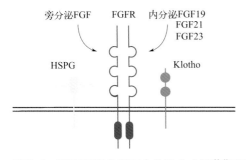

图3-1　FGF以旁分泌和内分泌方式调节靶细胞活动

旁分泌的FGF依赖HSPG与受体结合，而内分泌FGF依赖Klotho结合到其受体

Klotho蛋白是一种抗衰老蛋白，它在血液中的表达随年龄增长而下降。限制热量的摄入可延长寿命，在此过程中Klotho作为辅助因子通过不同途径参与了对衰老的控制，例如胰岛素信号、Wnt信号和组织稳态等。

（5）胰岛素样生长因子（insulin-like growth factor，IGF）　有两种形式，IGF-1和IGF-2。IGF及其受体和结合蛋白等共同组成了胰岛素样生长因子系统，其成员包括：①IGF-1和IGF-2；②IGF-1受体（IGF-1 receptor，IGF-1R）和IGF-2受体（IGF-2 receptor，IGF-2R）；③胰岛素样生长因子结合蛋白（IGF-binding protein，IGFBP）。到目前为止，已定义了6种IGFBP，分别命名为IGFBP1～6。

人体许多细胞都能产生IGF-1，血液中的IGF-1主要来自肝脏。研究显示IGF-1表达异常与疾病有关，低表达易患心血管病，高表达增加患癌风险。流行病学研究显示许多肿瘤细胞都表现IGF-1分泌增加或IGF-1R表达增高，血清IGF-1水平的升高与子宫内膜癌、胰腺癌、乳腺癌、前列腺癌等多种肿瘤的发生风险呈正相关。2型糖尿病患者的肿瘤发病率高于非糖尿病患者，这是由于胰岛素抵抗，导致患者出现高胰岛素血症和高IGF-1血症，支持IGF-1在某些人体肿瘤发病过程中的角色。

IGF-2是印记基因，父源表达。IGF-2主要以自分泌和旁分泌方式影响周围细胞，影响胚胎期细胞的生长，与胎儿的发育有密切关系。研究发现，在人胎儿期IGF-2的含量远比成年期高，出生后IGF-2的表达仅局限于少数组织（如肝脏、神经组织等），这说明IGF-2主要对胚胎期组织的生长起着重要的调节作用。

人*IGF-1R*基因位于15q26.3，与胰岛素受体（insulin receptor，IR）同源，有60%的同源性，属于受体酪氨酸激酶。IGF-1R由α链和β链通过二硫键连接成的二聚体，IGF-1R既可以结合IGF-1，也能与IGF-2结合。IGF-2R又称为甘露糖-6-磷酸受体（mannose-6-phosphate receptor，M6PR），可结合甘露糖-6-磷酸。与IGF-1R不同，IGF-2R是单链I型跨膜分子，胞内缺乏酪氨酸激酶结构域，没有催化活性。IGF-2R与IGF-2结合能力远大于IGF-1。它是IGF-2清除受体，两者的结合可降低细胞外IGF-2的水平，影响IGF-1R的激活，从而抑制IGF-2的功能。

（6）血管内皮生长因子（vascular endothelial growth factor，VEGF）及VEGF受体　见第十六章第二节。

（7）肝细胞生长因子（hepatocyte growth factor，HGF）　又称分散因子（scatter factor，SF），是由α链和β链组成的异二聚体。HGF主要生物学功能为刺激上皮细胞及内皮细胞生长和迁移。许多间叶细胞都能产生HGF，但在正常组织中表达很低，而在多种肿瘤时则呈高表达，促进肿瘤生长和浸润转移。

HGF受体由癌基因*c-MET*编码。c-MET蛋白属于受体酪氨酸激酶家族，由α亚基和β亚基组成（图3-3）。HGF激活c-MET受体发生自体磷酸化，参与细胞的增殖、分化和迁移过程。正常细胞有能力通过减少c-MET的表达控制其对HGF的反应。

二、细胞因子

细胞因子是指由免疫细胞和某些非免疫细胞经刺激而合成、分泌的一类具有生物学效应的小分子蛋白物质的总称，主要包括干扰素（interferon，IFN）、白介素（interleukin，IL）、肿瘤坏死因子（tumor necrosis factor，TNF）、趋化因子（第十一章第二节）和集落刺激因子（colony-stimulating factor，CSF）等。细胞因子的功能非常广泛，包括细胞发育、生长、分化、存活和死亡等。

IL-1β是重要的亲炎细胞因子，与慢性炎症时促癌作用有关。IL-6也是重要的亲炎细胞因子，通过多种途径促进肿瘤生长，像细胞增殖、血管化、侵袭转移和化疗抵抗等。IL-6是骨髓瘤细胞最主要的生长因子，骨髓瘤细胞可分泌IL-6，也可表达IL-6受体，这样就形成了肿瘤细胞生长的自分泌信号。在骨髓瘤患者尿和血中的IL-6水平都比正常人明显升高。除了骨髓瘤外，IL-6也刺激头颈部鳞癌、前列腺癌、肺腺癌和乳腺癌等肿瘤的生长。IL-8也是重要的亲炎细胞因子，可通过趋化炎细胞和促进血管生成来促进肿瘤生长。血清IL-8水平可作为荷瘤程度和治疗反应的指标。

IL-10则表现抗炎作用，抑制免疫反应。

三、有些肿瘤细胞有自泌信号

众所周知，许多癌基因编码的蛋白涉及生长控制。早期的工作是证明PDGF-β链与猿猴肉瘤病毒（simian sarcoma virus，SSV）的转化基因 v-sis 编码产物有很高的同源性，这一发现提示肿瘤细胞对生长因子依赖性的降低是由于肿瘤细胞自泌生长因子的结果（图3-2）。肿瘤可自泌生长因子，同时又产生该生长因子受体，这样便产生了自分泌信号，这在肿瘤是很常见的，体现了肿瘤的相对自主性生长。例如在卵巢癌、神经胶质瘤和前列腺癌都存在PDGF和PDGFR的高表达，这种自分泌刺激肿瘤的进展。反过来说，只有表达PDGF受体的细胞，才能被癌基因 sis 转化，抗PDGF抗体可抑制这种转化。又如感染HTLV-1的T细胞能自泌IL-2及其受体，这样就建立起一个自分泌体系，可不断刺激T细胞增生，最终导致T细胞恶性增殖。

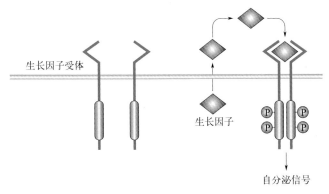

生长因子受体

生长因子

自分泌信号

图3-2　自分泌信号

　正常细胞的生长依赖于别的细胞提供的生长因子，而肿瘤细胞则不同，它可以自己分泌生长因子，形成生长的自分泌信号

第二节
生长因子受体与肿瘤

生长因子受体是跨膜蛋白。膜外区有配体结合部位，有特异性。根据跨膜次数多少分为单跨膜受体和多跨膜受体。典型的多跨膜受体为7次跨膜蛋白，而单跨膜受体以酪氨酸激酶（tyrosine kinase，TK）类为主。膜内区决定生长因子的生物学效应。许多生长因子受体为受体酪氨酸激酶（图3-3）。从人基因组数据来看，编码激酶的基因有518个，这些激酶可对底物磷酸化，构成了复杂的信号传递网络。根据底物被磷酸化的氨基酸残基不同，可将激酶大致分酪氨酸激酶和丝氨酸/苏氨酸激酶（serine-theronine kinase，STK）两类（表3-1）。从表3-1中可以看出受体TK数量要多于受体STK，受体STK只有TGF-βR，但非受体型STK数量要远多于非受体型TK数量。在FDA批准的70多个激酶抑制剂中，约80%是TK抑制剂，其余是STK抑制剂，可见TK虽然数量比STK少，但对细胞生长的影响却不小。

表3-1　常见的酪氨酸激酶和丝氨酸-苏氨酸激酶

激酶	受体型	非受体型
酪氨酸激酶	生长因子受体（图3-3）、CSF1R、VEGFR、IGFR	SRC、ABL、JAK、BTK、FAK
丝氨酸/苏氨酸激酶	TGF-βR	AKT、ATM、ATR、Aurora、AMPK、CDK、CHK、ERK、LATS、LKB/STK11、IKK、mTOR、MEK、MST、PDK、PKA、PKC、RIPK、RAF、ROCK、S6K、ULK、Wee1

注：有关激酶信息可通过英文索引查到。

根据生长因子的受体功能的不同，分别介绍受体酪氨酸激酶、受体丝氨酸-苏氨酸激酶、细胞因子受体和G蛋白偶联受体这四种常见的生长因子受体。

一、受体酪氨酸激酶与肿瘤

1. 受体酪氨酸激酶

受体酪氨酸激酶（receptor tyrosine kinase，RTK）是一类催化ATP之γ磷酸转移到蛋白质酪氨酸残基上的激酶，能催化多种底物蛋白质酪氨酸残基磷酸化。

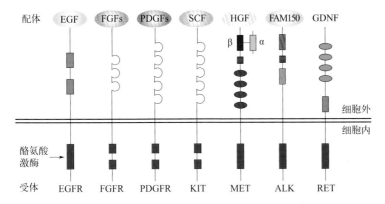

图3-3 绝大多数生长因子受体为受体酪氨酸激酶，由膜外区、跨膜区和膜内区三部分组成

不同生长因子受体的区别主要在胞外区，有的含与免疫球蛋白（Ig）样结构域，有的富含半胱氨酸区段，该区段为配体结合部位，而跨膜区和膜内区则比较类似，其中膜内区含酪氨酸激酶结构域。SCF—stem cell factor）；GDNF—glial cell-derived neurotrophic factor

不同类型生长因子的受体在结构上有相似性，但又有所不同。例如EGFR与胰岛素受体（IR）和IGFR的胞外区都含有富含半胱氨酸的重复序列，这种重复序列能抵抗蛋白酶的消化。PDGFR、KIT、FGFR和VEGFR胞外区没有富含半胱氨酸的重复序列，但有免疫球蛋白（Ig）样结构域，但它们Ig样结构域重复的次数不一样（图3-3）。RTK结构上的相似性说明它们可能是源于同一受体结构不断进化的结果，从而提示它们在信号转导途径及调节机制方面有共同之处，但它们引起的最终细胞生物效应各不相同。

2.受体酪氨酸激酶突变激活在肿瘤中是很常见的

EGFR等RTK在肿瘤突变激活是很常见的，表现为功能获得（GOF）突变、扩增或过表达和染色体易位（表3-2）。

表3-2 肿瘤常见的受体酪氨酸激酶突变激活

基因（定位）	突变类型	肿瘤	抑制剂
EGFR(7p12)	突变，扩增或过表达	乳腺癌、NSCLC、头颈癌和其他肿瘤	表19-2
HER2(17q12-21)	突变，扩增或过表达	乳腺癌、NSCLC和其他肿瘤	表19-3
FGFR	突变，扩增，易位	膀胱癌、肺鳞癌和其他肿瘤	表3-3
MET(7q31)	突变，扩增或过表达	肝癌、乳腺癌、结直肠癌和其他肿瘤	表3-4
ALK(2p23)	易位，突变	NSCLC，间变性大细胞淋巴瘤	表19-6
KIT(4q11-21)	突变	胃肠道间质瘤，肥大细胞性白血病	表3-5
PDGFR	突变，扩增或过表达，易位	胶质瘤，胃肠道间质瘤和其他肿瘤	表3-5
RET(10q11.2)	突变，易位	甲状腺癌，多发性内分泌肿瘤	表3-6

EGFR是第一个鉴定的RTK，对它的研究很多，详见第十九章第一节。EGFR和HER2突变可表现多种形式的异常：①EGFR截短突变，它的N端缺失，不能结

合EGF，但仍保留着酪氨酸激酶的活性。它可以在不需要配体的情况下，自发形成二聚体，处于持续性激活状态，刺激细胞生长。②HER2的激活常见于卵巢癌和乳腺癌，它的突变就是由于受体跨膜区一个氨基酸（缬氨酸→谷氨酸）的改变所引起。③癌基因的突变也可表现为生长因子受体的过表达（图3-4）。

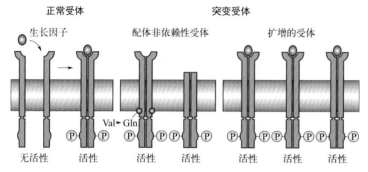

图3-4　编码生长因子受体的基因突变可表现多种形式

正常生长因子受体在缺乏配体的情况下是没有活性的，只有存在生长因子时，生长因子受体才能被激活。当编码生长因子受体的癌基因突变，它有时表现为受体胞外部分的截短，使得在缺乏配体的情况下也具有活性；有时表现受体跨膜区一个氨基酸（Val→Gln，缬氨酸→谷氨酸）的突变（HER2）。这两种受体的激活都是配体非依赖性，有时它表现受体拷贝数的增加，增加了生长刺激信号

据文献报道，约7%人类恶性肿瘤存在FGFR变异，最常见的变异是 *FGFR1 ~ FGFR3* 基因扩增，其次是突变，再者是易位。FGFR变异频率前3位的肿瘤分别是膀胱癌、肺鳞癌和子宫内膜癌。目前已有多款FGFR抑制剂上市，其中特异性的见表3-3。

表3-3　上市的FGFR抑制剂

药名	靶点	适应证	批准年份
厄达替尼（Erdafitinib, Balversa®）	FGFR1-4	转移性膀胱癌	2019
佩米替尼（Pemigatinib, Pemazyre®）	FGFR1-3	胆管癌	2020
英菲格拉替尼（Infigratinib, Truseltiq）	FGFR1-3	胆管癌	2021
福巴替尼（futibatinib, Lytgobi）	FGFR2融合蛋白	肝内胆管癌	2022
贝马里妥珠单抗（Bemarituzumab）	FGFR2b	胃癌	2022

c-MET是HGF受体，估计1% ~ 4%人类恶性肿瘤存在c-MET突变激活。c-MET突变激活的主要方式有点突变、外显子14跳跃突变、基因扩增或过表达，另外也存在少量易位和其他突变方式。3%的NSCLC存在MET-ex14跳跃突变，突变的结果使得MET受体胞内近膜结构域丧失E3连接酶c-Cbl酪氨酸结合位点（Y1003），MET不能被泛素化降解。由于这种突变导致MET信号始终处于激活状态，是这类肿瘤发生的驱动突变。目前已有多款针对MET-ex14跳跃突变的靶向药物上市用于

肿瘤治疗（表3-4）。HGF/c-MET信号的激活可促进瘤细胞生长、增殖和迁移，瘤细胞表现对该生长信号过度依赖，称癌基因成瘾。癌基因成瘾在肿瘤是很常见的，例如慢性髓细胞性白血病（CML）对 BCR-ABL 成瘾，某些 NSCLC 对 EML4-ALK 成瘾，这些过度依赖的蛋白恰好是治疗该肿瘤的靶点。

表3-4　上市的HGF-MET信号抑制剂

药名	靶点	适应证	批准年份
谷美替尼（Glumetinib）/国产	MET	ex14跳跃的 NSCLC	2023
非拉妥组单抗（Ficlatuzumab）	HGF	头颈部鳞状细胞癌（HNSCC）	2022
赛沃替尼（Savolitinib）/国产	MET	ex14跳跃的 NSCLC	2021
特泊替尼（Tepotinib，Tepmetko®）	MET	ex14跳跃的 NSCLC	2020
卡马替尼（Capmatinib，Tabrecta®）	MET	ex14跳跃的 NSCLC	2020

胃肠道间质瘤（gastrointestinal stromal tumor，GIST）是一组起源于胃肠道间质干细胞（Cajal细胞）的肿瘤，实质上由未分化或多能的梭形或上皮样细胞组成，免疫组化过表达c-KIT蛋白（CD117）和骨髓干细胞抗原（CD34），属于消化道间叶性肿瘤。GIST常见有c-*KIT*和*PDGFRA*基因突变。

c-*KIT*基因编码蛋白是一种RTK，配体为干细胞因子（stem cell factor，SCF）。在75%～80% GIST患者中，c-*KIT*基因在近膜区（外显子11）发生了GOF点突变，使得c-KIT蛋白在没有配体的情况下也能激活，导致肿瘤细胞不断增殖。

有10% GIST没有*c-KIT*基因突变，但存在*PDGFRA*基因突变，突变发生在编码活性结构域的外显子18或者编码近膜域的外显子12，在外显子12和18上不仅发现了点突变，还发现小的缺失。*PDGFRA*基因和*c-KIT*基因位于人4号染色体的相邻位置，两者的氨基酸序列有很高的同源性。*PDGFRA*基因突变与*c-KIT*基因突变是相互独立的，提示功能性*PDGFRA*基因突变很有可能是GIST的另一病因。

*PDGFR*基因的扩增与脑肿瘤的发生有密切关系。在大多数胶质母细胞瘤中存在*PDGFRA*基因扩增，与PDGF形成自分泌环，从而刺激肿瘤细胞生长。*PDGFRA*基因的易位与FIPL1形成融合蛋白，已被发现存在于特发性高嗜酸性粒细胞增多综合征。*PDGFRB*基因易位与转录因子TEL形成融合蛋白，则被发现存在于慢性粒单核细胞白血病。

目前上市的特异性PDGFR抑制剂见表3-5。奥拉单抗是PDGFRα阻断抗体，用于成年人的某些类型的软组织肉瘤治疗，因为这些肿瘤存在PDGFRα异常激活。以前对于此类患者，最常用的治疗方法是多柔比星单药或联合其他药物。阿维利替尼是PDGFRα和KIT激酶抑制剂，用于治疗携带PDGFRA外显子18突变（包括PDGFRA D842V突变）的不可手术切除或转移性GIST成人患者。瑞普替尼用于晚期GIST四线治疗。

表3-5 上市的PDGFR特异性抑制剂

药名	药物类型	靶点	适应证	批准年份
伊马替尼（Imatinib，Gleevec®）	激酶抑制剂	PDGFRα,KIT	GIST	2001
奥拉单抗（Olaratumab，Lartruvo®）	单抗	PDGFRα	软组织肉瘤	2016
阿伐替尼（Avapritinib，Ayvakit®）	激酶抑制剂	PDGFRα,KIT	GIST	2020
瑞普替尼（Ripretinib，Qinlock®）	激酶抑制剂	PDGFRα,KIT	GIST	2020

癌基因*RET*定位于染色体10q11.2区，编码产物是胶质细胞源性神经营养因子（glial cell-derived neurotrophic factor，GDNF）的受体，属于RTK。生殖细胞*RET*突变激活与2型多发性内分泌肿瘤（multiple endocrine neoplasia type 2，MEN2）的发生有关，表现为甲状腺髓样癌、嗜铬细胞瘤和甲状旁腺增生。体细胞*RET*突变激活类型有基因易位融合和突变等。2%的NSCLC存在*RET*融合激活，最常见的伙伴基因是*KIF5B*，其次是*CCDC6*，这部分肺癌对塞尔帕替尼（selpercatinib）敏感。塞尔帕替尼能够穿透血脑屏障，因此可用于NSCLC脑转移患者的治疗。*RET*基因可发生染色体内倒位inv（10）（q11.2;q21），形成所谓*PTC-RET*融合基因，与10%～20%乳头状甲状腺癌（papillary thyroid carcinoma，PTC）的发病密切相关。60%～90%甲状腺髓样癌有*RET*突变激活。上市的RET抑制剂见表3-6。

表3-6 选择性RET激酶抑制剂

药名	靶点	适应证	批准年份
塞尔帕替尼（Selpercatinib，Retevmo）	RET	KIF5B-RET融合阳性NSCLC，甲状腺癌	2020
普拉替尼（Pralsetinib，GAVRETO®）/国产	RET	RET驱动的NSCLC，甲状腺癌	2020

二、受体丝氨酸-苏氨酸激酶与肿瘤

TGF-β受体（TGF-βR）属于受体丝氨酸-苏氨酸激酶，信号转导方式与RTK类似，但不通过SH区与其他蛋白发生联系，而是通过Smad传递信号（图4-14）。

1. TGF-β 受体

TGF-βR存在着Ⅰ型和Ⅱ型2种形式，相对分子质量分别为53000和75000，在大多数细胞和组织中普遍表达，它们和TGF-β1的亲和力要比和TGF-β2的亲和力大10～80倍。不同物种的TGF-βRⅠ的氨基酸序列，特别在激酶结构域具高度相似性，而TGF-βRⅡ的序列相似性较低。TGF-β结合TGF-βRⅡ，使胞质区丝氨酸-苏氨酸激酶激活，活化的TGF-βRⅡ再与TGF-βRⅠ结合，使TGF-βRⅠ磷酸化，然后再向下传递信号（图3-5）。

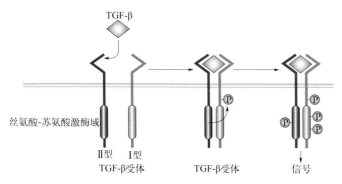

图3-5　TGF-β受体结构和激活过程

　　首先TGF-β与TGF-βRⅡ结合，使胞质区丝氨酸-苏氨酸激酶激活，活化的TGF-βRⅡ再与TGF-βRⅠ结合，使TGF-βRⅠ磷酸化，然后再向下传递信号

2. TGF-β 受体突变是其丧失生长抑制的原因之一

　　研究显示TGF-βR表达下调、Ⅱ型TGF-βR突变和Smad4失活是导致肿瘤细胞对TGF-β介导的生长抑制的抵抗性的主要原因。在TGF-βRⅡ胞外区的基因内有一段多腺嘌呤区，非常类似于微卫星DNA（见第十三章第四节）。在结肠癌、胃癌和胶质瘤等肿瘤，该区域常有一个或两个腺嘌呤的插入或缺失，导致受体被提前截短失活（图3-6）。

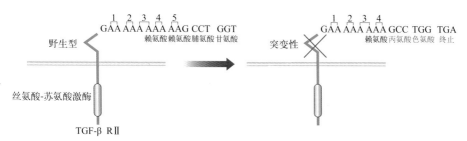

图3-6　TGF-βRⅡ胞外区的基因有一段多腺嘌呤区，非常类似于微卫星DNA，因此它对DNA错配的修复缺陷非常敏感

　　图中显示野生型的5对腺嘌呤重复丢失一对，形成移码突变的TGF-βRⅡ，后3个密码子移码使得编码蛋白发生改变，并出现蛋白合成的提前终止，使得TGF-βRⅡ丧失了生长抑制的功能

三、细胞因子受体

　　细胞因子是免疫细胞及其他多种细胞产生的蛋白通过细胞表面特异性受体调节细胞的增殖和分化。细胞因子受体为跨膜蛋白，根据细胞因子受体信号传递方式的不同，可将细胞因子受体分为不同家族（图3-7）。

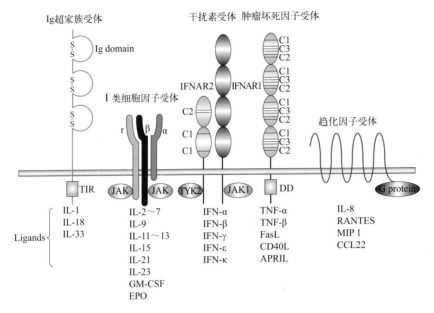

图3-7 细胞因子受体及其配体

这其中绝大多数IL系列和干扰素经JAK-STAT传递信号

1. Ig超家族受体

这一超家族的特点是均在膜外区含有Ig样结构域，每个Ig样结构域由100个左右的氨基酸组成，通过二硫键形成稳定的发夹样反平行的β片层折叠结构，胞内含TIR（Toll/IL-1 receptor）结构域，通过MyD88传递信号。它的配体有IL-1等，这类细胞因子的主要作用是促进炎症反应。

2. 造血生长因子受体家族（也称Ⅰ型细胞因子受体）

其胞膜外区主要特点有：①靠近N端有4个高度保守的半胱氨酸（Cys）残基。②靠近细胞膜处有一个WSXWS基序（W代表色氨酸，S代表丝氨酸，X代表任一氨基酸），WSXWS基序与细胞因子结合功能密切相关。Ⅰ类细胞因子受体有一个特点即存在多个通用亚单位，如β、γ和gp130链，经β链传递信号有IL-3、IL-5、GM-CSF；经γ链传递信号有IL-2、IL-4、IL-7、IL-15、IL-21等；经gp130链传递信号有IL-6、IL-11、IL-27等。Ⅰ类细胞因子的配体最多。

3. 干扰素受体家族（也称Ⅱ型细胞因子受体）

其结构与Ⅰ型细胞因子受体相似，但N端只有两个保守性的Cys，近膜处也有两个保守的Cys，但缺乏WSXWS基序。目前干扰素分三个类型。Ⅰ型干扰素以IFN-α与IFN-β为主，由先天性免疫细胞分泌；Ⅱ型干扰素即IFN-γ，由活化后的T

细胞分泌；Ⅲ型干扰素为几种IFN-λ，由浆细胞样DC分泌，其分布与功能都比较局限。干扰素受体也分三个类型。Ⅰ型干扰素受体由IFNAR1和IFNAR2两个亚基组成异源二聚体，结合Ⅰ型干扰素；Ⅱ型干扰素受体由IFNGR1和IFNGR2两个亚基组成异源二聚体，结合Ⅱ型干扰素；Ⅲ型干扰素受体由IL-10Rβ和IFN-λR1两个亚基组成异源二聚体，结合Ⅲ型干扰素。图3-7显示的是Ⅰ型干扰素受体。Ⅰ和Ⅱ类细胞因子受体通过Jak-STAT途径传递信号。

4. TNF受体超家族

其特点为胞外均有4个富含半胱氨酸的结构域，每个结构域均有4～6个Cys，胞内含死亡结构域（death domain，DD），被称为死亡受体（death receptor，DR）。受体活化后，与FADD、DISC和caspase-8形成复合物，然后启动非线粒体依赖途径来介导凋亡。配体包括TNF-α等。

5. 趋化因子受体

属于G蛋白偶联受体。趋化因子受体及其配体广泛参与机体细胞生长、分化、凋亡、组织损伤、肿瘤的生长和转移等各种病理生理过程，是近来的研究热点（详见第十一章第二节）。趋化因子受体配体有IL-8等。

四、G蛋白偶联受体与肿瘤

1. G蛋白偶联受体

G蛋白偶联受体（GPCR）是最大的一类细胞表面受体，它们介导许多细胞外信号的传导，包括激素、局部介质、神经递质、光、气味和味道等。与GPCR有关的研究已多次获得诺贝尔奖，最近的一次是2012年，Robert Lefkowitz和Brian Kobilka因揭示GPCR内在工作机制而获诺贝尔化学奖。人GPCR分5个主要家族（表3-7），分别为谷氨酸类、视紫红质类、黏附分子类、Frizzled/Taste2和分泌素类。

表3-7　人G蛋白偶联受体分类

分类	GRAFS家族	数目	生物学	举例
A	Rhodopsin	约700	视觉、嗅觉、肾腺能及肽类激素受体	趋化因子受体、EP2、GPER、FPR
B	Secretin（B1）	15	肽类受体	CRFR，胰高血糖素受体（GCGR）
	Adhesion（B2）	33	细胞外基质蛋白受体	ADGRD1、ADGRF1
C	Glutamate	22	谷氨酸受体、生物胺受体	mGluR
F	Frizzled	11	脂质修饰的糖蛋白受体	Frizzled、SMO
O（other）	Taste2	24		

注：CRFR—Corticotropin-Releasing Factor Receptor，促肾上腺皮质激素释放因子受体；mGluR—metabotropic glutamate receptors，代谢型谷氨酸受体。

GPCR在结构上都很相似，都是一条多肽链，并且有7次α螺旋跨膜区，故又称为α螺旋跨膜蛋白受体（seven α-helices transmembrane segment receptor，7TM receptor）。目前认为，受体分子中第7次跨膜螺旋是能够识别、结合某种特定配体部位（图3-8）。这些受体胞内不含酶的功能区，都是通过鸟苷酸结合蛋白（guanine nucleotide-binding protein，简称G蛋白）的中间作用来转导信号。G蛋白具有水解GTP生成GDP即具有GTP酶活性的蛋白，位于细胞膜胞质面，由α、β、γ三个亚单位组成的异源性三聚体。已发现哺乳类基因组编码的21种α、6种β及12种γ亚单位。α亚单位参与细胞生长的调节，并能激活细胞增生和成纤维细胞的转化，故支持α亚单位有癌基因功能。β和γ亚单位正常时形成一个复合物，在G蛋白质偶联受体的生理活性中起作用，但不能激活细胞增生和转化。

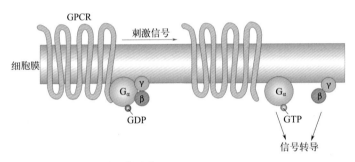

图3-8　G蛋白偶联受体结构

G蛋白偶联受体由7次跨膜的受体和G蛋白组成，G蛋白由α、β和γ亚单位构成。静息状态下，α亚单位与β、γ亚单位形成复合体，并结合GDP。当受体被合适的配体结合时，诱导受体构型改变，并与G蛋白相互作用，催化GDP释放，并与GTP交换。随后，活化GTP结合的α亚单位与β、γ亚单位解离，随后作用于效应器，产生细胞内信号，从而引起细胞的各种反应

2. G蛋白偶联受体异常与肿瘤

（1）GPCR过表达与肿瘤　许多不同的肿瘤都被发现有GPCR的突变和高表达（表3-8），这些突变和高表达的GPCR影响肿瘤细胞的生长、浸润和转移。这些高表达的GPCR有趋化因子受体、蛋白酶激活受体（protease-activated receptor，PAR）等。

表3-8　G蛋白偶联受体基因突变与人类肿瘤

基因	G蛋白或受体	肿瘤类型
趋化因子受体	趋化因子受体过表达	各种不同类型的肿瘤
EP2	PGE2受体异常（图11-14）	结直肠肿瘤、前列腺癌
FPR	甲酰化肽受体过表达	胶质瘤、结肠癌
Frizzled	Wnt受体过表达（图4-10）	各种不同类型的肿瘤
GPER1/GPR30	GPER1/GPR30过表达（图12-3）	乳腺癌、子宫内膜癌和卵巢癌
KSHV vGPCR	HHV-8编码GPCR（表1-4）	Kaposi肉瘤
SMO	Smoothened受体（图4-12）	基底细胞癌、髓母细胞瘤

目前的研究显示，趋化因子受体CXCR4和CCR7在多种肿瘤中存在过度表达，表明这些趋化因子受体参与了肿瘤的发生、发展过程，并与肿瘤的恶性肿瘤器官特异性转移有关（见第十一章第二节）。

蛋白酶激活受体（PAR）是一类独特的GPCR，可被不同蛋白酶水解其N端后激活。目前已发现PAR1～4四种亚型，其中PAR1、PAR3和PAR4是凝血酶受体，PAR2是胰蛋白酶受体。PAR2广泛分布于人体不同细胞，但不存在于血小板中。众多研究显示，结肠癌、胃癌、胰腺癌等多种肿瘤中都有PAR表达，且强度高于周围正常细胞，提示PAR与肿瘤的生长和转移具有密切关系。组织因子（tissue factor，TF）又称为凝血因子Ⅲ或CD142，通过激活PAR1和PAR2促进肿瘤组织的血管生成和肿瘤的生长及转移。TF在不同肿瘤存在过表达，特别是宫颈癌。替索单抗（Tisotumab）是一种靶向TF的抗体-药物偶联物（antibody-drug conjugate，ADC），目前已被批准用于宫颈癌治疗。

甲酰化肽受体（formylpeptide receptor，FPR）是GPCR超家族成员之一，早先的研究显示，它介导细菌和线粒体蛋白分解产物甲酰-甲硫酰-亮氨酰-苯丙氨酰胺（formy-Met-Leu-Phe，fMLF）对白细胞产生趋化作用，在炎症中起重要作用，属于模式识别受体。但之后发现FPR在恶性胶质瘤细胞和组织中呈阳性表达，且与肿瘤级别和微血管密度密切相关，即它可能具有促进肿瘤生长和血管生成的新功能。胶质瘤细胞的FPR敲除后，瘤细胞在裸鼠体内的成瘤率明显下降，表明恶性胶质瘤细胞的FPR与肿瘤生长的微环境中活性因子的产生有关。

（2）Hedgehog和Wnt信号异常与肿瘤　现已发现90%的成人上皮组织肿瘤与Hedgehog和Wnt通路调控异常有关，该通路突变是*APC*杂合子、*Ptc*杂合子患者结肠癌和基底细胞癌极端高发的原因。

Hedgehog信号通路：在无Hh的情况下，12次跨膜蛋白PTCH抑制7次跨膜蛋白SMO。当Hh与PTCH结合时，则解除了PTCH对SMO的抑制作用，引发下游事件。在GPCR分类中SMO被认为属于F类Frizzled家族（表3-7），SMO突变W535L（SMO第535位的色氨酸变成亮氨酸）已被在基底细胞癌和脑膜瘤发现，结肠癌也发现有SMO突变。

Wnt信号通路：Wnt的受体卷曲蛋白（frizzled，Frz）有7次跨膜结构域，在GPCR分类中属于F类卷曲蛋白家族（表3-7）。研究显示Frz在正常组织呈低表达，而在许多肿瘤表达增高。

（3）PGE2-EP2信号异常与肿瘤　肿瘤时COX2活性增高，可使局部产生过多的PGE2，PGE2可通过其在胞膜上的受体EP发挥其生物学功能。EP是7次跨膜蛋白，在GPCR分类中属于A类视紫红质家族（表3-7），与G蛋白偶联的通路有联系。

第四章

细胞信号及
肿瘤细胞信号特点

　　真核细胞生长因子信号可大致归纳为以下几条：GPCR信号、RTK信号、JAK-STAT信号、发育信号和整合素信号。需要注意的是这种划分是相对的，有时是为了理解方便。细胞内信号传递并不是孤立的直线形式，而是复杂的网络形式，不同信号传递存在许多交叉，细胞对信号的反应是一个综合的结果。有充分证据表明，从正常细胞转化成肿瘤细胞归根到底是细胞信号调控机制发生紊乱造成的，肿瘤在形成过程中不仅存在有异常的信号，而且这种异常的信号对肿瘤的生存是必需的。例如激酶在细胞信号传递中是个关键角色，许多肿瘤都存在激酶异常激活，这为抗肿瘤药物的研发提供了机遇，目前已有70多款激酶抑制剂上市，为肿瘤靶向治疗做出了很大贡献（见第十九章）。

第一节
生长因子信号途径

一、G蛋白偶联受体信号途径

G蛋白偶联的信号系统由GPCR、G蛋白和效应器组成，效应器包括有腺苷酸环化酶、磷脂酶C-β（phospholipase C-β，PL C-β）、Ca^{2+}通道和PDZ-RhoGEF。GPCR接收信号后以G蛋白解离亚基作为传导物，活化相应酶和离子通道，产生重要的第二信使，从而引起胞内相应的生物反应。

1. G蛋白与肿瘤

（1）G蛋白　在静止状态时，α亚单位与β、γ亚单位形成复合体，并结合鸟苷二磷酸（guanosine diphosphate，GDP）。当受体被合适的配体结合时，诱导受体构型改变，并与G蛋白质相互作用，催化GDP释放，并与GTP交换。随后，活化GTP结合的α亚单位与β、γ亚单位解离，作用于效应器，产生细胞内信号，从而引起细胞的各种反应。α亚单位的活性由结合GTP水解为GDP而去活性。不同的G蛋白质与不同的受体联系，并通过不同的α或β、γ信号途径调节细胞增生。根据α亚基的序列相似性分4个家族：Gαs、Gαi、Gαq和Gα12（表4-1）。每个家族又分不同亚型，例如Gαq有Gαq、Gα11、Gα14和Gα15/16不同亚型，Gα12有Gα12和Gα13亚型。Gαs激活腺苷酸环化酶，使细胞内cAMP增多；Gαi抑制腺苷酸环化酶，使细胞内cAMP减少；Gαq激活PLC-β，产生DAG和IP_3；Gα12/13激活PDZ-RhoGEF，使RhoA活性上调。

表4-1　Gα蛋白的分类及肿瘤角色

蛋白/基因	效应器	第二信使	肿瘤角色
Gαs/GNAS	腺苷酸环化酶	cAMP ↑	错义突变，GTP酶↓/癌基因
Gαi/GNAI	腺苷酸环化酶	cAMP ↓	见本节后文
Gαq/GNAQ	PLC-β	IP_3 ↑，DAG ↑	错义突变，GTP酶↓/癌基因
Gα12/GNA12	RhoGEF（图17-5）	RhoA ↑	过表达/癌基因

注：DAG—1,2-diacylglycerol，二酰甘油；IP_3—inositol 1,4,5-triphosphate，三磷酸肌醇；RhoGEF—Rho guanine nucleotide exchange factors，Rho鸟苷酸交换因子。

（2）G蛋白α突变与肿瘤　　G蛋白α亚基突变在肿瘤是很常见的，估计20%肿瘤存在G蛋白α亚基突变（Arang N and Gutkind J S，2020）。在完全测序的肿瘤中，有5%存在Gαs编码基因*GNAS*突变。Gαs可激活腺苷酸环化酶，*GNAS*常表现错义突变，结果使得蛋白GTP酶活性降低，导致增强以cAMP为有丝分裂信号的细胞增殖，*GNAS*被认为是癌基因。

*GNAI*基因编码蛋白为Gαi，Gαi抑制腺苷酸环化酶活性，降低cAMP水平。人*GNAI*基因有3个亚型，为*GNAI1*、*GNAI2*和*GNAI3*，其中*GNAI2*突变最常见。这3个基因在肿瘤的角色尚未完全阐明。一般认为*GNAI1*和*GNAI3*表现为失活突变，因此结果与*GNAS*突变类似，表现为cAMP信号增强，而*GNAI2*在肿瘤常呈高表达，该基因又被称为*GIP2*，被认为是原癌基因。

Gαq和Gα11分别由*GNAQ*和*GNA11*基因编码。Gαq/11激活PLC-β，经IP$_3$和DAG传递信号（图4-2）。在90%的葡萄膜黑色素瘤患者中发现*GNA11*或*GNAQ*突变，该基因突变导致蛋白GTP酶缺陷（这有点类似*RAS*突变），使得MEK异常激活，MEK是控制细胞分裂的重要蛋白激酶。

Gα12家族有2个成员Gα12和Gα13，分别由*GNA12*和*GNA13*基因编码。Gα12家族主要经RhoGTP酶传递信号。*GNA12*和*GNA13*在肿瘤呈现过表达，*GNA12*过表达与转录因子AP1有关，而*GNA13*过表达与某些miRNA降低有关。

2. 经腺苷酸环化酶传递信号

当配体与受体结合后，通过G蛋白激活或抑制腺苷酸环化酶，使cAMP生成增加或降低。cAMP激活了依赖cAMP的蛋白激酶A（protein kinase A，PKA）。PKA是一四聚体，由2个催化亚基和2个调节亚基组成，每个调节亚基上有2个结合cAMP的位点（图4-1）。当调节亚基结合cAMP后，调节亚基与催化亚基解离，游离的催化亚基才表现出其催化活性。PKA属于丝氨酸-苏氨酸激酶，主要功能为调节细胞的物质代谢和基因表达。

cAMP被cAMP磷酸二酯酶水解成5'-AMP，因此腺苷酸环化酶和cAMP磷酸二酯酶的活性共同维持第二信使cAMP在胞质的水平。

3. 经PL C-β 传递信号

PL C-β是G蛋白的直接效应器，可催化膜内侧的PIP$_2$水解产生三磷酸肌醇（IP$_3$）与二酰甘油（DAG），后两者都可作为第二信使发挥作用（图4-2）。IP$_3$可通过其受体使内质网Ca^{2+}释放，释放的Ca^{2+}又可激活蛋白激酶C（protein kinase C，PKC）。静止细胞中PKC主要存在于胞质中，当细胞受到刺激后，PKC以Ca^{2+}依赖的形式从胞质中移位到细胞膜上，成为膜结合的酶，此过程称之为转位。一般将PKC的转位作为PKC激活的标志。

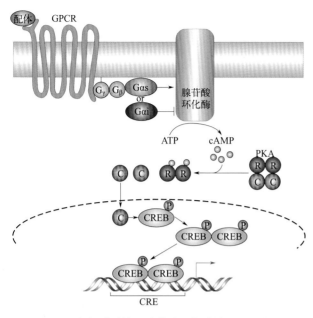

图4-1　G蛋白偶联受体经腺苷酸环化酶的信号途径

　　腺苷酸环化酶可被Gαs或Gαi激活或抑制，腺苷酸环化酶催化ATP产生第二信使cAMP。cAMP可与PKA的调节亚基（R）结合，释放出PKA的催化亚基（C），催化亚基入核使CRE结合蛋白（CRE binding protein，CREB）磷酸化，磷酸化的CREB形成二聚体与DNA上的cAMP反应元件（cAMP response element，CRE）结合，刺激基因转录

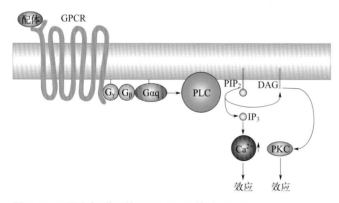

图4-2　G蛋白偶联受体经PL C-β的信号途径

　　PL C-β是Gαq 的效应器，PL C-β催化膜内侧的PIP_2水解产生IP_3和DAG，后两者都可作为第二信使发挥作用。IP_3可引起内质网内Ca^{2+}释放，而DAG可活化PKC，它们分别作用于相应的底物发挥不同的生物学功能

　　目前已在哺乳动物组织中发现十几种PKC亚型，根据结构不同分普通型PKC（conventional PKC，cPKC）、新型PKC（novel PKC，nPKC）和非典型PKC（atypical PKC，aPKC），不同类型的PKC由不同亚型组成。不同类型的PKC位于不同细

胞以及同一细胞内的不同部位，因而表现出不同的功能。例如胰腺表达PKCα和PKCβⅡ，而无PKCβⅠ及PKCγ的表达；肾上腺皮质和髓质细胞表达PKCα，而间质细胞表达PKCβⅠ和PKCγ。与PKA一样，PKC也属于丝氨酸-苏氨酸激酶。PKC能激活细胞质中的靶酶参与生化反应的调控，同时也能作用于细胞核中的转录因子，参与基因表达的调控，不过所调控的基因多与细胞的生长和分化相关。

正常情况下细胞内的PKC活性受到严密调控，其中PHLPP1（pleckstrin homology domain leucine-rich repeat protein phosphatases 1）是广泛研究的调控酶。任何时候只要细胞中产生过多的PKC，质量控制员PHLPP1就可使PKC去磷酸化，抑制PKC的功能，因此PHLPP1的含量决定了PKC的活性。一般认为PHLPP1/PKC比例影响肿瘤患者预后，PHLPP1/PKC水平较高的肿瘤患者预后较差，反之则预后较好，因此抑制PHLPP1、提高PKC活性是研究方向。

4. GPCR信号的下调

GPCR信号的下调与GPCR激酶（GPCR kinase，GRK）和β-arrestin介导的受体脱偶联及内吞作用有关。GRK可以特异性地磷酸化激活的GPCR，使受体与G蛋白脱偶联，β-arrestin随之结合到磷酸化的受体，使GPCR内化。内化后的受体经磷酸酶作用去磷酸化，使得β-arrestin与受体分离，这时内化的GPCR有两种可能，要么经溶酶体途径降解，要么重新回到细胞膜。最近有研究显示β-arrestin除了涉及GPCR信号的下调外，也有信号转导功能。

二、受体酪氨酸激酶是生长因子主要的信号途径

绝大多数生长因子是经RTK传递信号。当配体与受体结合后，导致受体胞内酪氨酸残基磷酸化，它们与适配蛋白生长因子受体结合蛋白2（growth factor receptor-bound protein 2，Grb2）上SH2结合，并引起其酪氨酸的磷酸化。磷酸化的Grb2与鸟嘌呤核苷酸交换因子Sos（son of sevenless）联合，Sos刺激GDP与GTP交换，使RAS上的GTP/GDP比例倾向于有活性的GTP形式。

RAS蛋白进化上高度保守，几乎所有的细胞中都表达，处于受体酪氨酸激酶信号途径的中心位置。RAS下游信号通路包括RAS-RAF-MAPK途径、PI3K-AKT途径及RAL-GEF途径（图4-3）。

1. RAS-RAF-MAPK信号的主要功能是促进细胞增殖

RAS蛋白活化后，最重要的作用之一就是与RAF蛋白结合，将游离在胞质的RAF蛋白引至膜上。RAF是RAS-RAF-MEK-MAPK途径的第一个激酶，控制RAS-RAF-MAPK途径活性。一旦RAF激活后，就引发一连串瀑布式的激酶链的活化。第二个激酶称MEK（MAPKK），激酶链在胞质中的最后一个激酶是丝裂原活化蛋

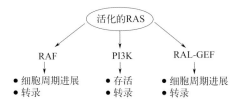

图4-3　RAS处于受体酪氨酸激酶信号途径的中心位置

　　RAS的下游途径有多条，包括RAS-RAF-MAPK途径、PI3K途径及RAL-GEF途径，它们分别与细胞的增殖、存活、迁移和抗凋亡有关

白激酶（mitogen-activated protein kinase，MAP激酶，MAPK）。MAPK现又被称为细胞外信号调节激酶（extracellular signal regulated kinase，ERK），故MAPK途径也称MAPK/ERK途径。MAPK位于RAS→RAF→MEK→MAPK级联反应的末端分子，它可以激活其他蛋白激酶和转录因子（例如ETS和AP-1等），激活特定的基因（例如cyclin D、BCL-2等），从而促进细胞生长（图4-4）。该信号途径的特点是涉及众多信号分子，这一点不同于JAK-STAT信号途径。

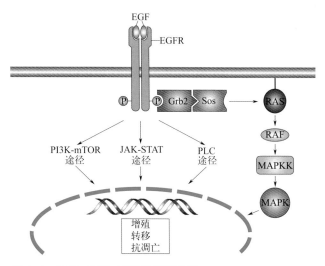

图4-4　RAS-RAF-MAPK信号途径

　　EGF与其受体结合后，EGFR被活化，通过GRB2和SOS中间蛋白的介导，RAS蛋白被激活，再通过RAS→RAF→MEK→MAPK级联反应将信号传至细胞核，激活其他蛋白激酶和转录因子（例如ETS和AP-1等），从而促进cyclin D和BCL-2等基因表达。活化的EGFR也可通过PI3K-mTOR、JAK-STAT和PLC等途径传递信号

2. PI3K-AKT信号的基本功能是与细胞生长和代谢有关

　　细胞膜内磷脂酰肌醇的代谢非常活跃，并且与信号传递相联系。磷脂酰肌醇激酶包括磷酸肌醇3-激酶（phosphoinositide 3-kinase，PI3K）、磷酸肌醇4-激酶（PI4K）、磷酸肌醇5-激酶（PI5K），已证明多种受体能激活PI3K。根据结构和生化

特点，PI3K分3类（表4-2）。ⅠA类PI3K被配体依赖的RTK激活，而ⅠB类PI3K被GPCR激活。Ⅲ类PI3K与自噬有关，VPS34、VPS15、Beclin-1和ATG14L组成PI3KC3-C1复合物，激活细胞自噬。

表4-2　PI3K分类

分类	催化亚单位（基因）	调节亚单位（基因）	肿瘤
ⅠA	p110α（*PIK3CA*）	p85α（*PIK3R1*），p85β（*PIK3R2*）	*PIK3CA*突变激活/癌基因
	p110β（*PIK3CB*）	p85α（*PIK3R1*），p55γ（*PIK3R3*）	*PIK3R1*低表达/TSG
	p110δ（*PIK3CD*）	p85α（*PIK3R1*）	*PIK3R2*高表达/癌基因
ⅠB	p110γ（*PIK3CG*）	p101（*PIK3R5*），p84（*PIK3R6*）	
Ⅱ	PI3KC2α,-β,- γ	无	
Ⅲ	VPS34（*PIK3C3*）	VPS15/p150	

Ⅰ类PI3K是由催化亚单位p110和调节亚单位p85组成的异二聚体，活化后的PI3K可以使PI（4，5）P_2转变成PI（3，4，5）P_3，PIP₃将含ph结构域（pleckstrin homology domain）的蛋白质富集至胞质膜上，包括布鲁顿酪氨酸激酶（Bruton's tyrosine kinase，BTK）、丝氨酸-苏氨酸激酶AKT/PKB和3-磷酸肌醇依赖性蛋白激酶-1（3-phosphoinositide-dependent kinase-1，PDK1）等。*PIK3CA*基因编码PI3K的p110α催化亚基，研究表明胚胎期*PIK3CA*过度激活可导致胚胎过度生长，成体细胞*PIK3CA*过度激活可导致肿瘤发生。*PIK3CA*突变激活在人类肿瘤是常见的（表4-3）。*PIK3CA*存在两个热点突变区：一个是位于9号外显子的E542K（谷氨酸542赖氨酸）和E545K突变，另一个是位于20号外显子的H1047R（组氨酸1047精氨酸）突变。这两类突变都能增强PI3K的活性，使得细胞可以在缺乏生长因子刺激的情况下，保持PI3K-AKT途径的活性。

表4-3　伴有*PIK3CA*突变的常见肿瘤

肿瘤	突变频率/%
子宫内膜癌	24～46
乳腺癌	20～32
膀胱癌	20～27
宫颈癌	14～23
结直肠癌	13～28
头颈癌	12～15

注：数据来自Arafeh R，Samuels Y. PIK3CA in cancer: The past 30 years. Semin Cancer Biol, 2019, 59:36-49.

当生长因子激活其相应受体而将PI3K募集于质膜时，膜脂磷脂酰肌醇就被磷酸化，进而募集AKT和PDK1于质膜，诱导AKT构象改变，暴露出激活环，从而被PDK1磷酸化。活化的AKT通过磷酸化作用激活或抑制其下游靶蛋白BAD、caspase 9、IKK、GSK-3β、FOXO、mTOR、p21[Cip1]和p27[Kip1]等，进而调节细胞代谢、分化、凋亡以及迁移等（图4-5）。PI3K-AKT途径的基本功能是与细胞代谢、存活和抑制凋亡有关。

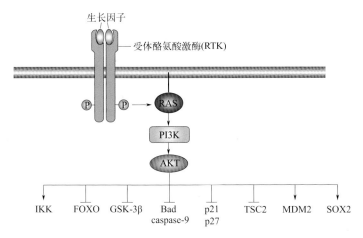

图4-5　RAS-PI3K-AKT下游蛋白

　　AKT的下游蛋白有多种，例如Bad、caspase-9、IKK、GSK-3β、FOXO3a、$p21^{Cip1}$、$p27^{Kip1}$和MDM2等，总的结果是刺激细胞存活和代谢、抑制凋亡。BAD是凋亡诱导因子；IKK调节NF-κB信号；FOXO3a是转录因子，有抑癌作用；MDM2是癌基因，抑制p53功能，SOX2是细胞干性转录因子

　　肿瘤抑制蛋白PTEN是该通路的负调节因子，它能使PIP_3去磷酸化成PIP_2，从而下调AKT活性。*PTEN*的突变或缺失是PI3K-AKT途径激活的主要原因。

　　（1）PI3K-AKT-mTOR信号　哺乳动物雷帕霉素靶蛋白（mammalian target of rapamycin，mTOR）是一种非典型的丝氨酸-苏氨酸激酶，属于PI3K家族成员之一。由于mTOR在调节细胞生长和代谢起关键角色，因此近年来备受关注。人体的某些疾病，包括某些遗传性疾病、肿瘤和糖尿病的发生被认为与mTOR信号异常有关。

　　人mTOR基因定位于1p36.2，由2549个氨基酸组成。哺乳动物细胞mTOR复合物在结构和功能上可以分为mTORC1和mTORC2，mTORC1由mTOR、mLST8、RAPTOR、DEPOR和PRAS40组成，mTORC2由mTOR、mLST8、RICTOR、DEPTOR、mSinl和Protor1/2组成。mTORC1一般被认为是mTOR的主要功能形式，其活性能被雷帕霉素抑制，而mTORC2的活性则不能被雷帕霉素抑制。

　　当胰岛素和胰岛素受体（IR）结合后，IR的多个酪氨酸残基被磷酸化后而激活，激活后的IR依次磷酸化IR底物（insulin receptor substrate，IRS），然后导致PI3K的激活。PI3K通过3-磷酸肌醇依赖性蛋白激酶-1（PDK1）激活AKT。活化AKT可直接激活mTOR，也可通过抑制结节性硬化复合物2（tuberous sclerosis complex 2，TSC2）和TSC1形成复合物来激活mTORC1信号（图4-6）。正常情况下，TSC1/TSC2复合物是小GTP酶脑RAS同源物（RAS-homolog enriched in brain，Rheb）抑制剂，Rheb是mTOR刺激蛋白，因此TSC1/TSC2复合物具有肿瘤抑制基因功能。当AKT磷酸化TSC2的Ser^{939}和Thr^{1462}后，抑制了TSC1/TSC2复合物的形成，导致mTORC1不再受TSC1/TSC2复合物抑制而激活。

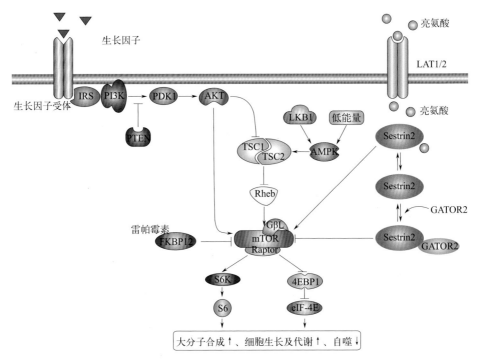

图4-6　mTORC1信号通路

　　mTORC1上游主要受三条通路影响。第一条是生长因子通路，经PI3K-AKT途径。第二条是细胞外氨基酸通路。Sestrin2是亮氨酸传感器，抑制mTORC1信号。当亮氨酸不存在时，Sestrin2与GATOR2形成蛋白复合体，抑制mTORC1通路和减少细胞生长。当亮氨酸存在时，通过细胞膜受体LAT1/2进入细胞内，亮氨酸能够直接结合Sestrin2，使GATOR2从蛋白复合体中游离出来，并最终激活mTORC1通路。第三条是经LKB1-AMPK途径。另外，研究显示氧和应激也影响mTORC1活性。mTORC1可调节两条不同的下游通路，4EBP1和S6K。mTORC1信号的基本功能是促进细胞合成代谢，抑制分解代谢

　　mTORC1可通过4E-BP1和S6K1促进蛋白质合成。S6K1和真核细胞始动因子4E结合蛋白1（4E-binding protein 1，4E-BP1）是最广泛研究的mTORC1的底物，它们是蛋白翻译的关键调节因子。核糖体S6蛋白经S6K作用磷酸化，这样便增强了含嘧啶基序序列mRNA的翻译功能，这些mRNA经常编码一些核糖体蛋白和其他翻译调节蛋白。4E-BP1是mTORC1的另外一个靶点，它通过和真核细胞翻译启动因子-4E（eIF-4E）结合，从而抑制蛋白翻译。4E-BP1经mTORC1作用后发生磷酸化，导致eIF-4E与4E-BP1解离，释放出来的eIF-4E与支架蛋白eIF-4G结合形成eIF-4F复合物，从而始动蛋白翻译。mTORC1之所以在G$_1$期向S期转换过程中起重要作用，正是因为mTORC1的这两个直接底物。如果能够特异性地抑制mTORC1，就能把细胞周期阻滞在G$_1$期，从而触发凋亡。

（2）mTOR信号在许多肿瘤是被激活的　至少有三个蛋白是mTORC1上游的负调节因子，它们是肝激酶B1（liver kinase B1，LKB1）、TSC1/TSC2和PTEN（图4-6），这些蛋白的功能失活可能是肿瘤时mTORC1信号通路激活的原因之一。

LKB1是一种丝氨酸-苏氨酸激酶（serine/threonine kinase 11，STK11），失活则经常出现在波伊茨-耶格（Peutz-Jeghers）综合征，它是一种显性遗传病，经常发生消化管错构瘤和黏膜黑斑的临床综合征，并且在患者40岁以后，转成恶性肿瘤的比例高达90%。*LKB1*基因失活被认为与结直肠癌、胰腺癌、肺癌和乳腺癌的发生有关，被认为是一肿瘤抑制基因。LKB1通过AMPK负调节mTOR活性，LKB1-AMPK被认为是mTOR活性的"checkpoint"。

结节性硬化症（tuberous sclerosis complex，TSC）是一种少见的常染色体显性遗传性疾病，以多脏器的错构瘤（hamartoma）为其病理特征，病变可累及脑、皮肤、肾脏、肝脏等。*TSC1*和*TSC2*编码的蛋白分别为harmartin和tuberin，该蛋白复合物是mTOR的抑制剂。

另外mTORC1上游的正调节基因*PIK3CA*和*AKT*的突变或扩增也会导致mTORC1信号在肿瘤中的激活。从图4-6可以看出，亮氨酸可增加mTOR活性，亮氨酸、异亮氨酸和缬氨酸属于支链氨基酸，这些支链氨基酸在红肉中的含量远高于植物蛋白，因此降低红肉摄入、增加植物蛋白摄入对健康更有利，这可能是素食动物患肿瘤和心血管疾病较少的原因之一（Vincze O, et al., 2022）。

S6K1和4E-BP1是两个mTORC1信号下游效应蛋白。S6K1在多种人类肿瘤中呈高表达，S6K1高表达的肿瘤预后较差。4E-BP1与肿瘤的关系比较复杂，其中有一种观点认为，肿瘤细胞可能通过eIF-4E高表达绕过4E-BP1介导的负调节信号，这种观点已在数种人类肿瘤得到证实。体外细胞培养也证实，eIF-4E高表达可充分转化细胞，而4E-BP1表达可逆转eIF-4E的这种转化能力。

（3）PI3K-mTORC1信号作为肿瘤治疗靶点　由于PI3K-mTORC1信号在某些肿瘤发生过程中被不适当地激活，因此，PI3K/mTORC1抑制剂可被用作这些肿瘤患者的靶向治疗（表4-4）。

表4-4　上市的PI3K和mTORC1抑制剂

药名	靶点	适应证	批准年份
艾德拉尼（Idelalisib，Zydelig®）	PI3Kδ	慢性淋巴细胞白血病，非霍奇金淋巴瘤	2014
库潘尼西（Copanlisib，Aliquopa®）	PI3Kα/δ	滤泡性淋巴瘤	2017
杜韦利西布（Duvelisib，Copiktra®）	PI3KΥ/δ	慢性淋巴细胞白血病，滤泡性淋巴瘤	2018
阿培利司（Alpelisib，Piqray®）	PI3Kα	乳腺癌	2019
林普利塞（linperlisib，因他瑞）/国产	PI3Kδ	滤泡性淋巴瘤	2022
西罗莫司（Sirolimus，Rapamycin®）	mTORC1	淋巴管平滑肌瘤病	1999
替西罗莫司（Temsirolimus，Torisel®）	mTORC1	肾细胞癌	2007
依维莫司（Everolimus，Afinitor®）	mTORC1	肾细胞癌，胰腺神经内分泌肿瘤	2009

激酶抑制剂命名规则见表4-5。

表4-5　激酶抑制剂命名

靶家族	后缀	靶家族	后缀	靶家族	后缀	靶家族	后缀
TK	-inib	RAF	-rafenib	MEK	-metinib	CDK	-clib
mTOR	-limus	VEGFR	-anib	PI3K	-lisib	ROCK	-dil

注："-tinib"结尾的药物指酪氨酸激酶抑制剂（tyrosine kinase inhibitor）的缩写。-mab为抗体后缀。

雷帕霉素/西罗莫司是20世纪70年代就开发出来的抗真菌药，在结构上类似大环内酯类抗生素FK506。与FK506一样，一旦雷帕霉素进入细胞它便和胞内受体FK506结合蛋白-1A（12-kD immunophilin FK506-binding protein，FKBP12）形成复合物，该复合物可与mTOR的FRB（FKBP12-雷帕霉素结合物）结构域结合，能特异性抑制mTORC1活性，而FK506/FKBP12复合物则不能。雷帕霉素从20世纪70年代开始就被用作免疫抑制剂，用来减缓器官移植手术后的免疫排斥反应，但后来研究显示，雷帕霉素及其衍生物替西罗莫司和依维莫司有抗癌作用，目前主要用于肾细胞癌等肿瘤治疗。

3. RAL-GEF途径与细胞吞吐和迁移有关

RAL属于RAS-GTP酶家族，它有两种亚型即RALA和RALB，两者有82%的氨基酸同源性，但功能有所不同。像其他RAS家族成员一样，RAL活性受RAL-GEF和RAL-GAP调节。RAL鸟嘌呤核苷酸解离刺激因子（RAL guanine nucleotide dissociation stimulator，RALGDS）是第一个被鉴定的RAL-GEF，促进RAL-GDP转换成RAL-GTP。作为RAS的一个下游效应蛋白，RALGDS通过激活RAL发挥生物学功能。激活的RAL再通过下游不同效应蛋白发挥作用，主要涉及细胞吞吐、细胞骨架组织和基因表达等。由于RAS是不同肿瘤的驱动蛋白，因此RAL的活性在肿瘤时是增高的，与肿瘤细胞的存活、增殖和浸润转移有关，是肿瘤治疗的靶点。

4. 生长因子受体信号的下调涉及CBL介导的溶酶体降解

生长因子受体（如EGFR、PDGFR、CSF1R等）信号的下调是通过受体介导的内吞作用及受体-配体复合物的降解来完成的，这一过程的缺失可能导致肿瘤的发生。CBL（Casitas B细胞淋巴瘤）蛋白在生长因子受体信号的下调过程中起了关键作用，它是E3连接酶，促进靶分子降解。当生长因子与其相应受体结合后，受体在胞质内的尾部即被泛素化，然后进入网格蛋白有被小窝进行胞吞内化，通过一系列内体泡被转运到溶酶体，最终在溶酶体里被降解（图4-7）。网格蛋白（clathrin）是一种特殊的膜蛋白，因其覆盖在囊泡表面呈一层纤维状，因此得名。它能识别泛素化受体，将其内化。

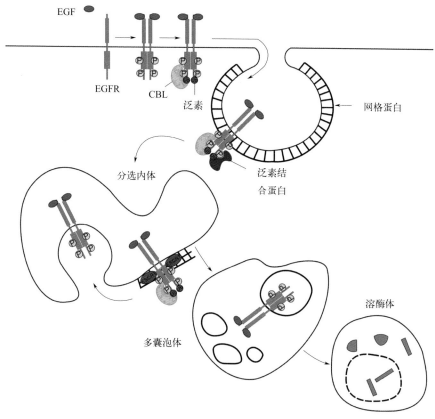

EGF

EGFR

CBL

泛素

网格蛋白

分选内体

泛素结
合蛋白

溶酶体

多囊泡体

图4-7　RTK内化降解过程

　　Cbl介导与配体结合的EGFR泛素化，然后在网格蛋白作用下内化。这种含有泛素化的EGFR内化小体可被运输所需的内体分选复合体（endosomal sorting complex required for transport，ESCRT）分选进入多泡体（multivesicular body，MVB），MVB最终与溶酶体融合，EGFR被降解［Lai A Z, Abella J V, Park M. Crosstalk in Met receptor oncogenesis. Trends Cell Biol, 2009, 19(10): 542-551］

　　CBL的这种负调控RTK作用对于维持正常细胞内稳机制具有重要意义。有些RTK是癌基因的产物，这些产物由于突变则不再受CBL的负调控。例如3%的NSCLC存在MET ex14跳跃突变，突变的结果使得MET受体胞内近膜区丧失E3连接酶c-CBL酪氨酸结合位点（Y1003），MET不能被泛素化降解，MET信号始终处于激活状态（表3-4）。又如EGFR是HPV E5作用的主要靶蛋白。E5同源二聚体与EGFR的结合会导致受体二聚化及随后的自身磷酸化，进而激发下游的丝裂原信号，而且E5干扰EGFR与c-CBL的结合抑制EGFR降解，促进其再循环，使受体的利用率大为提高，最终导致信号的加强和延长。

　　由于CBL对生长因子信号具有负调节作用，因此它被认为是肿瘤抑制基因。但最近的研究显示*CBL*的突变可以变成癌基因，以功能获得性方式发挥作用，如肿瘤抑制基因*p53*所发现的那样。

第二节
JAK-STAT信号

细胞因子是调节免疫和炎症反应小分子蛋白的总称，主要包括干扰素（IFN）、白介素（IL）、肿瘤坏死因子（TNF）、趋化因子和集落刺激因子（CSF）等，其中Ⅰ型细胞因子受体和Ⅱ型细胞因子受体主要经JAK-STAT传递信号。

一、JAK和STAT概述

JAK是Janus激酶的缩写，属于细胞质酪氨酸激酶，因其既能催化与之相连的细胞因子受体发生酪氨酸磷酸化，又能磷酸化多种含特定SH2区的信号分子从而使其激活，故称之为Janus（罗马神话中前、后各有一张脸的门神）。JAK家族包括四个成员：JAK1、JAK2、JAK3和TYK2（tyrosine kinase 2）。TYK2、JAK1和JAK2表达普遍，而JAK3的表达主要局限于造血细胞。配体与受体结合后，能活化各自的JAK。

JAK主要底物是被称为信号转导和转录激活蛋白（signal transducers and activators of transcription，STAT），顾名思义它有信号转导和转录激活两项功能。哺乳动物STAT是一种能与DNA结合的转录因子家族，由STAT1 ~ 4、STAT5a、STAT5b和STAT6七种蛋白组成，每个都由特定的JAK激酶磷酸化。

二、JAK-STAT信号途径

JAK-STAT信号通路不像生长因子的信号转导要经历许多中间传递分子才能到细胞核，它的信号传递过程相对简单，主要由三个成分组成，即细胞因子受体、JAK和STAT。

1. JAK-STAT信号可直接将信号从细胞膜传递到细胞核

许多细胞因子和生长因子通过JAK-STAT信号通路来传导信号。这些受体的共同特点是受体本身不具有激酶活性，但胞内段具有酪氨酸激酶JAK的结合位点。受体与配体结合后，通过与之相结合的JAK的活化，来磷酸化各种靶蛋白的酪氨酸残基以实现信号从胞外到胞内的传递。

正常情况下，JAK以非共价结合的方式与细胞因子受体胞内部分结合，当细胞因子与相应的细胞因子受体结合时，细胞因子受体二聚化使JAK磷酸化而激活。一对JAK激酶与活化的受体作用，两者对保证途径的正常功能都很重要。例如，应答IFN-γ的刺激需要JAK1和JAK2，而应答IFN-αβ的刺激需要JAK1和TYK2。JAK激活后催化受体上的酪氨酸残基发生磷酸化修饰，继而这些磷酸化的酪氨酸位点与周围的氨基酸序列形成"停泊位点"，同时含有SH2结构域的STAT蛋白被招募到这个"停泊位点"。激活的JAK可使底物蛋白STAT磷酸化，磷酸化的STAT可形成同源二聚体和异源二聚体。二聚化的基础是一个亚基中SH2结构域与另一亚基中磷酸化酪氨酸相互作用。STAT二聚体进入核内，结合到靶基因特异性序列上，从而激活靶基因转录（图4-8）。JAK-STAT途径能调节的靶基因有许多，因此其功能非常复杂，主要与细胞增生和存活有关。

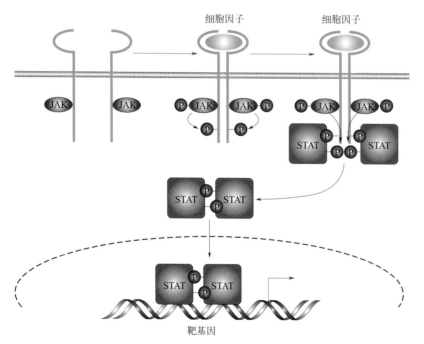

图4-8 JAK-STAT信号途径

JAK-STAT信号途径的传递过程相对简单，它主要由三个成分组成，即细胞因子受体、JAK和STAT。当受体与配体结合后，受体相关的JAK被激活，它可使STAT磷酸化，磷酸化的STAT形成二聚体入核，与DNA结合，调节靶基因表达

虽然JAK-STAT信号途径是细胞因子信号的主要传递方式，但现已发现该途径与别的信号转导途径有错综复杂的联系。MAPK是RAS途径中的下游信号分子，研究显示MAPK可能处于调节这两条途径的关键位置。开始时发现JAK的激活伴有丝氨酸-苏氨酸激酶MAPK的活化，接着证实STAT3在传导信号时不仅发生

了Tyr残基磷酸化，同时还有Ser残基磷酸化，且磷酸化的Ser残基为与DNA上的调节区结合所必需，并证明STAT蛋白上存在可被MAPK识别且磷酸化的特异性序列。与STAT3类似，STAT1也必须有Ser残基磷酸化才能完全活化。从以上现象可推论：STAT是MAPK的天然底物之一，细胞中存在着MAPK-STAT这一信号转导的旁路或调节方式。

2. JAK-STAT信号的负反馈调节

在某些情况下，JAK-STAT途径过度活化会导致靶细胞的生物学功能异常活跃，往往会对机体造成严重伤害。因此，维持JAK-STAT信号通路的稳定性对机体至关重要。至今已发现至少有三种蛋白分子相互协同，可以共同负调控JAK-STAT信号通路：活化STAT的蛋白抑制剂（the protein inhibitor of activated STAT，PIAS）、蛋白酪氨酸磷酸酶（protein tyrosine phosphatase，PTP）和细胞因子信号转导抑制因子（suppressor of cytokine signaling，SOCS），见图4-9。

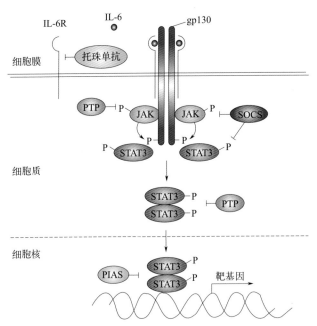

图4-9 JAK-STAT信号的负反馈调节机制

细胞因子IL-6通过其受体激活JAK，JAK再激活STAT3，磷酸化的STAT3形成二聚体入核，调节靶基因表达。SOCS、PTP和PIAS通过不同机制负调节JAK-STAT信号。IL-6R抑制剂托珠单抗是CAR-T疗法出现的细胞因子释放综合征时的指定药物

SOCS家族由SOCS 1～7和CIS八个成员组成。不同SOCS蛋白结构近似，均由N区、SH2区和C端的SOCS盒区（SOCS box，SB）组成。SOCS1和SOCS3还含激酶抑制区域（kinase inhibitory region，KIR），能够抑制JAK1/2激

酶的活化作用。SOCS蛋白具有E3连接酶活性，可通过SOCS盒（SB）促进所结合蛋白发生泛素-蛋白酶体途径降解。一般认为SOCS可能是一类肿瘤抑制基因。SOCS经不同途径抑制JAK-STAT信号：①抑制JAK；②抑制STAT蛋白锚定；③促进JAK-STAT降解。

PIAS是转录调节蛋白，它的命名是源自能抑制STAT蛋白。PIAS1同时具有小泛素样修饰物（small ubiquitin like modifier，SUMO）连接酶E3的活性，介导多种蛋白质的SUMO化修饰。PIAS有5个成员，PIAS1、PIASxα、PIASxβ、PIAS3和PIAS4（PIASγ）。PIAS经不同途径抑制STAT：①抑制STAT与DNA结合；②募集转录抑制因子；③STAT蛋白SUMO化。

蛋白酪氨酸磷酸酶（PTP）是催化酪氨酸残基去磷酸的酶，人类含100多种PTP。多个PTP参与调节JAK-STAT信号，像PTP1B、SHP1（PTPN6）和SHP2（PTPN11）可通过对p-JAK和p-STAT去磷酸化进而负调节JAK-STAT信号活性。SHP2在人体细胞广泛表达，在肿瘤细胞呈高表达，被认为是致瘤性PTP，而SHP1在人体细胞表达比较局限，主要表达于造血细胞。SHP1在肿瘤呈低表达，被认为是肿瘤抑制性PTP。SHP1启动子甲基化与白血病/淋巴瘤发生有关，使用DNA甲基化酶抑制剂可恢复SHP1表达。SHP1启动子甲基化的瘤细胞JAK-STAT信号活性增加，提示SHP1负调节JAK-STAT信号活性。

三、JAK-STAT信号促进肿瘤生长

当JAK-STAT信号途径异常激活时，基因组的稳定性下降、细胞周期出现异常，导致肿瘤形成。例如JAK2 V617F突变（JAK2第617位的缬氨酸突变成苯丙氨酸）造成JAK-STAT信号通路的非配体依赖性激活，与骨髓增殖性肿瘤（myeloproliferative neoplasm，MPN）发生有关。MPN是骨髓中具有多向分化潜能干细胞的克隆性增生的一类肿瘤性疾病，包括慢性粒细胞白血病（CML）、慢性中性粒细胞白血病（CNL）、真性红细胞增多症（PV）、原发性骨髓纤维化（PMF）和特发性血小板增多症（ET）。95%的PV、50%的PMF和ET有JAK2-V617F突变。JAK2-V617F突变之所以与MPN发病有关，是因为这种突变发生在假激酶（JH2）区域的高度保守区，该区域与酪氨酸激酶（JH1）区域是同源的，但缺乏关键的催化基团。正常情况下JAK2的假激酶（PK）对酪氨酸激酶（TK）有负调节作用，V617F突变后这种负调节作用丧失，导致JAK2信号的过度激活。

STAT3过表达已被发现存在多种人癌，STAT3本来就是一种促进细胞增殖与存活的原癌蛋白，其持续性激活将导致细胞失控性生长。但STAT3突变罕见，致瘤性STAT3激活大都与IL-6激活（图4-9）和SOCS3表达降低有关。SOCS3启动子甲基化也是JAK信号异常激活原因之一（表4-6）。

表4-6 JAK-STAT信号蛋白在肿瘤的角色

蛋白	功能	肿瘤角色
JAK	激酶，激活JAK-STAT信号	突变（JAK2^{V617F}）或过表达/癌基因
STAT3，STAT5	转录因子，激活JAK-STAT信号	过表达/癌基因
SOCS1/3	泛素连接酶，负调节JAK-STAT信号	甲基化失活/TSG

目前有数款JAK抑制剂上市（表4-7），用于肿瘤治疗。骨髓纤维化（myelofibrosis）是由于异常增殖的髓样细胞分泌生长因子导致成纤维细胞在骨髓大量增殖，引起骨髓纤维化，与JAK2信号失调有关。患者常伴有血小板减少、贫血、虚弱、疲劳以及肝脾大等症状和体征。

表4-7 针对肿瘤的JAK抑制剂

药物	靶点	适应证	上市时间/年
鲁索替尼（Ruxolitinib, Jakafi®）	JAK1/2，JAK2^{V617F}	骨髓纤维化，真性红细胞增多症	2011
菲达替尼（fedratinib, Inrebic®）	JAK2，JAK2^{V617F}	骨髓纤维化	2019
帕瑞替尼（Pacritinib, VONJO®）	JAK2，JAK2^{V617F}	骨髓纤维化	2022
莫洛替尼（Momelotinib, Ojjaara）	JAK1/2	有贫血的骨髓纤维化	2023

第三节
发育信号途径与肿瘤

胚胎发育期信号途径与成体期是有区别的。胚胎发育期由于细胞快速生长分化，这些控制细胞增殖的发育信号途径比较活跃，到了成体后这些信号途径大都沉默，或受到负反馈因子精细调控的，活性不高。肿瘤组织的生长方式比较类似胚胎组织，因此这些发育信号途径被重新激活。与胚胎期的发育信号途径相比，肿瘤组织重新激活的发育信号途径是调控异常的。

一、Wnt-β-catenin信号途径与肿瘤

1. Wnt及受体

Wnt信号途径在进化上高度保守，对胚胎发育有举足轻重的作用。Wnt是一类分泌型糖蛋白，通过自分泌或旁分泌发挥作用。Wnt蛋白家族含19个异构体，多

种Wnt家族的蛋白质可同时在一个细胞表达，重叠的表达方式提示其功能上的冗余性，即该家族中某个基因的突变或缺失在功能上可由其他成员予以补偿，并不引起胚胎的死亡和发育异常，但不同的Wnt蛋白之间彼此又具有拮抗和相互调节的功能。Wnt蛋白的作用尚受到细胞外一些负调控因子的调节，它们是分泌卷曲受体样蛋白（secreted frizzled receptor-like proteins，SFRP）和DKK（Dickkopf）蛋白。SFRP在结构上类似于Wnt受体Frizzled胞外区结构域，能结合游离的Wnt，抑制Wnt功能。DKK蛋白能结合Wnt辅助受体LRP5/6，促进其降解（图4-10）。

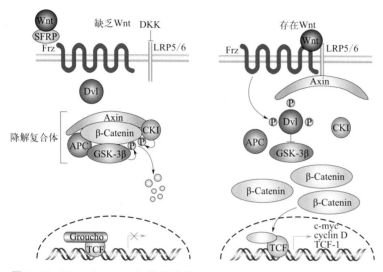

图4-10　Wnt-β-catenin信号途径

　　在缺乏Wnt的情况下（左半部分），β-catenin与axin、GSK-3β、APC等形成降解复合体，CKI和GSK-3β对β-catenin的磷酸化，促进β-catenin经泛素-蛋白酶体途径降解，使细胞内的β-catenin处于低水平状态，这时TCF与Groucho结合抑制基因转录。当细胞被Wnt刺激后（右半部分），在GSK-3β和其他激酶作用下LRP5/6胞质结构域磷酸化，使得Axin与LRP5/6磷酸化的胞质结构域结合，结果是抑制GSK-3β对β-catenin的磷酸化，避免β-catenin经泛素-蛋白酶体途径降解，从而提高β-catenin在胞质内的浓度，有利于β-catenin进入细胞核，与TCF结合，引起细胞周期等基因表达

　　Wnt信号途径是很复杂的，这是因为至今已发现15种以上的Wnt受体及辅助受体，例如Frizzled、低密度脂蛋白受体相关蛋白（LDL-receptor-related protein 5/6，LRP5/6）、受体酪氨酸激酶样孤儿受体（receptor Tyr kinase-like orphan receptor，ROR）、蛋白酪氨酸激酶7（protein Tyr kinase 7，PTK7）、骨骼肌特异性受体酪氨酸激酶（muscle skeletal receptor Tyr kinase，MUSK）和蛋白聚糖（proteoglycan）家族。Frizzled（Frz）也是一个包含多个成员的大家族，哺乳动物中至今发现有10种。Frz为7次跨膜蛋白，结构类似于GPCR，胞内区不含酶的功能域，可能通过与G蛋白偶联转导跨膜信号，果蝇中发现的这一类G蛋白称为蓬乱蛋白（dishevelled，DSH或DVL）。

2. Wnt-β-catenin信号途径

Wnt-β-catenin途径被称为经典的Wnt途径，该途径的核心机制是β-catenin稳定性的调节。在缺乏Wnt情况下，β-catenin经蛋白酶体途径被降解，因而此时细胞内的β-catenin水平较低。在存在Wnt情况下，"降解复合体"解离，避免β-catenin被降解，从而使β-catenin稳定存在于胞质中，并很快进入细胞核，调节靶基因的转录，启动细胞进入增殖周期。

3. Wnt-β-catenin信号促进肿瘤生长

Wnt信号通路在正常成体干细胞是受到肿瘤抑制基因和负反馈因子的精准调控。其中泛素连接酶RNF43（ring finger protein 43）或ZNRF3（zinc and ring finger 3）是重要的负反馈蛋白，它们通过诱导Frizzled泛素化降解来负调控Wnt（图4-11）。研究显示结直肠癌等肿瘤都存在较高比例的RNF43或ZNRF3突变失活，导致Wnt信号异常激活。RNF43和ZNRF3又受到RSPO（R-spondin）调节。在干细胞，RSPO结合到它的同源受体富含亮氨酸重复序列含G蛋白偶联受体（leucine-rich repeat-containing G protein-coupled receptor，LGR）和RNF43或ZNRF3的胞外结构域，该复合物有利于RNF43和ZNRF3内化清除，因此增强Wnt信号。LGR属于A类Rhodopsin家族GPCR，有8个成员，按结构不同分A（LGR1-3），B（LGR4-6）和C（LGR7-8）三类。LGR5是肠干细胞标记，LGR4-6的配体是RSPO。

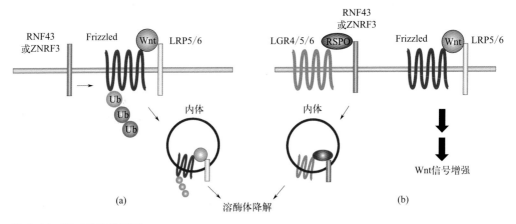

图4-11　Wnt信号的调节

（a）RNF43和ZNRF3是跨膜泛素连接酶，催化Frizzled泛素化，泛素化的Wnt受体内化，经溶酶体降解，因此负调控Wnt信号。（b）在干细胞，RSPO能结合到它的同源受体LGR4/5/6和RNF43或ZNRF3，有助于RNF43和ZNRF3清除，因此有增强Wnt信号功能

Wnt信号不恰当的激活在人类肿瘤是非常常见的，特别是与消化系统肿瘤的发生密切相关。家族性腺瘤性息肉病（familial adenomatous polyposis，FAP）是常染

三、CDK抑制剂是细胞周期的负调控机制

CDK的活性除了受cyclin的正向调节外，还受另外一类蛋白质的负向调节，这类蛋白被称为CDKI，目前已鉴定有7个成员。根据其结构特征，将哺乳动物细胞内的CDKI分为两类，一类是双重特异性家族CIP/KIP（cell cycle inhibitory protein/kinase inhibitory protein），包括p21^{CIP1}、p27^{KIP1}和p57^{KIP2}三种CDKI，它们的N端有60个氨基酸残基的保守结构域是其抑制细胞周期的结构基础。另一类是锚蛋白家族INK4（inhibitor of CDK4），包括p15^{INK4B}、p16^{INK4A}、p18^{INK4C}和p19^{INK4D}四种CDKI，因其结构中都包含独特的4个锚蛋白重复结构而得名，它们的分子量都相对较低。CIP/KIP类对细胞周期的调节比较宽；INK4类则比较有选择性，限于抑制CDK4/6-cyclin D复合体的活性（图5-3）。*p15/CDKN2B*、*p16/CDKN2A*和*p27/CDKN1B*受TGFβ调控，而*p18/CDKN2C*、*p19/CDKN2D*和*p21/CDKN1A*的表达则受p53调控。

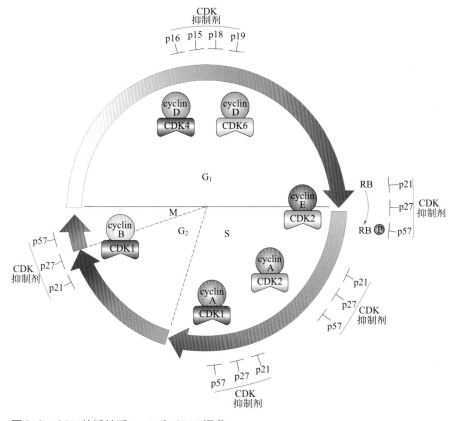

图5-3 CDK的活性受cyclin和CDKI调节

不同的cyclin与相应的CDK结合，驱动细胞周期的运行。CDKI则对细胞周期的运行起抑制作用。CIP/KIP类（p21、p27和p57）对细胞周期的调节比较宽，而INK4类（p15、p16、p18和p19）比较窄，限于抑制CDK4/6-cyclin D的活性，使细胞停滞在G$_1$期

p21为CIP/KIP家族的代表，p21编码基因*CDKN1A*定位于人染色体6p21.2上，相对分子质量为21000。作为p53调节的靶基因，p21的*N*端可与多种cyclin-CDK复合物结合，抑制底物磷酸化作用，导致G_1期阻滞。直接受p21蛋白调节的细胞周期调节因子有cyclin A、B、D和E，以及CDK1、CDK2、CDK4/6，其中对CDK4/6的作用最强。因此p21蛋白是G_1期的主要CDKI。p21蛋白*C*端抑制DNA复制的必需因子——增殖细胞核抗原（proliferating cell nuclear antigen，PCNA）。PCNA是一种特殊的cyclin，但它不与CDK结合，而是作为DNA聚合酶的附属蛋白，促进DNA聚合酶延伸DNA。它在S期浓度最高，可作为S期标志物，因此p21蛋白可以通过与PCNA相互作用抑制DNA合成。当DNA损伤时，p21通过抑制CDK的活性和DNA合成，以便修复受损的DNA或最终导致凋亡。

　　p16为INK4家族的代表，p16的氨基端具有与cyclin D同源结构，能与cyclin D1竞争结合CDK4，特异性地抑制CDK4的活性，使pRB磷酸化得以遏制，从而阻止细胞进入S期，使细胞周期停滞，对细胞周期起负调控作用。

第三节 ·····
泛素－蛋白酶体途径对细胞周期的调节

一、细胞蛋白降解的两条途径

　　真核细胞含有两种蛋白降解途径，即溶酶体途径和蛋白酶体途径。溶酶体途径以自噬和异噬两种形式发挥作用。自噬的主要功能是清理细胞内各种"垃圾"，回收再利用，与细胞成分的质量控制有关；见第七章第二节。异噬经内吞作用和吞噬，主要降解细胞外蛋白。蛋白酶体途径主要降解细胞内蛋白，约80%蛋白经泛素-蛋白酶体途径（UPP），该途径需要消耗能量，是ATP依赖途径。

二、泛素－蛋白酶体降解途径

1. 泛素－蛋白酶体途径

　　泛素又称泛肽或泛蛋白，是存在于真核细胞生物的多肽，含有76个氨基酸残基，在进化上显示高度的保守性，例如酵母与人的泛素仅有3个残基的差别。它因广泛存在于各种真核细胞和组织中而得名。泛素的主要功能是介导短寿蛋白和一些结构异常蛋白的降解，调节基因转录和应激反应。在这一过程中，待降解的蛋白质会被单个或多个泛素标记上，蛋白质一旦连接泛素，称为泛素化。泛素化的蛋白能被一种26S蛋白酶体识别并予以降解，显然，这里关键的一步是对待降解的蛋白质给予正确的泛素标记，因此泛素-蛋白酶体途径有很强的选择性（图5-4）。

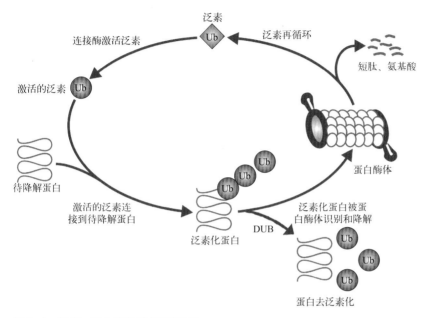

图5-4　泛素-蛋白酶体途径和DUB

当一个蛋白有待降解时，它首先会被泛素标记上，这个被泛素标记的蛋白能被蛋白酶体所识别并予以降解。氨基酸可用于蛋白质合成，释放出来的泛素可再次参与循环。泛素化蛋白也可经去泛素酶（deubiquitinase，DUB）来实现对蛋白活性的调节

泛素化修饰涉酶有E1泛素激活酶、E2泛素结合酶和E3泛素连接酶。E1水解ATP获取能量，通过其活性位置的半胱氨酸残基与泛素的羧基末端形成高能硫酯键而激活泛素，然后E1将泛素交给E2，最后在E3的作用下将泛素转移到靶蛋白上（图5-5）。选择什么样的蛋白质进行泛素化主要取决于E2和E3。

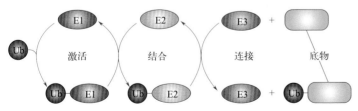

图5-5　底物泛素化过程涉及E1、E2和E3酶催化的级联反应过程

人类基因组含2个E1酶、38个E2酶、600多个E3连接酶

人体E3连接酶数量最多，有650左右，按结构可分HECT家族、RING蛋白家族和RBR（RING in between RING）E3三个家族（图5-6）。

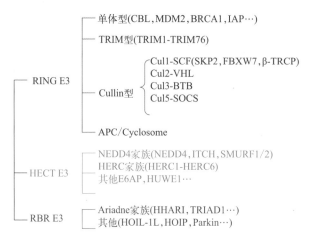

图5-6　人体E3连接酶

按结构可分为HECT（30个）、RING（600个）和RBR（14个）E3三个家族。这三个家族E3连接酶又可分不同亚家族

RING（真正有趣的新基因，the Really Interesting New Gene）结构域的蛋白家族成员最多，有600左右。按结构又分不同亚型，例如单体型、TRIM型、Cullin型和APC/C（后期促进复合体/环体anaphase promoting complex/cyclosome）型。单体型是以单体或二聚体形式发挥作用，像CBL、MDM2、BRCA1、IAP等，例如CBL降解生长因子受体（图4-7）。TRIM（Tripartite motif）型包含较多成员，在人类体内已经发现70余种。典型的TRIM家族成员有三个结构域，从N端开始依次是环指结构域、1个或者2个B-box、1个卷曲螺旋结构域。TRIM蛋白广泛参与各种细胞活动，包括自噬、免疫反应、细胞周期调控、细胞对病毒的应答反应等，它的表达异常可见于不同疾病。Cullin-RING连接酶（Cullin-RING ligase，CRL）以复合体发挥作用，该复合体由4个基本亚单位组成，包括支架蛋白Cullin、环指蛋白、适配蛋白和底物识别蛋白（图5-7）。APC/C型也是以复合体发挥作用，由19个亚单位组成，调节有丝分裂和DNA复制。

单个连接的泛素残基尚不足以引起底物降解，需有一系列的泛素残基可加到前一个泛素赖氨酸残基上，形成多泛素聚合链，这一过程受细胞活性的调控。polyUb的蛋白可为蛋白酶体提供识别的信号，也是调控蛋白质降解的环节之一。

2. 去泛素化酶种类和功能

与磷酸化和去磷酸化修饰途径类似，泛素化修饰途径也是可逆的，即可以通过去泛素酶（DUB）将泛素从蛋白修饰物去除。人类基因组至少编码98个DUB，根

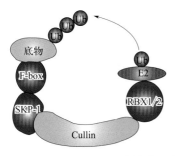

图5-7 Cullin-RING连接酶组成

　　Cullin-RING连接酶由Cullin蛋白、RING-finger蛋白、适配蛋白和底物4部分组成。Cullin蛋白是环指蛋白和适配蛋白的工作平台。至今哺乳动物细胞已有8个Cullin（Cullin1、Cullin2、Cullin3、Cullin4A、Cullin4B、Cullin5、Cullin7和Cullin9）蛋白被鉴定，2个环指蛋白（RBX1和RBX2），4个适配蛋白（SKP1、ElonginB/C、BTB和DDB1），这些亚单位可组合成数百种Cullin-RING连接酶对400多种底物识别降解

据结构不同分6个家族，它们分别为USP家族、UCH家族、OTU家族、MJD家族、JAMM家族和MINDY家族（表5-3）。除了JAMM属于金属蛋白酶外，其他均属半胱氨酸蛋白酶。

表5-3　去泛素化酶分类

家族	数量	代表成员
USP	58	CYLD，USP1-54，HAUSP/USP7
OTU	16	A20，OTUD1-7
UCH	4	BAP1，UCHL1
MINDY	4	MINDY1-4
MJD	4	JOSD1-2，Ataxin-3
JAMM	12	MYSM1，COPS5-6

　　注：JAMM—JAMM/MPN domain-associated metallopeptidase；MINDY—motif interacting with Ub-containing novel DUB family；MJD—Machado-Joseph disease protein domain protease；OTU—ovarian tumor-related protease；UCH—ubiquitin carboxy-terminal hydrolase；USP—ubiquitin-specific protease。

　　去泛素化酶的主要功能是：①加工泛素前体，产生游离的泛素分子；②降解蛋白质上的泛素链，从而稳定蛋白质；③通过降解蛋白质上的泛素，产生蛋白质泛素化-非泛素化信号的切换，维持细胞的正常活动。

三、APC/C是控制细胞周期进展的关键E3连接酶

　　cyclin周期性出现和消失是细胞周期正常运行的前提，这些蛋白的降解是通过泛素-蛋白酶体途径来完成的。根据泛素连接酶的不同，可分为两类即SCF途径和APC/C途径。SCF的活性起始于S期，一直持续M期，然后被APC/C泛素化降解（图5-8）。SCF主要降解cyclin D/E和CIP/KIP家族蛋白（表5-4）。APC/C控制数个

细胞周期过渡期，像 $S \to M$、$M \to G_1$、$G_1 \to G_0$ 等。APC/C 介导底物的降解需要激活因子 CDC20 和 CDH1 参与，APC/C 与 CDC20 结合启动 M 期，随后迅速降解，这样细胞才能进入 G_1 期，与 CDH1 结合启动 G_1 期，G_1 期末迅速降解，这样细胞才能进入 S 期。APC/C 对底物的降解依赖于结合是 CDC20，还是 CDH1 而不同（表 5-4）。CDH1 随后被 SCF 泛素化降解，因此 SCF 和 APC/C 相互协调推动细胞周期进展，其中任何一个蛋白活性异常，都会导致细胞周期紊乱。

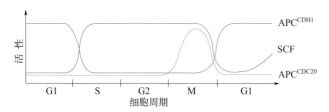

图 5-8　SCF 和 APC/C 在细胞周期的活性变化

　　在细胞周期中 SCF 的活性维持 $S \to G_2 \to M$ 运转，而 APC/C 活性则不断发生变化，在 M 期时开始有活性，G_1 期结束后活性消失

表 5-4　SCF 和 APC/C 分别降解不同的细胞周期蛋白

E3 酶	底物	作用	肿瘤
SCF	cyclin D/E、p21/p27/p57、WEE1、CDH1	启动 S 期	因底物不同而作用不同
APC/C^{CDH1}	极光蛋白 -A/B、CDC20、PLK1、SKP2	启动 G_1 期或退出细胞周期	低表达 /TSG
APC/C^{CDC20}	cyclin A、cyclin B1、安全蛋白	启动 M 期	过表达 /癌基因

　　注：APC/C—anaphase promoting complex/cyclosome; SCF—Skp1-Cullin 1-F-box。

　　研究显示 CDC20 在肿瘤呈过表达，显示其癌基因功能。CDC20 过表达可导致 APC/C 持续激活，引起细胞失控性增殖。CDH1 在肿瘤的角色未完全阐明，研究显示它在肿瘤呈低表达，提示其 TSG 的角色，但也有 CDH1 在肿瘤呈过表达致瘤的报道。SCF（Skp1-Cullin1-F-box）属于 Cullin 型的 E3 连接酶，成员有多个，包括 SKP2、FBXW7 和 β-TRCP 等，SCF 因底物不同，而作用有所不同。例如 SKP2 在肿瘤扮演癌基因角色，而 FBXW7 则扮演 TSG 角色。

四、泛素 - 蛋白酶体途径与肿瘤

　　某些泛素修饰酶在正常细胞表达很低，但在肿瘤则呈高表达，表现为促进肿瘤发生，例如 MDM2 和 USP7 等，而另一些泛素修饰酶在正常细胞表达，但在肿瘤则呈失活状态，表现为肿瘤抑制基因功能，例如 FBXW7 和 CYLD 等（表 5-5）。

表5-5　列举E3酶和DUB在肿瘤的不同角色

名称	促瘤机制	名称	抗瘤机制
MDM2	促进p53泛素化降解	FBXW7	c-MYC和NOTCH等泛素化降解
SKP2	p27和p21等泛素化降解	VHL	HIFα泛素化降解
IAP	Caspases泛素化降解	SOCS	负调节JAK信号
UCHL1	EGFR去泛素化，稳定EGFR	CYLD	RIPK1去泛素，促进细胞死亡
USP7	MDM2去泛素化，稳定MDM2	BAP1	H2A去泛素化，促进细胞死亡

1. E3连接酶在肿瘤的角色

S期激酶相关蛋白2（S-phase kinase-associated protein 2，SKP2，也称FBXL1）在人类几乎所有的癌症中过表达，并且与CDKI的p27表达呈负相关，与预后不良相关。SKP2属于SCF泛素连接酶，可促进细胞周期调控因子如p27、p21、p53和p57等降解。研究显示阻断SKP2活性，可使癌细胞衰老和死亡。

F-box和WD重复结构域7（F-box and WD repeat domain-containing 7，FBXW7）也属于SCF泛素连接酶，靶蛋白通常是调节细胞活动的关键蛋白，像c-MYC、NOTCH、cyclin E、c-JUN、KLF5等。FBXW7基因（4q32）转录后因剪辑不同有3个异构体FBXW7α、FBXW7β和FBXW7γ，它们的活性有所不同，在人体细胞的分布也不相同，这就决定了FBXW7蛋白活性的细胞特异性。研究显示其编码基因在多种人类肿瘤有突变或缺失，或者它的表达受到某些miRNA或p53转录因子的负调节，使得FBXW7蛋白在肿瘤细胞呈下调趋势，提示具有肿瘤抑制基因功能。由于FBXW7异构体在不同细胞表达的差异，因此它影响的靶蛋白的表达水平在不同肿瘤有所不同。例如T细胞性急性淋巴细胞白血病主要是c-MYC、NOTCH和cyclin E表达增高，而结肠癌则主要是KLF5和cyclin E表达增高。

2. 去泛素化酶在肿瘤的角色

疱疹病毒相关泛素特异性蛋白酶（herpesvirus-associated ubiquitin specific protease，USP7，也称HAUSP）是广泛研究的去泛素化酶，可以对多种底物去泛素，包括MDM2、p53、雄激素受体（AR）和雌激素受体α（ERα）等。由于USP7在多种肿瘤呈现过表达，因此它是适宜的肿瘤治疗靶点。使用USP7抑制剂，或许可恢复p53的抗癌功能。

CYLD是一肿瘤抑制基因，它的突变会导致圆柱瘤（cylindromatosis）的发生。CYLD也是去泛素化酶，可以对RIPK1、TRAF2和NEMO特定底物去泛素化。RIPK1涉及程序性坏死，TRAF2和NEMO涉及NF-κB信号激活。CYLD在多种肿瘤呈现表达下调或缺失，结果将导致细胞死亡抵抗和NF-κB信号的持续激活，与肿瘤发生有关。

3. 蛋白酶体抑制剂的肿瘤临床应用

蛋白酶体是胞质的细胞器，是由2个19S和1个20S亚单位组成的桶状结构。19S

为调节亚单位，位于桶状结构的两端，识别多聚泛素化蛋白并使其去折叠。19S亚单位上还具有一种去泛素化的同工肽酶，使底物去泛素化。20S为催化亚单位，位于两个19S亚单位的中间，由4个环状结构组成（αββα），α环和β环分别由7个亚基组成，以α1～α7和β1～β7表示。其中β1有半胱天冬酶样活性、β2有胰蛋白酶样活性、β5有胰凝乳蛋白酶样活性。β5、β1和β2是蛋白酶体抑制剂的靶点（表5-6）。

临床前研究显示蛋白酶体抑制剂具有抑制细胞生长、诱导凋亡、化放疗增敏等作用。研究发现发生恶性转化的细胞对蛋白酶体的抑制比非恶性细胞更为敏感。因此，抑制蛋白酶体成为一种很有希望的肿瘤治疗途径。目前FDA批准多款蛋白酶体抑制剂用于多发性骨髓瘤的治疗（表5-6）。蛋白酶体抑制剂治疗骨髓瘤的机制在于骨髓瘤产生大量单克隆抗体，通过抑制蛋白酶体功能，导致未折叠或错误折叠的蛋白聚集在内质网（endoplasmic reticulum，ER），形成内质网应激，进而激活凋亡途径导致细胞死亡。除了蛋白酶体抑制剂外，目前多款CAR-T细胞疗法及单抗已被批准用于骨髓瘤治疗，有利于提高患者的生存期。

表5-6 上市的蛋白酶体抑制剂

药名	靶点	适应证	批准时间/年
硼替佐米（bortezomib，Velcade®）	β5，β1	多发性骨髓瘤和套细胞淋巴瘤	2008
卡非佐米（carfilzomib，Kyprolis®）	β5	多发性骨髓瘤（Bortezomib不敏感）	2012
伊沙佐米（ixazomib，Ninlaro®）	β5，β1	多发性骨髓瘤	2015
马利佐米（marizomib，NPI-0052）	β1、β2和β5	恶性胶质瘤（孤儿药）	2015

沙利度胺又称反应停，在20世纪50年代末至60年代初被广泛用于孕期镇静和止吐，后来发现其有很强的致畸作用而被禁止应用。有研究显示沙利度胺的主要致畸目标是cereblon（CRBN），后者是E3泛素连接酶复合物CUL4–RBX1–DDB1–CRBN（CRL4CRBN）的构成部分。沙利度胺及其衍生物来那度胺已显示对骨髓瘤治疗有效，其原理是沙利度胺通过与CRBN结合，阻止骨髓瘤细胞存活需要的转录因子IKZF1和IKZF3与CRBN结合，促进IKZF1/3降解。

第四节
细胞周期检查点与肿瘤

细胞周期的完成，不仅仅是细胞数量上的一分为二，还意味着质量上的"忠实"复制。细胞的"忠实"复制依赖于细胞周期检查点机制，它是一种负反馈调节机制。当细胞出现DNA损伤时，细胞周期检查点被激活，中断细胞周期的运行，待细胞修复损伤后，细胞周期才能恢复运转。主要检查点包括：①G₁→S期检查点的功能是防止损伤的DNA进入S期。S期检查点的功能是防止损伤的DNA被复制，保持DNA的完整性。②G₂→M期检查点的功能是防止损伤的DNA进入M期。③M期检查点又称纺锤体组装检查点（spindle assembly checkpoint，SAC），是防止未附有纺锤体的染色体进入有丝分裂后期，使细胞停滞在有丝分裂中期。

一、DNA损伤检查点

当DNA损伤发生后，ATM和ATR首先被激活，这两个蛋白是最早感知DNA损伤的激酶。共济失调毛细血管扩张突变基因（ataxia telangiectasia-mutated，ATM）主要对双链DNA损伤起反应，能将某些蛋白磷酸化，中断细胞周期。ATR为ATM有关激酶，主要对单链DNA损伤起反应。ATM和ATR的作用底物有多种，主要包括细胞周期检测点激酶1（checkpoint kinase 1，CHK1）、CHK2和p53等，只是对不同形式的DNA损伤作出反应。

研究表明，p53在人类细胞周期G₁期检查点起着关键性的作用（图5-9）。转录因子p53启动靶基因*p21/CDKN1A*转录，使p21表达迅速升高。p21是细胞周期内通用性抑制物，抑制CDK的激活，阻滞G₁→S的转换，为DNA修复提供足够的时间。

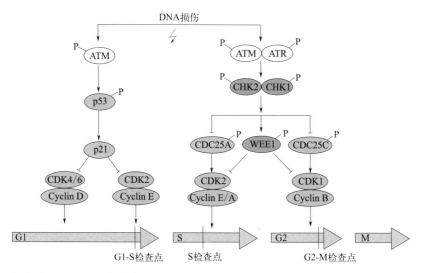

图5-9　DNA损伤检查点

ATM和ATR是细胞对DNA损伤反应的重要传感蛋白，它通过p53引起G₁期阻滞，通过CHK1/CHK2和WEE1引起S期和G₂期阻滞，以便细胞对损伤的DNA修复

除了p53主导的G₁期检查点，细胞周期内还存在着S期和G₂期检查点。CHK1和CHK2是ATM和ATR的重要底物，一旦被激活获得激酶活性，使下游的效应蛋

白CDC25、p53、BRCA1和其他底物发生磷酸化，磷酸化的CDC25通过蛋白酶体途径降解。CDC25家族是调节CDK复合物的磷酸酶，通过使CDK特定位点发生去磷酸化来激活CDK，促进细胞周期进展。在人类细胞中，CDC25家族的成员主要有CDC25A、CDC25B和CDC25C，分别由三个不同的基因编码。激活的CHK1和CHK2通过抑制CDC25A引起S期阻滞，通过抑制CDC25C引起$G_2 \rightarrow M$期阻滞（图5-9）。WEE1激酶分别通过抑制CDK2和CDK1引起S期和$G_2 \rightarrow M$期阻滞。

DNA损伤检查点的目的是要确保基因组复制和分配的准确性，该机制的任何缺陷都会引起DNA修复能力下降，导致基因组或染色体不稳定。常见的DNA损伤检查点基因突变见表5-7。

表5-7 常见的DNA损伤检查点基因突变

基因	功能	肿瘤
TP53	转录因子，肿瘤抑制基因，涉及DNA损伤修复、细胞周期调控和凋亡	突变失活
ATM	激酶，DNA损伤感应蛋白，涉及DNA损伤修复、细胞周期调控和凋亡	突变失活
CHEK2	ATM下游激酶，涉及DNA损伤修复、细胞周期调控和凋亡	突变失活
CDC25	磷酸酶（图5-4），激活CDK，正调控细胞周期进展	过表达
WEE1	激酶，磷酸化CDK1/cyclin B，使其失活，控制$G_2 \rightarrow M$转换	过表达

毛细血管扩张性共济失调综合征（ataxia telangiectasia，AT）是一种常染色体隐性遗传疾病，携带有ATM（AT mutated）基因的突变形式。只有纯合子发病，而杂合子本身并不发病，但增加患癌的风险。ATM蛋白属于PI3K丝氨酸-苏氨酸激酶家族一员，其C端有高度保守的激酶域。ATM蛋白是多功能蛋白，主要功能有DNA损伤修复、对细胞周期检查点调控和转录调节。ATM基因有多种突变形式，最常见的是截短突变，占70%左右，使得ATM蛋白稳定性下降。ATM蛋白的功能性失活使细胞处于持续的氧化应激状态，即细胞内ROS水平增加，导致细胞损伤。

CHK2是ATM下游的丝氨酸-苏氨酸激酶（图5-9），参与细胞周期阻滞、DNA修复、凋亡或其他功能。CHEK1突变不常见，CHEK2突变常见，见于各种不同类型的肿瘤。CHEK2突变范围比较宽，突变的结果导致CHK2功能失活，细胞无法对损伤的DNA修复，结果导致细胞癌变。

CDC25是调控细胞周期的磷酸酶，它通过从CDK移除抑制性磷酸基团以激活cyclin-CDK复合物（图5-2）。CDC25在哺乳动物有3个成员即CDC25A、CDC25B和CDC25C。CDC25A主要调控S期和$S \rightarrow G_2$期转换，CDC25C主要调控$G_2 \rightarrow M$期转换（图5-9）。CDC25在多数肿瘤呈过表达，这原因是多重的，其中之一是CDC25活性受到CHEK的负反馈调节，肿瘤时CHEK功能失活会增加CDC25活性。CDC25在细胞周期的基本角色是激活CDK，促进细胞周期进展，而肿瘤细胞的基本特征就是生多于死，因此，CDC25在肿瘤的活性增高是不难理解的。

WEE1激酶控制$G_2 \rightarrow M$转换。癌细胞$G_1 \rightarrow S$检查点经常存在缺陷，因此依赖$G_2 \rightarrow M$检查点对损伤的DNA进行修复，导致DNA损伤应答（DNA-damage response，DDR）有关激酶表达升高，WEE1抑制剂可阻断$G_2 \rightarrow M$检查点功能进而杀死癌细胞。膜相关酪氨酸/苏氨酸蛋白激酶1（protein kinase membrane associated tyrosine/threonine 1，PKMYT1）是WEE家族的另外一个成员，在肿瘤也呈高表达。WEE1磷酸化CDK1的第15位酪氨酸，而PKMYT1磷酸化CDK1的第15位酪氨酸和14位苏氨酸两个位点。

二、纺锤体组装检查点

细胞有丝分裂时，DNA必须平均分配到子细胞中，如果子细胞与母细胞不一致，它们就会发生染色体异常。纺锤体组装检查点（SAC）就是管理染色体的分配是否准确，因为染色体的分配主要依赖于纺锤体的作用。在有丝分裂时每一条染色体动粒必须与纺锤体相结合，让姐妹染色单体正确地向细胞两极分布。这个过程的完整性被SAC严密地监控，只有满足SAC的要求，SAC才会失活，从而解除对细胞由分裂中期进入后期的抑制。如果检查点机制发生缺陷，就可能导致异倍体，这是细胞癌变的标志（图5-10）。

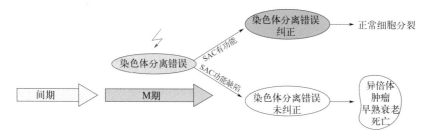

图5-10　SAC监控机制

当有丝分裂期出现染色体分离错误，如果SAC有功能，可以对错误纠正，在满足SAC要求后，细胞进行正常有丝分裂。如果SAC功能缺陷，错误不能纠正，细胞有几种可能，包括异倍体、肿瘤和细胞衰老等

SAC调控蛋白有BUB1、BUB3、BUBR1（Bub1相关激酶）、MAD2（有丝分裂阻滞缺陷蛋白2，mitotic arrest deficient protein 2）、APC/C和CDC20等。如果在染色体分离之前，在检验点没有检测到问题，那么CDC20会结合并激活APC/C复合物，从而启动细胞分裂的末期阶段。如果染色体未正确地附着时，MAD2、BUBR1、BUB3和CDC20形成有丝分裂检查点复合体（mitotic checkpoint complex，MCC），阻止CDC20与APC/C结合并抑制其活性，使细胞周期停滞在有丝分裂中期进行纠正。一旦所有染色体准确地附着后，MCC随即解离，释放出来的CDC20

与APC/C结合，激活的APC/C降解cyclin B和安全素，使有丝分裂从中期进入后期，进而退出M期。

虽然有SAC调控基因突变的报道，但总的来说这些基因的突变在肿瘤中不常见，它们在肿瘤通常呈过表达（表5-8），使得有丝分裂延迟，使SAC失控。例如MAD2参与MCC形成。在正常情况下，RB与E2F结合抑制*MAD2*基因表达。如果*RB*基因突变，释放出来的E2F会促进*MAD2*表达，这与肿瘤细胞产生的非整倍体有一定关系。

表5-8　SAC主要调控蛋白的功能及在肿瘤的表达

蛋白	功能	肿瘤表达
BUB1	激酶，动粒结合蛋白，募集极光激酶B，启动SAC信号	上调
BUB3	参与MCC形成，抑制APC/C的功能	上调
BUBR1	形成BUBR1-BUB3二聚体，参与MCC形成	上调
CDC20	APC/C激活因子，参与MCC形成	上调
MAD1	动粒结合蛋白，形成MAD1-MAD2二聚体	取决于具体肿瘤
MAD2	参与MCC形成	上调
极光激酶B	SAC信号上游激酶，使BUB1和BUBR1磷酸化，激活MCC	上调

注：动粒（kinetochore）是着丝粒（centromere）两侧的特化结构，参与染色体的移动过程。

极光激酶是丝氨酸-苏氨酸激酶家族成员。在哺乳动物中已发现三种极光激酶同源蛋白，分别称为极光激酶A、B和C，它们由不同基因编码。极光激酶A和B在有丝分裂中扮演重要角色，而极光激酶C在减数分裂中扮演重要角色。极光激酶B是SAC信号上游蛋白，可激活SAC信号。研究显示所有类型的极光激酶在肿瘤中都呈过表达，这种过表达主要发生在转录水平，而非基因扩增，即极光激酶的基因转录被异常激活。极光激酶的过表达会增加有丝分裂错误，导致异倍体形成。例如极光激酶B高表达会增加p53磷酸化，随后经蛋白酶体途径降解，导致p53水平降低，弱化了其对DNA损伤的反应。

第五节
细胞周期紊乱与肿瘤

细胞周期的监控、驱动机制和退出机制的紊乱是肿瘤细胞失控性生长的根本原因。监控机制破坏会导致细胞基因组的不稳定，基因组的不稳定对正常细胞是致命的，但对肿瘤细胞则是无处不在，是肿瘤细胞特有的现象。驱动机制的上调表现为推动细胞周期的蛋白（cyclin或CDK）常过度表达，而减缓细胞分裂的蛋白（CDKI）却常常失活。

一、细胞周期监控机制破坏

细胞周期监控机制破坏的最典型例子是*TP53*基因的突变失活。*TP53*基因素有"基因组卫士"之称，大约50%的人类各种肿瘤都存在*TP53*基因的突变失活，说明DNA损伤检查点在肿瘤的发生、发展中具有重要位置。细胞周期检查点的功能缺陷固然为肿瘤细胞提供了生长优势，但它也为肿瘤治疗提供了机遇，因为肿瘤细胞失去了一个保护机制，因此检查点功能缺陷的细胞通常对放化疗敏感。

二、cyclin表达上调

在众多的cyclin当中，与肿瘤关系最为密切的cyclin首推cyclin D1。cyclin D家族包括3个成员即cyclin D1、cyclin D2和cyclin D3，其中cyclin D2和cyclin D3多见于儿童急性白血病和恶性淋巴瘤，而乳腺癌和头颈部鳞癌组织中主要表达cyclin D1。在正常细胞中cyclin D1与CDK4/CDK6结合后激活CDK4/CDK6，引起pRB磷酸化，从而解除pRB对转录因子E2F的抑制效应，启动DNA的合成，使细胞从G_1期过渡到S期。

cyclin D1可发生多种形式的基因突变，主要表现为：①基因扩增，这是cyclin D1过表达的主要机制；②染色体易位，在套细胞淋巴瘤存在染色体易位t（11；14），由于免疫球蛋白重链的增强子转移至*CCND1*位点，促进了cyclin D1的过度表达（图2-4）；③染色体倒位，在一些甲状旁腺瘤中，11号染色体发生臂间倒位即inv（p15q13），使甲状旁腺激素（parathyroid hormone，PTH）基因的5′端调节性序列从11p15移至11q13，使*CCND1*基因位于*PTH*基因启动子的控制之下，导致cyclin D1过表达，引起甲状旁腺增生性病变，该基因又被称为"*PRAD1*"（甲状旁腺腺瘤基因1，parathyroid adenomatosis gene 1），见图5-11。

cyclin B是一个经典的分裂期周期蛋白。哺乳动物细胞有两种cyclin B即cyclin B1和cyclin B2。cyclin B1通过与cdc2（CDK1）结合形成的复合物能够使核层连蛋白、波形蛋白和钙调结合蛋白磷酸化，推动细胞有丝分裂的进行。当细胞分裂完成后，cyclin B1自行降解，而cdc2继续参与下一个细胞循环。cyclin B1也在多种肿瘤中表达增高，cyclin B1过度表达可以促进$G_2 \rightarrow M$期转换而加速细胞周期过程，导致细胞癌变。有研究显示cyclin B1表达的上调是导致放射抵抗的原因之一。

cyclin E作为CDK2的一个正向的调节亚单位，控制$G_1 \rightarrow S$期转换，常被视为S期的标记物。在多种肿瘤中都有cyclin E过表达，与肿瘤细胞侵袭能力强、易转移、

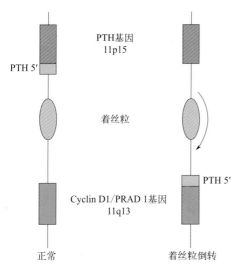

图 5-11　染色体倒位对 cyclin D1 的影响

　　11号染色体发生着丝粒倒位inv（p15q13），使甲状旁腺激素（*PTH*）基因的5′端调节性序列从11p15移至11q13，这样便使*CCND1/PRAD1*基因位于*PTH*基因启动子的控制之下，以致cyclin D1在某些甲状旁腺瘤中呈过度表达

恶性度高等特性密切相关。

三、丧失对生长抑制信号的敏感性

　　肿瘤细胞中，CDKI、pRB 和 p53 等细胞周期负调控机制失活是非常常见的。pRB 与 p53 不同，它没有特定的作用位点，而是通过与转录因子的结合和分离来参与细胞的调节。相对这一驱动机制的核心 CDK 来说，pRB 和 p53 尽管非常重要，但属于间接"刹车"，而一系列的 CDKI 由于能直接与 CDK-cyclin 复合物结合，抑制它们的激活，故属于直接"刹车"。

　　人们认识最早的 CDKI 是 p21，其功能是与 CDK-cyclin 复合物直接结合，抑制其活性。p21 的编码基因 *CDKN1A* 的突变率非常低，其主要的失活机制可能是在表达水平上，其转录直接由 p53 激活，而 *p53* 的突变在人类癌症中却很常见。当 *p53* 突变时，其促进 p21 转录的功能丧失，含有受损 DNA 的细胞仍旧运行在细胞周期中进行复制（图 5-12）。由于 p53 还有一些其他作用底物和生物学功能，因此可以认为 p53-p21-CDK-cyclin 途径是细胞周期中针对 DNA 损伤的经典途径。p21 除了能够抑制 CDK 活性外，还能在无 CDK 的实验体系通过直接结合抑制增殖细胞核抗原（PCNA）。因此，对于 DNA 损伤，p21 具有双重制动作用。一是通过对 CDK 的抑制，阻滞细胞进入下一个时相；二是通过对 PCNA 的抑制，阻滞正在进行 DNA 复制的细胞的进一步复制。

CHK2等各种激酶使p53激活。②癌基因激活，如RAS、MYC等能够通过p14ARF与MDM2的结合，下调MDM2蛋白，引起p53水平升高。③非基因毒应激，如应激、端粒缩短、缺氧及核苷酸耗竭等信号，可激活p53的保护机制。

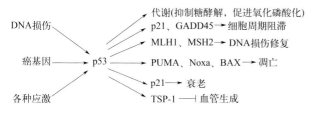

图6-6 p53的激活和功能

p53能对多种刺激起反应，包括DNA损伤、癌基因和各种应激。p53可通过p21引起G_1期阻滞，可通过GADD45α的活化对损伤的DNA进行修复，如修复失败，则通过上调*PUMA*、*NOXA*和*BAX*等基因的表达使细胞进入凋亡，以保证基因组的遗传稳定。另外p53还涉及诱导衰老和抑制血管生成等功能

p53的稳定性受MDM2、MDM4（也称MDMX）和ARF的调节，MDM2和MDM4是p53的负调节剂，而ARF则提高p53稳定性。p53-MDM2的关系是相当简单的，是负反馈调节（图6-7）。如果*TP53*发生突变，MDM2对p53的泛素化能力降低，这样就使得突变的p53在细胞中堆积。一般说来，*MDM2*和*p53*突变不会发生在同一肿瘤，约有10%的肿瘤*MDM2*表达增高，p53是野生型，提示高表达的MDM2可通过促进p53泛素化降解使p53失活。

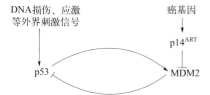

图6-7 p53表达主要受p14^ARF和MDM2正、负调节

当有外界信号刺激时，可激活p53表达，p53又可诱导*MDM2*基因转录，MDM2蛋白具有泛素连接酶的作用，可通过诱导p53泛素化来降解p53，构成一负反馈通路使细胞内p53回落到低水平状态。p14^ARF通过抑制MDM2活性来维持p53的稳定性

除了MDM2外，癌蛋白MDM4在肿瘤细胞过表达也很常见，约48%的癌变与它们的过表达直接关联。MDM4是MDM2同源物，蛋白结构与MDM2类似，两者羧基端均含有环指结构域，可以通过该结构域形成异源二聚体，从而阻止MDM2经过蛋白酶体途径被降解。MDM4缺乏E3连接酶功能，单独MDM4不能降解p53，但MDM2/MDM4二聚体对p53的降解比MDM2单独更有效。一般认为MDM4主要通过与p53的转录活性区结合，抑制p53对其下游基因的转录活性。

染色体9p21位点有3个肿瘤抑制基因，分别为CDKN2A/p16^INK4a、CDKN2B/

$p15^{INK4b}$ 和 $p14^{ARF}$，它们的位置非常邻近，并且有部分重叠，构成了一个重要的肿瘤抑制基因簇。ARF-p53 途径的调节主要通过 MDM2 实现。ARF 能抑制 MDM2 功能，从而提高 p53 稳定性或其他尚未知的机制调节细胞功能。

3. p53 的主要功能

作为转录因子，p53 可调节 500 多种靶基因表达，从而实现其多种功能，主要包括诱导细胞周期阻滞、DNA 修复、凋亡、衰老和抑制血管生成等（图 6-6）。

轻度 DNA 损伤时，p53 诱导靶基因 *p21/CDKN1A*，引起 G_1 期阻滞；同时 p53 蛋白还可诱导 DNA 修复基因 *Gadd45A* 的活化，进行 DNA 修复。如修复成功，细胞进入 S 期；如修复失败，则通过上调 *PUMA*、*NOXA*、*BAX*、*Fas* 等基因的表达使细胞进入凋亡（图 7-5）。在 *TP53* 基因缺失或发生突变的细胞，DNA 损伤后不能通过 p53 的介导进入 G_1 停滞和 DNA 修复，因此遗传信息受损的细胞可以直接进入增殖，最终导致恶性肿瘤发生。

实验表明 p53 表达过度的动物表现为早熟，寿命缩短。p53 主要通过 p21 介导衰老。p53 的失活会导致细胞摆脱衰老过程，与肿瘤发生有关。

4. *TP53* 突变是人类肿瘤最常见的基因突变

超过 50% 的人类肿瘤中发现有 p53 功能失活，尤其在结肠癌、肺癌、乳腺癌和胰腺癌的突变更为多见。某些种类的肿瘤细胞中 *TP53* 突变发生得比较晚，这可能意味着 *p53* 基因突变与肿瘤的浸润和转移有关。

（1）p53 功能失活的方式有多种，例如 *TP53* 突变失活、被 DNA 肿瘤病毒蛋白失活和被 MDM2 蛋白抑制等（表 6-3）。

表 6-3　人肿瘤 p53 变异原因

类型	占比/%	解释
TP53 突变	37	包括错义突变、移码突变和无义突变
MDM2 扩增	16	MDM2 的 E3 连接酶功能降解野生型 p53
被 DNA 肿瘤病毒蛋白失活	见注	肿瘤病毒蛋白通过泛素-蛋白酶体途径降解 p53
其他	见注	

注：被 DNA 肿瘤病毒蛋白失活和其他占 47%。Fallatah M M J, Law F V, Chow W A, et al. Small-molecule correctors and stabilizers to target p53. Trends Pharmacol Sci, 2023, 44(5): 274-289.

（2）突变 p53 产生的显性负效应和 GOF 促进肿瘤生长

① 显性负效应：显性负突变指一对等位基因中因其中一个突变或丢失所致的另一个正常等位基因的功能活性丧失。研究显示 p53 以四聚体形式发挥功能，这样的分子结构会带来一系列复杂的问题，突变型 p53（mt-p53）是如何影响野生型 p53（wt-p53）的？除了基因突变外，p53 的修饰也会对 p53 功能产生影响，总

呈结构性激活，并与抗凋亡蛋白BCL-2、BCL-XL等结合而被灭活。BH3-only蛋白Bid、Bim和Puma等能结合并中和所有抗凋亡蛋白成员，使BAX和BAK等激活而导致MOMP，引起凋亡。与Bid、Bim和Puma等不同，BAD和Noxa等BH3-only蛋白仅结合并中和部分抗凋亡蛋白，即BAD中和BCL-2、BCL-XL和BCL-w等蛋白，而Noxa中和Mcl-1和BFL1。BAD与Noxa联合作用才能中和所有抗凋亡蛋白的作用。②凋亡作用分子直接激活模式（direct activation of BAX and BAK model）：在此种激活方式中，BH3-only蛋白Bid和Bim等能直接结合并激活BAX和BAK，导致MOMP而引起凋亡。

由BCL-2蛋白家族所构成的复杂蛋白间互作网络既能促进也能抑制凋亡的发生，这取决于其中各种不同蛋白的激活状态。在癌细胞群中，各种蛋白构成的激活平衡被打破，从而促使癌细胞存活。

3. IAP是细胞内天然存在的caspase抑制物

凋亡抑制蛋白（inhibitor of apoptosis proteins，IAP）是细胞内天然存在的caspase抑制物，对caspase降解。所有IAP家族成员均含有杆状病毒IAP重复序列（baculovirus IAP repeats，BIR）结构域，该结构域是IAP的功能结构域，因此现在以BIRC（BIR containing）来命名。迄今，人类细胞中至少有8种IAP，即NAIP（BIRC1）、BIRC2（cIAP1）、BIRC3（cIAP2）、XIAP（BIRC4）、BIRC5（survivin）、BIRC6（BRUCE, Apollon）、BIRC7（ML-IAP）和BIRC8（ILP2），其中NAIP（BIRC1）、BIRC2（cIAP1）、BIRC3（cIAP2）和XIAP（BIRC4）含3个BIR结构域，其余仅含1个BIR结构域。除NAIP、BRUCE和Survivin外，大多数IAP家族成员在羧基端还含有1个环指结构，具有E3连接酶功能，对caspase泛素化降解。除BIR和环指结构外，HIAP-1和HIAP-2还含有1个CARD结构域，以竞争性结合死亡受体的效应结构域，抑制caspase酶原的活化，抑制凋亡。在所有caspase酶中，XIAP、ML-IAP和Survivin等IAP家族成员可抑制caspase-3、caspase-7或caspase-9酶活性，但不能抑制caspase-1、caspase-6、caspase-8和caspase10。

4. p53诱导凋亡

说到细胞凋亡，不能不提p53。激活的p53参与损伤DNA的修复，在DNA损伤不能修复时则引起凋亡。作为转录因子p53可以调节500种以上基因表达，包括上调亲凋亡的*PUMA*、*NOXA*、*Fas*和*DR5*等基因表达，其中BH3-only蛋白PUMA和NOXA是p53诱导凋亡的主要途径，Fas和DR5是死亡受体，有促进凋亡功能（图7-5）。p53也可以通过上调miR-34来诱导凋亡，miR-34下调BCL-2表达。由于p53对凋亡调节的重要性，这就不难理解为什么半数以上的恶性肿瘤有p53功能缺陷，而良性肿瘤几乎都保留有p53功能。

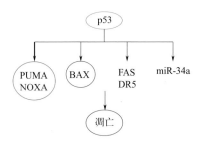

图7-5 p53诱导凋亡机制

激活的p53主要通过上调BH3-only型蛋白PUMA和NOXA诱导凋亡,它也通过上调BAX诱导凋亡,它还可以通过上调死亡受体和miR-34a途径诱导凋亡

三、肿瘤细胞是凋亡抵抗细胞

在恶性肿瘤发生过程中,凋亡相关基因的突变或异常表达可阻断凋亡,促使肿瘤发生。其中最主要的是*p53*基因,在人类50%的肿瘤中因突变或缺失而失活,导致p53转录依赖和非依赖的凋亡途径缺失。在凋亡调控方面,抗凋亡分子如BCL-2和BCL-XL通常表达增高,而促凋亡分子如BAX、BIM和PUMA通常表达降低。在死亡受体方面,信号通路活性常降低,或信号时间缩短。所有肿瘤在进化过程中都存在凋亡抵抗机制,只是不同肿瘤选择不同的凋亡抵抗机制。

四、小分子BCL-2抑制剂

BCL-2是凋亡的重要调节因子,在很多癌症中都过度表达,帮助肿瘤生长,并增强其对治疗措施的抵抗力。最近有多种小分子BCL-2抑制剂处于临床试验阶段,例如维奈克拉(Venetoclax,ABT-199)和Navitoclax(ABT-263)等。

维奈克拉是新研发出的选择性BCL-2抑制剂,能够阻止BIM与BCL-2结合,使得游离的BIM激活线粒体表面的BAK/BAX,诱导线粒体释放cyto-C,导致癌细胞凋亡。维奈克拉对表达BCL-2的肿瘤有效,但对BCL-XL没有影响(表7-4),BCL-XL在血小板生存发挥作用,因此不会产生血小板减少的副作用。目前该药已获FDA的突破性药物认证,用于治疗慢性淋巴细胞白血病(CLL)和急性髓系白血病(AML)。

表7-4 比较BCL-2抑制剂的不同靶点

药名	BCL-2	BCL-XL	BCL-W	MCL-1	适应证
维奈克拉(Venetoclax,ABT-199)	+	—	—	—	CLL,AML
Navitoclax(ABT-263)	+	+	+	—	—

Navitoclax（ABT-263）是ABT-737口服药。ABT-737由美国雅培制药有限公司开发，它可模拟BCL-2 BH3结构域，负调节BCL-2家族成员（BCL-2、BCL-XL和BCL-W）的抗凋亡功能。临床前研究显示ABT-263能够杀死一定的肿瘤细胞，如小细胞肺癌（SCLC）细胞和急性淋巴细胞白血病（ALL）细胞，并增强肿瘤细胞对化疗和放疗的敏感性。ABT-263已经进入Ⅰ期临床研究，适应证包括淋巴瘤、慢性淋巴细胞白血病（CLL）和一些实体肿瘤。但由于Navitoclax对BCL-XL有抑制作用，因此会产生血小板减少的副作用，这可能限制它的临床应用。

虽然凋亡对肿瘤治疗有积极作用，但也有研究显示BCL-2高表达的某些肿瘤的预后比BCL-2低表达的某些肿瘤的预后要好（Dawson S T, et al., 2010），提示凋亡有促瘤作用（Ichim G and Tait S W, 2016）。其中原因之一是肿瘤细胞生长需要与其他非肿瘤细胞竞争有限的生存空间，凋亡可为其他肿瘤细胞的增殖提供空间。因此抑制非肿瘤细胞或肿瘤细胞（在特定情况下）凋亡，或许可以减少肿瘤细胞增殖需要的空间，从而抑制肿瘤生长。因此通过阻止细胞凋亡使周围宿主组织保持存活从而降低肿瘤细胞增殖空间或许是另一种肿瘤治疗的选择。因此如何有效发挥凋亡的治疗作用、降低凋亡促瘤的负面影响仍是临床肿瘤医生需要认真考虑的问题。

第二节
自噬－溶酶体途径与肿瘤

一、自噬的概念

自噬是溶酶体依赖的对胞质蛋白和细胞器进行降解的一种过程，在进化上具有高度保守性，广泛存在于从酵母、线虫、果蝇到高等脊椎动物的细胞中。自噬的主要功能是清理细胞内各种"垃圾"，回收再利用，即细胞分子再循环。由于这种'清道夫'样角色，自噬对于维持细胞生存和正常功能至关重要。这种功能随年龄增加呈下降趋势，这与老年人的神经变性性疾病、感染、心血管疾病和肿瘤的发生有关［图7-9（a）］。

二、自噬相关基因及诱导途径

目前，将参与自噬调控的基因统一命名为自噬相关基因（autophagy related gene，Atg），其在进化上相当保守。在酵母已鉴定出30多个Atg，这些基因在哺乳动物细胞也有相应的基因（表7-5）。这些ATG蛋白可形成不同复合物发挥作用，其中ULK激酶复合物和PI3KC3-C1复合物对启动自噬至关重要，ULK激酶复合物由ULK、ATG13和FIP200组成，PI3KC3-C1复合物由VPS34、VPS15、Beclin-1、ATG14L组成，其中VPS34是PI3K-Ⅲ激酶。

表7-5　主要自噬基因

酵母	哺乳类	功能
ATG1	*ULK1/2*	丝氨酸-苏氨酸激酶，涉及启动自噬
ATG4	*ATG4A/B/C/D*	半胱氨酸酶，对LC3羧基端切割，使LC3能够脂化锚定在自噬泡
ATG5	*ATG5*	ATG12-ATG5-ATG16L复合物亚基，促进自噬泡延长
ATG6	*Beclin-1*	PI3KC3-C1复合物核心亚基
ATG8	*LC3*	泛素样蛋白连接磷脂酰乙醇胺（phosphatidylethanolamine，PE）与自噬膜
ATG9	*ATG9*	跨膜蛋白，含ATG9囊泡是自噬体的前体结构
ATG12	*ATG12*	泛素样蛋白，形成ATG12-ATG5-ATG16L复合物，促进自噬泡延长
ATG13	*ATG13*	ULK激酶复合物核心成分
ATG14	*ATG14L*	PI3KC3-C1复合物亚基
VPS34	*VPS34*	PI3KC3-C1复合物核心亚基，启动自噬，促进自噬体形成和成熟
VPS15	*VPS15*	PI3KC3-C1复合物核心亚基

诱导自噬的分子机制复杂且又有高度的保守性，至今尚未完全阐明。研究显示PI3K-AKT-mTOR信号在调节自噬中扮演非常重要的角色，该信号的主要功能是促进存活，抑制凋亡，当该信号不充分可诱导自噬或凋亡。

总的来说，癌基因（mTOR和BCL-2等）对自噬是起到抑制作用，而像p53和AMPK这些肿瘤抑制基因对自噬是起到促进作用。这与自噬功能正常的细胞具有抑瘤作用，而自噬缺陷的细胞则有促瘤作用的概念是一致的。

三、自噬分类及过程

根据将细胞降解物运送到溶酶体方式的不同，哺乳动物细胞自噬可分为三种主要方式：巨自噬、微自噬和分子伴侣介导的自噬（chaperone-mediated autophagy，CMA）。通常所说的自噬实际上指的是巨自噬。

在诱导因素作用下，来自内质网膜和高尔基复合体膜将有待分解的物质包围形成月牙形自噬泡，在这过程中微管相关蛋白LC3和p62（sequestosome-1）扮演重要角色。LC3是自噬标志物，有LC3-Ⅰ和LC3-Ⅱ之分，LC3-Ⅰ（18kDa）是胞质型，LC3-Ⅱ（16kDa）是膜型。LC3-Ⅱ的一端锚定在自噬膜，另一端可与p62等不同自噬物受体结合。增加LC3-Ⅱ/LC3-Ⅰ比例提示自噬体形成，这可根据分子量大小不同用SDS-PAGE区分开来。p62是多结构域蛋白，包括PB1、TB、LIR（LC3相互作用区，LC3-interaction region）、KIP和UBA（泛素相关，ubiquitin-associated）等不同结构域，其中LIR和UBA分别可以结合LC3和泛素链，因此p62作用类似"桥蛋白",将自噬膜与自噬物联系起来。自噬泡进一步延长将自噬物完全隔离起来,形成自噬体。自噬体与溶酶体融合形成自噬溶酶体,自噬物被降解,降解产物可释放出来重新被用作生物合成原料(图7-6)。

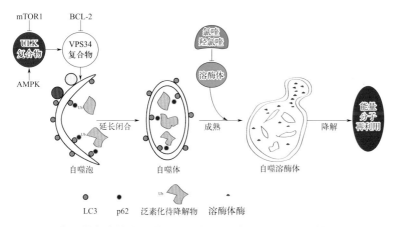

图7-6 自噬是复杂的生物学过程,包括启动自噬泡、自噬体和自噬溶酶体形成不同阶段

ULK1激活PI3KC3-C1/VPS34复合物,开始形成自噬泡,LC3结合到自噬泡,通过p62等不同蛋白与泛素化待降解物结合。自噬泡逐渐延长闭合形成自噬体,ATG12-ATG5-ATG16L复合物促进自噬泡逐渐延长,自噬体与溶酶体融合形成自噬溶酶体,自噬物被降解,分解产物可释放出来被重新利用

四、自噬与凋亡既有区别又有联系

Beclin-1是自噬必需蛋白,它与VPS34、VPS15和ATG14L组成PI3KC3-C1复合物启动自噬。Beclin-1含有一个BH3结构域(图7-7),因此它又属于BH3-only类蛋白,BH3-only类蛋白有促凋亡功能。因此当细胞处于应激状态时,Beclin-1位于细胞是自噬还是凋亡的十字路口。

BCL-2/BCL-XL等可通过结合Beclin-1抑制其活性,因此抗凋亡蛋白BCL-2/

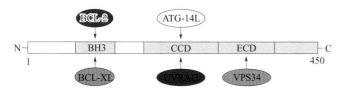

图7-7 Beclin-1蛋白结构示意

Beclin-1由450个氨基酸组成,有3个主要功能结构域,分别是BH3(BCL-2 homology 3)、CCD(卷曲螺旋结构域,coiled coil domain)和ECD(进化保守域,evolutionary conserved domain)。抗凋亡蛋白BCL-2和BCL-XL与Beclin-1互相作用,抑制Beclin-1自噬功能,VPS34、ATG14L和UVRAG与Beclin-1互相作用,促进Beclin-1自噬功能

BCL-XL也有抗自噬功能，BCL-2/BCL-XL的抗自噬功能与它的致癌机制有一定关系。BCL-2/BCL-XL的活性又受到其他含BH3结构域的蛋白影响，例如，Bim和NOXA可竞争结合BCL-2/BCL-XL，使得Beclin-1能从Beclin-1/BCL-2复合物中释放出来，触发自噬。这种情况与促凋亡蛋白BAX和BAK类似，当BAX和BAK从BCL-2/BAX和BCL-XL/BAK释放出来，可以触发凋亡（图7-8）。因此应激转导的BCL-2相关蛋白可根据细胞状态诱导凋亡或自噬。

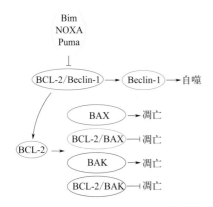

图7-8　BCL-2/Beclin-1相互作用调节自噬或凋亡

BCL-2家族成员（Bim、NOXA和Puma等）通过竞争结合BH3结构域，干扰BCL-2/Beclin-1结合，释放出来的Beclin-1触发自噬，游离的BCL-2则可结合BAX或BAK抑制凋亡

　　表7-6比较自噬和凋亡的基本特点。自噬细胞的特征是细胞内大量的自噬性空泡形成，同时伴有线粒体扩张，内质网和高尔基复合体扩大。在应激状态下细胞可呈现自噬（生）和凋亡（死）反应，两者保持着微妙的平衡，自噬还能为细胞提供不能进行细胞凋亡时的一种替代形式的自我毁灭。如果细胞器的损坏程度过于严重，超出自噬的控制范围，细胞就经坏死性凋亡死亡。

表7-6　比较自噬和凋亡

比较项目	自噬	凋亡
形态特点	溶酶体活性增强，自噬小体增多	染色质凝聚，凋亡小体及核碎裂
生化特点	LC3活化	Caspase活化，DNA ladder
调节蛋白	Beclin-1,LC3,ATG5,ATG7,p62	p53,BAX,BCL-2

五、自噬对肿瘤生长是一把双刃剑

　　自噬对肿瘤呈二色影响。在肿瘤发生早期（自噬功能正常），自噬可清除细胞内有害蛋白、损伤的细胞器及其他"垃圾"，此时自噬发挥的是肿瘤抑制作用。当肿瘤进展到中晚期阶段时，肿瘤组织为了应对局部营养缺乏和缺氧，必然要用自噬这种方式来维持自身细胞存活，这在处于实体肿瘤内部血供不良的肿瘤组织中尤其明显（图7-9）。

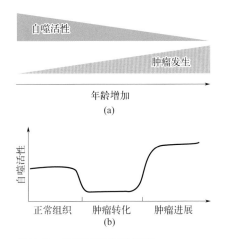

图 7-9　自噬对肿瘤的影响

（a）自噬活性随年龄增长呈下降趋势，而肿瘤发生随年龄增长呈上升趋势，提示自噬有防癌作用。（b）正常组织通过自噬维持组织稳态，当自噬功能下降时肿瘤易发生，随着肿瘤进展肿瘤组织为了应对局部营养缺乏和缺氧，必然要用自噬来应对这种应激状态，因此进展期组织的自噬活性是增强的，这种变化趋势已被实验证实。肿瘤时，抗氧化蛋白NRF2表达增高，也是瘤组织应对ROS应激的反应

　　在人乳腺癌和卵巢癌中观察到高频率的 *BECN1* 基因（编码Beclin 1蛋白）缺失。这是因为 *BECN1* 基因位于肿瘤抑制基因 *BRCA1* 附近，因此经常与 *BRCA1* 一同缺失。稳定转染 *BECN1* 促进了细胞的自噬活性，降低了其成瘤能力，提示自噬有抑制细胞增殖功能。Beclin 1通过与VPS34结合始发自噬过程，因此VPS34也有抑癌作用。

　　自噬的抗癌作用也可从限制热量（calorie restriction，CR）的摄入得到验证。CR可降低肿瘤发病率，而从另一角度来看，CR可激活自噬的活动（图7-10），因此作为细胞适应反应的自噬参与了CR降低肿瘤发病率的过程。

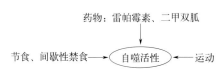

图 7-10　自噬诱导剂

药物和生活方式干预可调节自噬活性

　　在放化疗中，肿瘤组织也会发生一些自噬作用，这实际上是肿瘤组织的一种生存机制。研究人员通过激活p53的表达来诱导肿瘤细胞的凋亡，他们发现，自

噬仅仅发生在一些不发生凋亡的肿瘤细胞中。如果小鼠中不发生自噬作用，那么将会有更多的肿瘤细胞发生凋亡。据推测这种保护作用的机制可能是通过自噬清除受损的大分子或线粒体等细胞器，从而保护肿瘤细胞免于发生凋亡，维持恶性细胞的持续增殖。因此在放化疗诱导肿瘤细胞凋亡的同时辅以自噬抑制剂，将会增加肿瘤治疗的成功率。研究最多的是氯喹（chloroquine，CQ）或羟氯喹（hydroxychloroquine，HCQ），它可以通过抑制溶酶体酶来抑制自噬。氯喹或羟氯喹临床上用作抗疟疾药物，也能用于治疗系统性红斑狼疮和类风湿关节炎等自身免疫病。由于氯喹及羟氯喹具有弱碱性，能被溶酶体等酸性环境细胞器摄取，通过提升溶酶体pH的方式，能够破坏多种酸性酶并干扰多种蛋白的转录后修饰过程，进而抑制自噬过程。

第三节
程序性坏死

与凋亡和自噬的主动死亡过程相比，坏死过去一直被认为是一种被动死亡形式。坏死细胞的主要形态学特征是细胞肿胀，最后导致细胞膜破裂和溶解，引起炎症反应。近年来的研究发现细胞对TNF等信号可产生一种称之为程序性坏死或坏死性凋亡的反应，这种反应依赖激活RIPK3，它再磷酸化效应蛋白MLKL，磷酸化MLKL定位到细胞膜，引起细胞膜破裂，因此与炎症相关疾病的发生关系密切。

一、程序性坏死途径

经典的程序性坏死是通过TNF结合TNFR1途径。人体细胞内有一种名为受体相互作用蛋白激酶（receptor interacting protein kinase，RIPK），可以将TNF诱导的凋亡转换为坏死性凋亡，即兼有坏死和凋亡特点的细胞死亡（表7-7）。RIPK家族有7个成员RIPK1-7，可对底物赖氨酸和丝氨酸-苏氨酸磷酸化，广泛参与细胞生死调节和炎症反应。RIPK1的羧基端含有死亡结构域（DD），而RIPK3缺乏此结构域。RIPK1羧基端的DD可以与TNFR的DD结合，而它的激酶结构域则可通过磷酸化不同底物调节TNFR信号。RIPK1如果与FADD和caspase-8形成复合物Ⅱa，便传递TNF诱导凋亡的信号。如果caspase-8受到抑制时，RIPK1便与RIPK3形成复合物Ⅱb，介导坏死性凋亡（图7-11）。因此RIPK3是将TNF诱导的细胞凋亡转换为细胞坏死的关键分子。除了RIPK3外，另一个调节坏死的重要分子是混合谱系激酶结构域样（mixed lineage kinase domain-like，MLKL）。MLKL是RIPK3作用底物，可被其磷酸化。RIPK1/RIPK3通过与MLKL的相互作用在坏死小体形成过程中扮演了关键角色，磷酸化的MLKL可转位到细胞膜，引起细胞膜破裂。膜破裂导致细胞内容物溢出进入组织间隙，导致炎症表型的出现和损伤相关分子模式（damage associated molecular pattern，DAMP）的释放，如IL-1α、IL-β和IL-33等，从而引发免疫应答。坏死性凋亡的发现使人们认识到坏死在某些情况下也是可调控的，或许能在一定程度上抑制细胞坏死，对那些由细胞坏死导致的相关疾病就可能起到治疗、防御或减轻的作用。

表7-7　比较坏死性凋亡与凋亡

比较项目	坏死性凋亡	凋亡
形体特点	细胞及细胞器肿胀，细胞膜破裂	细胞皱缩，细胞膜完整，凋亡小体
调节蛋白	RIPK3，MLKL	p53,BAX,BCL2
Caspases	非依赖	依赖
ATP	减少	增加
炎症	有	无

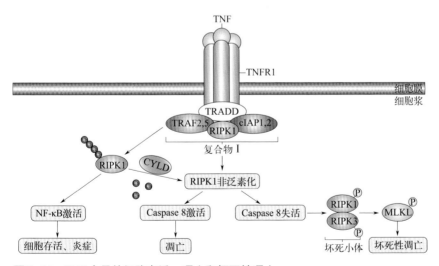

图7-11　TNF介导的细胞存活、凋亡和坏死性凋亡

　　当TNF结合TNFR1后，细胞对TNF刺激的反应有存活、凋亡或坏死性凋亡几种可能。TNFR1可以募集由TRADD、RIPK1、TRAF2、TRAF5、cIAP1和cIAP2等蛋白组成的信号复合体Ⅰ，位于细胞膜。复合体Ⅰ中的cIAP蛋白可对RIPK1泛素化修饰，泛素化的RIPK1通过经典途径激活NF-κB，结果是细胞存活。当RIPK1处于非泛素化时，细胞有两种可能：如果caspase-8有功能，细胞经凋亡途径死亡；如果caspase-8失活，则形成坏死小体，坏死小体激活孔形成蛋白MLKL，诱导细胞坏死性凋亡。RIPK1从泛素化到非泛素化是受去泛素酶CYLD调控，因此该酶具有促进凋亡和坏死性凋亡功能

二、程序性坏死有亲炎和促瘤作用

肿瘤微环境（tumor mircro envirment，TME）存在炎细胞浸润，这种炎细胞浸润的原因是复杂的，与细胞程序性坏死也有一定关系。不同于凋亡，程序性坏死可导致细胞膜破裂，释放生物活性进入周围组织，诱发免疫反应。慢性炎症的促瘤作用已被广泛研究，它可以促进肿瘤浸润转移和免疫逃逸，因此抑制程序性坏死是抗肿瘤浸润转移的选项之一。

另一方面肿瘤细胞生长存在不同程度的细胞程序性死亡抵抗机制，其中可能也包括程序性坏死。例如研究已显示，与正常组织相比，结直肠癌、白血病和乳腺癌等人体癌组织程序性坏死信号蛋白（如RIPK3、CYLD和MLKL）的表达和活性有不同程度的下调。特别是RIPK3，Koo等人比较了乳腺癌与正常乳腺组织RIPK3的表达，结果显示80%的乳腺癌组织RIPK3表达下调，RIPK3表达下调的原因是RIPK3基因转录启动部位甲基化，使用DNA去甲基化药物恢复RIPK3表达可增强癌细胞对化疗药物的敏感性（Koo G B, et al., 2015）。因此对肿瘤治疗究竟是使用促程序性死亡还是抑制程序性死亡，目前仍无定论。

参考文献

Dawson S J, Makretsov N, Blows F M, et al. BCL2 in breast cancer: a favourable prognostic marker across molecular subtypes and independent of adjuvant therapy received. Br J Cancer, 2010,103（5）:668-675.

Ichim G, Tait S W. A fate worse than death: apoptosis as an oncogenic process. Nat Rev Cancer, 2016, 16（8）:539-548.

Koo G B, Morgan M J, Lee D G, et al. Methylation-dependent loss of RIP3 expression in cancer represses programmed necrosis in response to chemotherapeutics. Cell Res, 2015, 25(6): 707-725.

进T环和D环的形成，限制端粒酶进入其底物—端粒3′末端，从而负性调控端粒长度。

TIN2是一种连接TRF1和TRF2相互作用的桥蛋白，可以对TRF1和TRF2起到稳定作用。除了连接TRF1和TRF2外，TIN2也通过TPP1与POT1连接，这样就将双链DNA与悬挂的单链DNA连接起来，对端粒末端T环结构起到稳定作用。TIN2还通过抑制端锚聚合酶来稳定shelterin复合物。TIN2稳定端粒末端结构功能会限制端粒酶进入其底物——端粒3′末端，从而负调控端粒长度。缺乏TIN2的N端时，T环的环-尾交接处可为端粒酶提供一个更大的入口，有利于其进入端粒3′末端。

POT1蛋白是单链DNA结合蛋白（图8-2），抑制ATR介导的DNA损伤反应，对端粒末端有保护作用，故命名为端粒保护蛋白。人POT1全长634个氨基酸，有两个重要结构域：氨基端的寡核苷酸/寡糖结合摺叠区（oligonucleotide/oligosaccharide binding fold，OB-fold）结构域和羧基端的TPP1结合域。OB-fold结构域直接结合单链DNA，TPP1结合域则通过TPP1和TIN2间接地与TRF1和TRF2相互作用，起到保护端粒末端和调节端粒酶进入3′的单链区的作用。

TPP1的编码基因为*ACD*，该基因已被发现在人患再生障碍性贫血时有突变。*ACD*突变可改变TPP1结构，破坏端粒和端粒酶之间的相互作用，使得端粒酶不能维持端粒长度，从而导致再生障碍性贫血。

研究显示肿瘤时多数端粒蛋白呈过表现，POT1呈突变为主（表8-1），这些改变或多或少会引起DNA损伤应答（DDR）失调，但其准确生物学含义还有待进一步研究。

三、端粒酶是细胞维持端粒稳定的主要机制

端粒酶是一种核糖蛋白复合体，由RNA单链和结合的蛋白成分共同构成，能以其自身RNA为模板合成端粒的DNA重复序列，以补偿因"末端复制问题"而致的端粒片段的丢失，为一种反转录酶。人端粒酶由端粒酶RNA（human telomerase RNA，hTR，也称TERC，telomerase RNA component）、端粒酶相关蛋白1（human telomerase-associated protein 1，hTP1）、端粒酶反转录酶（human telomerase reverse transcriptase，hTERT）、HSP90、p23和dyskerin组成，其中hTR和hTERT是端粒酶发挥作用的核心组分，分别提供模板和反转录合成端粒DNA。人类胚胎发育的早期，很多组织可检测到端粒酶活性，但随着人类组织和细胞的分化，端粒酶活性迅速降低。到成人阶段，大多体细胞已检测不到端粒酶活性，仅在生殖细胞、活化的淋巴细胞、造血干细胞中CD34$^+$/CD38$^-$细胞，还有如皮肤和毛囊的细胞里表现有较低的端粒酶活性。这些细胞的端粒还是在缩短，只是速度比体细胞慢。

第二节
细胞衰老对肿瘤的影响

一、细胞衰老的概念及生物学含义

细胞衰老是指细胞周期停滞在G_1期，不能分裂，但仍是存活细胞，能代谢，分泌活性物质影响邻近细胞，有时会给周围细胞"传播负能量"。值得一提的是细胞衰老是凋亡抵抗细胞，它与凋亡是有区别的。当细胞受到损伤时，它是凋亡还是细胞衰老是有讲究的。如果是凋亡，这个细胞的所有遗传信息就丧失，这对于缺乏增殖能力的组织（如心和神经元）来说，用新细胞来填补空缺是件困难的事。如果是细胞衰老，就不需要新细胞来填补空缺，这个衰老的细胞可在体内继续发挥不同作用。例如衰老的淋巴细胞仍有记忆功能，仍然能对曾经遇到过的抗原发生反应，但衰老细胞也可通过不断分泌SASP引起炎症反应，对机体产生负面影响。从进化角度来看，细胞衰老应该是在凋亡之后出现的更加复杂的细胞损伤反应，它的存在可增加细胞状态的多样性和复杂性。衰老细胞的特点见表8-2。

表8-2 衰老细胞的特点

项目	特点
细胞周期	阻滞在G_1期，不能进行细胞分裂
形态变化	细胞变大，变扁，胞界模糊
生化变化	↑SA-β-Gal活性，↑衰老相关蛋白（p16、p21和p53），↓Ki67，↓核纤层蛋白B1
SASP	↑趋化因子、↑细胞因子、↑生长因子、↑MMP、其他，影响周围细胞
凋亡	抵抗，BCL2表达

注：SA-β-Gal—senescence-associated β-Galactosidase，衰老相关β-半乳糖苷酶；SASP—senescence-associated secretory phenotype，衰老相关分泌表型；MMP—基质金属蛋白酶。

二、细胞衰老途径

p53和p16是两个主要的细胞衰老调控因子（图8-3）。p53-p21-pRB-E2F通路的激活始于ATM等对损伤DNA的探测，进而以磷酸化的形式激活p53，活化的p53可以上调p21，后者通过抑制CDK2/cyclin E及CDK4/cyclin D等细胞周期调节因子的活性来抑制细胞增殖。p16是CDK4/6活性的抑制剂，CDK4/6-cyclin D复合物可以使pRb磷酸化，并通过E2F的作用激活细胞周期必需基因的表达而完成细胞周期，激活的p16通过抑制CDK4/6-cyclin D活性而阻止pRB的磷酸化，从而使细胞停滞于G_1期无法进入S期启动染色体的复制完成细胞周期。

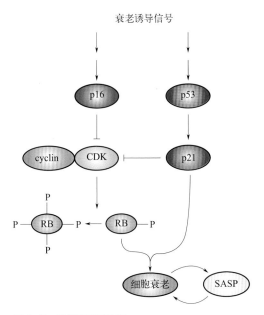

图8-3 细胞衰老途径

　　虽然细胞衰老可被不同原因诱发，但细胞衰老的途径类似，主要经p53和p16介导。p53上调p21表达，p21通过抑制CDK-cyclin使得RB处于低磷酸化状态，即p53-p21-RB途径，p21也可以直接导致细胞周期阻滞。p16抑制CDK激活，使得RB处于活性状态，诱发细胞衰老。衰老细胞可产生衰老相关分泌表型（SASP），引起不同的生物学效应

三、细胞衰老的诱因是多重的

　　细胞衰老可被不同的生理和病理应激诱导，包括端粒损耗、DNA损伤、癌基因激活、线粒体损伤、ROS和治疗等，其中端粒损耗是导致细胞衰老最主要的诱因。这些不同诱因都会引起DNA损伤应答（DDR），诱发细胞衰老。本节主要介绍常见的复制性衰老和癌基因诱发的衰老。

1. 复制性衰老与端粒损耗有关

　　目前将由细胞增殖代次增加引起的衰老称为复制性衰老，这种衰老通常为细胞生理性衰老，它与细胞随增殖代次增加逐渐丢失端粒末端的序列有关。当端粒缩短到某一临界长度时，端粒功能出现异常，异常的端粒被视为DNA损伤，从而引

发DDR，如*p53*和*Rb*等肿瘤抑制基因的激活，使这些异常的细胞走向衰老或凋亡，从生物有机体中清除。

2. 癌基因诱导衰老有抑癌作用

癌基因诱导衰老（oncogene induced senescence，OIS）是一种生长信号过度激活诱发的衰老，与细胞增殖代次无关。研究显示正常情况下*RAS*、*MYC*或*RAF*等原癌基因处于低表达，当表达升高时可诱导肿瘤发生，但过高表达又可诱导细胞死亡或衰老。这看似矛盾的结果反映了细胞对过度生长信号的内在防御机制，被认为是抑制肿瘤形成的细胞自我保护机制之一。当这种内在防御机制被破坏或癌细胞适应了这种高表达的癌基因时，细胞就不再出现衰老。

四、细胞衰老对肿瘤发生有双重作用

我们都知道人体衰老细胞的数目和肿瘤发病率与年龄呈正相关，显然细胞衰老与肿瘤是有关的（图8-4）。细胞衰老与肿瘤是什么样的关系？简单地说，细胞衰老既有抗癌作用，也有促癌作用。

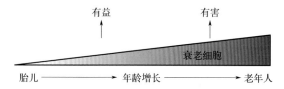

图8-4　细胞衰老在生命过程的不同角色

在生命前期阶段，细胞衰老对胚胎发育、组织修复和肿瘤抑制发挥有益作用，这时的衰老细胞是短暂的，会被免疫系统及时清除。但随着年龄增长，老化的免疫系统不能有效清除衰老细胞，衰老细胞在老年人体内的慢性积累，产生亲炎细胞因子，这些慢性积累的衰老细胞会引起组织器官衰老和与衰老相关疾病的发生

1. 细胞衰老对肿瘤发生有抑制作用

从衰老细胞的特性不难看出它有抗癌功能。衰老细胞是G_1期阻滞细胞，不能进行细胞分裂，这显然有悖癌细胞的特点。癌细胞的特点是快速生长，不断进行细胞分裂。从细胞衰老机制也不难看出细胞衰老对肿瘤发生有抑制作用，细胞衰老一般由p53、p16和p21诱导，*TP53*和*CDKN2A*/p16缺陷的动物患癌明显增高，提示细胞衰老机制缺陷是原因之一（图8-5）。

又如在癌前病变可以检测到衰老细胞，但在癌组织则检测不到衰老细胞（图8-6），提示衰老细胞有防癌作用。癌前病变是指上皮细胞有异型增生，但还不足以诊断为癌的病变，像大肠腺瘤、炎症性肠病（inflammatory bowel disease，IBD）、口腔黏膜白斑和巴雷特（Barrett）食管等，如长期存在有可能转变为癌。

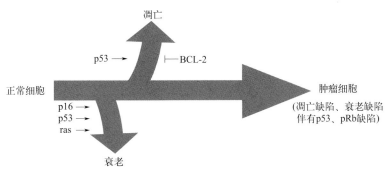

图8-5 细胞衰老和凋亡都是机体抗肿瘤生长的防御机制

　　肿瘤细胞是逃脱衰老和凋亡的细胞，它通常伴有p53和pRB缺陷。p16、p53和RAS促进细胞衰老，p53促进凋亡，而BCL-2则抑制凋亡

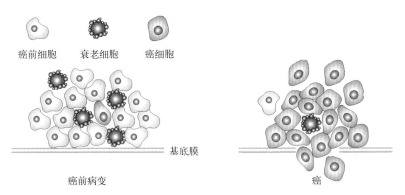

图8-6 癌前病变有衰老细胞

　　在许多癌前病变可查到衰老细胞，它是防癌机制的体现，对癌前病变诊断有帮助。但癌组织衰老细胞很少，提示癌细胞摆脱了机体的防御机制。癌前病变呈多克隆，而癌更趋向单克隆

2.细胞衰老对肿瘤发生有促进作用

　　从图8-4不难看出细胞衰老与肿瘤有相关性。老年人易患癌的原因是多方面的，体内衰老细胞增多是原因之一。老年人体内炎症水平增高与衰老细胞产生的衰老相关分泌表型（senescence-associated secretory phenotype，SASP）有关。SASP是衰老细胞分泌的一系列细胞因子、趋化因子、生长因子和蛋白酶统称，它对衰老细胞的微环境和整个机体都会产生影响，与年龄相关疾病的产生有关。由于衰老细胞是异质的，不同衰老细胞产生SASP成分是有所区别的，因此它们的功能有所不同。老年人体内积累较多的衰老细胞，因此会产生较多的SASP，称之炎性衰老，这种炎性衰老有促癌作用。

　　肿瘤放化疗可引起肿瘤细胞死亡，但一些肿瘤细胞对DNA的损伤可表现细胞衰老，称为治疗引起的衰老（therapy-induced senescence，TIS），这种衰老的肿瘤

细胞是对治疗的反应,可产生肿瘤生长停滞的效果。但这种衰老的肿瘤细胞可能为随后的复发埋下隐患,因为这种衰老的肿瘤细胞与正常的衰老细胞是有区别的,它有可能摆脱G_1期阻滞,导致肿瘤复发。因此衰老细胞对机体的影响有时是模糊的,是抗癌还是促癌要看具体情况。

细胞老化(cell aging)是指时间依赖的细胞功能下降,与机体衰老和年龄相关疾病的发生有关。细胞老化与细胞衰老在使用上有时很模糊,其实它们既有区别又有重叠,细胞老化偏向随时间推移机体衰老方面的问题,细胞衰老则出现在生命全过程中,受遗传控制,体内衰老细胞的积累也有助于机体衰老和年龄相关疾病的发生。如果我们比较一下老化细胞与癌细胞的表观遗传改变(表8-3),我们可以发现它们在某些方面是类似的。

表8-3 比较老化细胞与癌细胞的表观遗传改变

比较项目	老化细胞	癌细胞
总DNA甲基化	降低	降低
CpG岛(CGI)	甲基化	甲基化
H3-K9乙酰化	增高	降低
H3-K36甲基化	降低	降低
H4-K16乙酰化	增高	降低
H4-K20甲基化	增高	降低
组蛋白变体H2A.X	增加	增加
组蛋白变体H3.3	增加	增加
组蛋白变体macroH2A	增加	降低

注:H3-K9表示组蛋白H3中的第9位赖氨酸,下同。

衰老细胞与癌细胞的在某些方面是类似性说明像人这样的多细胞生物衰老时有两种情况发生,一种是多数细胞生长速度变慢,功能开始丧失;另一种是一些细胞生长速度加快,出现癌细胞(图8-7)。如果清除老化细胞,那么就会让癌细胞增殖,如果让癌细胞减速,那么老化细胞就有可能在体内积聚。两者只能取其一,无法兼而有之。

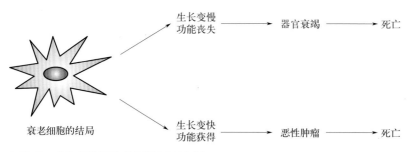

图8-7 老化细胞面临的两种不同命运

虽然状态相反,但多细胞生物的结局是相同的

第三节
端粒长度控制异常与肿瘤

端粒长度持续性下降可产生核型不稳定，引起染色体片段的缺失或获得，在少数情况下，染色体不稳定性可激活端粒酶，来维持瘤细胞端粒稳定。除了端粒酶机制外，少数肿瘤还可通过激活端粒延伸替代机制（alternative lengthening of telomeres，ALT）来维持瘤细胞端粒稳定。

一、端粒酶激活在恶性肿瘤很常见

研究已证明90%左右的恶性肿瘤组织都存在端粒酶活性，而大多数的良性肿瘤组织和正常的人体组织则缺乏端粒酶活性。端粒酶活性高的瘤组织容易伴有其他遗传学变化，并且预后不良，而低端粒酶活性瘤组织中未见有相应的变化，且都预后良好，这似乎说明端粒酶活性同肿瘤患者的预后之间存在一定相关性。

恶性肿瘤通过不同机制激活端粒酶，常见的有*TERT*基因突变、扩增和甲基化等。研究显示在TERT核心启动子上游存在一个TERT高亚基化肿瘤区域（TERT hypermethylated oncological region，THOR）调节区域，它的甲基化状态影响TERT表达（图8-8）。正常细胞THOR处于去甲基化状态，TERT不表达，而肿瘤细胞THOR呈高甲基化，TERT高表达。甲基化THOR上调TERT表达的机制尚未完全弄清，可能的机制是：①去基化的THOR与抑制蛋白结合，阻止TERT表达；②去基化的THOR结合绝缘蛋白CTCF，改变染色质构型，阻止TERT表达。

2013年首先有人报道黑色素瘤*TERT*启动子存在高频C228T和C250T突变，这些突变会产生与转录因子ETS（E26转化特异性同源因子，E26 transformation-specific）结合的新位点，提高*TERT*表达，导致细胞分裂增加（图8-9），与黑色素瘤发生有关。随后在胶质瘤、脂肪肉瘤、肝细胞癌、尿路上皮癌和髓母细胞瘤等也发现存在类似突变。

值得一提的是*TERT*表达受到不同转录因子的调节，比较明确的有c-MYC、Spl和ETS等，它们在肿瘤大都呈表达上调，因此也会上调肿瘤细胞*TERT*表达。

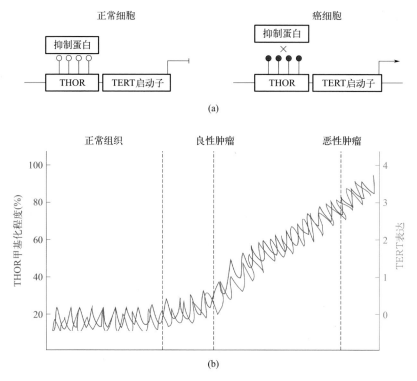

(a)

(b)

图8-8 端粒启动子上游的THOR甲基化上调TERT表达

（a）正常细胞THOR呈去甲基化状态，这为抑制蛋白结合THOR提供了机会，TERT不表达。癌细胞THOR呈甲基化状态，甲基化的THOR则丧失结合抑制蛋白的能力，TERT表达。（b）THOR甲基化和TERT表达呈平行态势。TERT表达程度（蓝）依赖于THOR甲基化程度（红）。TERT表达单位为任意单位

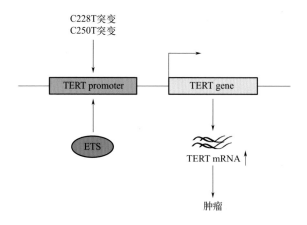

图8-9 *TERT*启动子突变与肿瘤

某些人体发生的癌存在*TERT*启动子突变，特别是C228T和C250T，这种突变会产生与转录因子ETS结合的新位点，可提高*TERT*转录水平，导致细胞分裂增加

二、端粒的替代性延长是维持端粒长度的另一种选择

1. 端粒存在 ALT 抑制机制

端粒是异染色质区域，存在 H3K9me3 或 H4K20me3 抑制性组蛋白标记。这些抑制性组蛋白标记可被异染色质蛋白1（heterochromatin protein 1，HP1）和α地中海贫血/精神发育迟缓综合征 X- 连锁蛋白（alpha thalassemia/mental retardation syndrome X-linked protein，ATRX）等蛋白识别结合。正常情况下 ATRX 与 DAXX 和 H3.3 形成 ATRX/*DAXX*/H3.3 复合物，主要分布于端粒和着丝粒周围，与异染色质形成有关，抑制端粒延伸替代机制活性（图8-10）。DAXX（death domain-associated protein 6，死亡结构域相关蛋白6）是 H3.3 的分子伴侣，介导 H3.3 能够置入核小体。H3.3 是组蛋白 H3 变体。

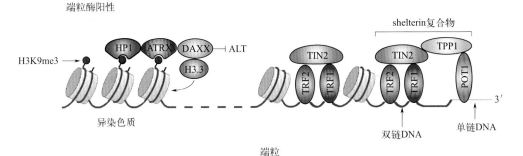

图8-10　端粒酶阳性细胞的端粒

端粒异染色质区域的 H3K9me3 可被 HP1 和 ATRX 识别，ATRX 和 DAXX 介导 H3.3 置入核小体，ATRX/*DAXX*/H3.3 复合物抑制 ALT

ATRX 最初发现于 X- 连锁的α地中海贫血/精神发育迟缓综合征患者，是一个含多结构域的染色质重塑蛋白，属于 SWI/SNF 家族，对中枢神经、性器官、骨骼和血细胞发育具有不可替代的功能。ATRX 是多功能蛋白，参与维持异染色质稳定、DNA 损伤修复、转录调节和抑制 G4（G-quadruplex）DNA 结构形成。大量研究已显示 ATRX 在肿瘤突变失活中很常见，特别是胶质瘤和肉瘤，在肿瘤时扮演肿瘤抑制基因角色。*ATRX* 突变在胶质瘤常见，提示 ATRX 对神经组织的重要性。

2. ALT 是维持端粒长度的另一种选择

研究显示，有不到10%的恶性肿瘤不表达端粒酶活性，而是通过 ALT 来维持端粒长度。ALT 的肿瘤细胞比端粒酶活性阳性的肿瘤细胞具有更高的染色体不稳定，在脑肿瘤和肉瘤中比较常见，而在上皮性癌中比较少见（表8-4）。

表 8-4　比较肿瘤端粒酶激活与 ALT 的特点

比较项目	端粒酶激活	ALT
肿瘤出现频率	90%	10%
常见肿瘤类型	各种肿瘤	脑肿瘤，肉瘤
ATRX 或 DAXX 失活	少见	常见
机制	依赖端粒酶活性	同源重组（HR）
部位	Cajal 小体	PML 小体
C-circles	—	+
端粒长度的异质性	小	大
预后	差	更差

注：C-circles 指染色体外游离的单链端粒 (CCCTAA)n DNA 环，它产生于 ALT 的同源重组复制过程中，检测 C-circles 对 ALT 诊断有帮助。

　　ALT 常见于 ATRX 或 DAXX 失活情况下，提示 ATRX 和 DAXX 蛋白有抑制 ALT 途径作用（图 8-11）。值得一提的是单独 ATRX 失活尚不足以激活 ALT，仍需其他遗传或表观遗传改变才能激活 ALT。在 ATRX 失活的情况下，端粒酶通常不足以维持端粒长度，只有通过 ALT 激活才能维持细胞永生化，提示 ATRX 失活是 ALT 激活的始发因素。

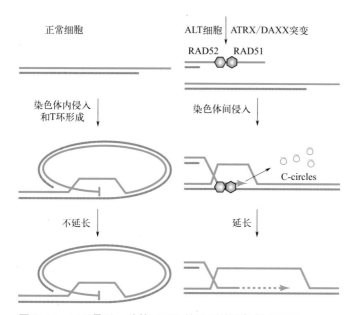

图 8-11　ALT 是以一种基于重组的机制使端粒得以延长

　　正常细胞单链染色体内入侵，形成 T 环和 D 环，单链末端不延长。在 ALT 细胞，*ATRX/DAXX* 失活使得 ALT 被激活，在重组蛋白 Rad52 和 Rad51 作用下，染色体间入侵的单链根据同源重组的方式得以延长，在此过程中可产生许多 C-circles，检测 C-circles 对确定 ALT 有帮助。值得一提的是 ALT 细胞的端粒延长有 Rad52 依赖的和非依赖的两条途径，只有 Rad52 非依赖的途径产生 C-circles［Zhang J M, Yadav T, Ouyang J, et al. Alternative lengthening of telomeres through two distinct break-induced replication pathways. Cell Rep, 2019, 26(4): 955-968］

ALT细胞有独特的表现即端粒酶阴性、端粒长度极端异质性和含APB（ALT相关PML小体）。APB是一种修饰的PML核体（promyeloctic leukemia nuclear body，PML-NB），存在于细胞核。PML是应激反应蛋白，通过相分离聚集形成一个无膜细胞器，称PML-NB。PML-NB在结构和功能上是异质的，APB是PML-NB的一种形式，与ALT有关。由于ALT是通过同源重组（homologous recombination，HR）来维持端粒稳定的，因此ALT细胞端粒长度表现为极端异质性，可以从非常长（约48kb）到非常短（＜5kb）。在APB部位可见许多C-circle，也称端粒环，是端粒DNA在同源重组中产生的。

无论如何，学者们都把重组途径认同为端粒维持的后备途径。这种后备途径的存在很有可能在端粒酶无法发挥作用的肿瘤细胞中出现，这样，表达端粒酶的肿瘤细胞的死亡造成的选择压力可能使那些利用ALT途径的细胞成为肿瘤的主体。

第四节
端粒酶作为肿瘤治疗靶点

由于成人体细胞无端粒酶活性，而在85%～90%的恶性肿瘤存在有端粒酶活性，因此将端粒酶作为肿瘤诊断的标志物和治疗靶点是合适的。虽然做了广泛研究，但至今尚无针对端粒酶的药物或方法上市。究其原因可能与下列因素有关：①大部分肿瘤细胞的端粒比较短（＜4kb），端粒合成和丢失的平衡一旦破坏，细胞较快地趋向死亡。但也有一部分肿瘤细胞其端粒较长（＞10kb），而细胞有丝分裂中端粒的缩短是一个缓慢的过程。②端粒替代性延长（ALT）机制，即研究人员发现抑制结肠癌细胞的端粒酶后，细胞可通过ALT途径维持端粒，以抵抗端粒酶抑制剂的治疗。③正常人类生殖细胞、造血干细胞、基底干细胞等具再生能力的细胞中均检测到不同水平的端粒酶活性，因此抑制端粒酶的策略用于肿瘤治疗难免影响这些细胞，而且大多数癌细胞本身端粒酶的表达水平也不高。

第九章

肿瘤细胞的起源和进化

　　肿瘤细胞的起源是一广泛研究的问题，目前的研究工作支持肿瘤细胞来自组织中的干细胞或定向祖细胞。致癌因子作用组织中的干细胞或祖细胞，使之产生多次突变，多次突变的干细胞或祖细胞是肿瘤的始发细胞。由于肿瘤是非常异质的疾病，不同途径的起源可能是存在的。

　　肿瘤的发生是生物进化当中一个正常的过程，每个人的体内都有可能产生肿瘤。DNA在复制过程中发生突变，这是有利于物种进化的，因此在复制过程中出现错误是在所难免的。物种的进化是建立在突变基础上的，这就会带来一个副产品即恶性肿瘤的生长。这是多细胞生物进化必须付出的代价，我们要想杜绝肿瘤是不可能的（Tomasetti C, et al., 2017）。自然界不可能让一个生物长生不死，这是自然界的调控、平衡机制起作用的结果。让人的免疫功能减退，出现肿瘤，然后死亡，这对物种进化有积极意义。所以问题不是我们为什么会生癌，而是我们为什么不生癌。

MET（mesenchymal-epithelial transition），EMT指上皮表型转变成间叶表型（详见第十七章第二节），MET是EMT的反向过程。EMP反映了细胞是可塑的，在此过程中会产生许多表型各异的细胞（图9-4）。

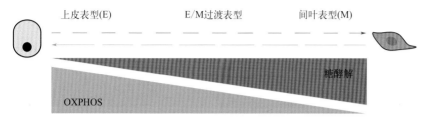

图9-4　细胞可塑性

当发生EMT时，糖酵解增强，当发生MET时，OXPHOS增强，代谢重编程可重塑细胞表型，这些变化提示细胞可通过代谢和表型变化来适应变化的环境。一般来讲，上皮表型对治疗敏感，间叶表型则对治疗抵抗

细胞可塑性是肿瘤治疗失败的主要原因之一。例如前列腺癌表达雄激素受体（AR），使用抗AR治疗后，前列腺癌转向AR阴性的神经内分泌性前列腺癌（neuroendocrine prostate cancer，NEPC）分化，导致治疗失败。乳腺癌也是一样。在使用抗雌激素受体（ER）药物他莫昔芬治疗后，乳腺癌可向ER阴性的乳腺癌分化，从而导致治疗抵抗的细胞出现。NSCLC在靶向治疗后可向SCLC分化，从而导致治疗抵抗。细胞可塑性也被用来指导肿瘤分化治疗，例如全反式维A酸（all-trans-retinoic acid，ATRA）可使部分急性早幼粒细胞白血病（APL）患者获得缓解，提示在适当的诱导因素作用下，癌细胞的恶性表型也可转变成分化细胞表型。

虽然CSC是决定肿瘤命运的细胞，非CSC的肿瘤细胞在适当条件下也有可能重编程为CSC（图9-1），因此同时清除非CSC的肿瘤细胞和CSC才有可能有效管控肿瘤。

3. 对肿瘤患者预后的影响

一般来讲，CSC代表肿瘤未分化部分，在肿瘤所占比例越高，预后越差。例如乳腺癌CSC的标记为CD44$^+$/CD24$^-$，只有将含这种表型的细胞给非肥胖型糖尿病/重症联合免疫缺陷（non-obese diabetes/SCID，NOD/SCID）小鼠注射才能形成转移瘤，而其他细胞则不能。早期研究显示CD44$^+$/CD24$^-$占比高的乳腺癌患者预后比CD44$^+$/CD24$^-$占比低的乳腺癌患者更容易发生转移。后来又发现ALDH1是更好的干细胞标记物，CD44$^+$/CD24$^-$/ALDH1$^+$细胞对肿瘤转移的预测要显著高于CD44$^+$/CD24$^-$细胞。对人和小鼠原发性和转移性肺癌的研究也显示，干性标记分子Sox2和Sox9在转移性瘤明显高于原发瘤，提示细胞干性影响肿瘤转移。

第二节
肿瘤的发生和进化

虽然有些肿瘤可能一两次基因突变就获得恶变机会，但绝大多数恶性肿瘤需要多次突变才能形成，如良性肿瘤的恶性转变。良性肿瘤恶变可以肯定是多次突变积累所造成的结果，起始的突变导致一良性肿瘤的形成，然后经过漫长的多阶段演进过程，克隆中的某个细胞在增殖中再次获得一次突变，此细胞克隆可相对无限制生长，进一步突变从而获得浸润和转移能力，造成恶性肿瘤的发生。一般认为肿瘤的发生需要4～6次基因突变，这可以解释为什么肿瘤常见于老年人，这是因为从癌细胞的诞生到形成临床可触觉到的肿瘤（1cm或1g左右）要经历一个漫长的历程，一般要经历10～20年或更长的时间。

一、人结直肠癌发病过程符合肿瘤发生的多阶段模型

肿瘤的发生是需要多个基因改变、经历多个阶段过程的学说已被普遍接受。最有代表性的例子是结直肠癌发生的模型。结直肠癌的发生包括细胞处于高危状态、小腺瘤、大腺瘤和腺癌等不同发病阶段，每个阶段均存在特定的基因事件和与之相应的病理形态学改变。早期由于第5号染色体上的肿瘤抑制基因 *APC* 失活，*APC* 基因的缺失可以发生于生殖细胞，与FAP有关，也可以发生于体细胞，*APC* 失活可导致肿瘤蛋白β-catenin在细胞内浓度增加，它可刺激上皮细胞增殖，引发腺瘤形成。*APC* 的突变是结直肠癌最常见的事件，85%结直肠癌存在 *APC* 基因突变见，接着12号染色体上的原癌基因 *KRAS* 突变导致腺瘤进一步增大。有35%～45%结直肠癌存在 *KRAS* 突变，一般认为 *KRAS* 突变有助于肿瘤的生长表型。18号染色体上的肿瘤抑制基因 *DCC* 的突变也有助于腺瘤进一步增大。在此基础上，再发生肿瘤抑制基因 *TP53* 和 *SMAD4* 的突变，可导致腺瘤变成腺癌。位于第17号染色体上的 *TP53* 基因的缺失或突变，对促进了腺瘤到腺癌的演变过程至关重要，有35%～55%结直肠癌存在 *TP53* 基因突变。上皮细胞生长负调节因子TGF-β/SMAD信号途径失活也参与结直肠癌的发生，有10%～35%结直肠癌存在 *SMAD4* 突变，*SMAD4* 突变是TGF-β丧失生长抑制的主要原因（图9-5）。

值得注意的是上述结直肠癌演进的4个遗传事件是以链式模式发展的，即第一个事件的发生能增加第二个事件发生的概率，第二个事件的发生能增加第三个事

激活的AMPK有双重生物学效应。一方面，它抑制合成代谢的酶来抑制脂肪酸、胆固醇以及蛋白质等合成，从而减少ATP的消耗。另一方面，AMPK通过促进脂肪酸氧化、葡萄糖转运和糖酵解等，提高ATP的产量。研究显示AMPK通过磷酸化过氧化物酶体增殖物激活受体γ共激活因子1α（peroxisome proliferator-activated receptor gamma coactivator -1α，PGC-1α），促进脂肪酸的运输和氧化（图10-8）。PGC-1α是促进骨骼肌细胞线粒体合成和能量氧化代谢的转录因子。

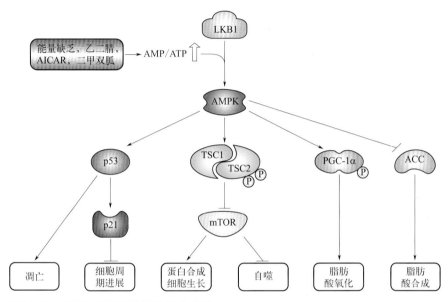

图10-8　LKB1-AMPK信号途径及功能

当缺乏能量时，细胞内AMP/ATP比值升高，在LKB1作用下，AMPK被激活。AMPK有许多功能，它可抑制合成代谢，降低细胞能量消耗，有利于恢复细胞能量的平衡。这包括激活p53从而抑制细胞生长，抑制乙酰辅酶A羧化酶（ACC）和mTOR等激酶活性来抑制脂肪酸、胆固醇以及蛋白质等合成，并能诱导自噬，从而减少细胞能量消耗。AMPK也可通过磷酸化PGC-1α，促进脂肪酸的运输和氧化

由于AMP/ATP比值影响AMPK活性，进而影响细胞增殖，因此肿瘤细胞必须克服这一控制点，以便获得增殖潜力。正常情况下，AMPK受上游激酶LKB1激活。*LKB1*被认为是一个抑癌基因，最初被发现是在黑斑息肉（Peutz-Jeghers）综合征中失活的一个基因，后来在多种肿瘤中也检测到该基因的失活。该基因的失活可使得AMPK丧失对mTOR的抑制作用，导致mTOR和HIF活性增高，从而诱发细胞能量代谢转向糖酵解。

除了LKB1外，AMPK也受钙调蛋白依赖性蛋白激酶激酶-β（calmodulin-dependent protein kinase kinase-β，CaMKKβ）和TGF-β活化激酶1（TGF-β activated kinase 1，TAK1）调节。TAK1最近被发现有抗癌作用，这种作用与TAK1激活AMPK有关。

目前临床上主要考虑使用AMPK激活物来治疗肿瘤，AMPK激活物有三类：间接激活物、细胞内转换成AMP类似物的前药和直接激活物（表10-4）。AMPK间接激活物主要通过抑制线粒体功能，进而抑制ATP产生来提高细胞内AMP/ATP比值，这类化合物是多数，像二甲双胍和噻唑啉二酮类（thiazolidinedione，TZD）等。二甲双胍是治疗糖尿病的一线用药，使用这些药的糖尿病患者，其肿瘤的发病率要比对照组低，提示二甲双胍具有肿瘤预防作用。研究显示二甲双胍的抗癌作用还与表观遗传有关，二甲双胍激活AMPK，AMPK磷酸化下游蛋白TET2，增强TET2稳定性和其产物5hmC，达到抑制肿瘤生长的作用（图14-2）。前药有AICAR（ZMP）和C13（C2）等，AICAR进入细胞后可转换成ZMP，ZMP与AMP结构类似，可激活AMPK。C13进入细胞后，可转成C2，进而激活AMPK。AMPK直接激活物有A-769 662、991和水杨酸盐等。

表10-4 激活AMPK的药物

机制	药物
间接激活	二甲双胍，卡格列净片，TZD，寡霉素等
细胞内转换成AMP类似物的前药	AICAR，ZMP和C13等
直接激活	A-769 662，991，MT-63-78和水杨酸盐等

三、肿瘤细胞能量代谢异常的临床含义

肿瘤细胞由于其有独特的能量代谢表型，这些独特的代谢表型可被用作肿瘤的诊断和治疗。

1. Warburg效应用做肿瘤诊断

正电子发射断层扫描（positron emission tomography，PET）在肿瘤学中的应用日益广泛，其临床价值已得到确认。PET的原理就是基于肿瘤组织是以糖酵解作为其代谢方式，由于产生的ATP较少，所以它必须摄取更多的葡萄糖来维持其能量代谢的平衡。^{18}F-氟脱氧葡萄糖（^{18}F-flurodeoxyglucose，^{18}F-FDG）为葡萄糖代谢示踪剂，是目前临床和研究应用最广泛、最成熟的肿瘤代谢显像剂。^{18}F-FDG和葡萄糖的分子结构相似，在注入体内后，^{18}F-FDG与葡萄糖一样通过细胞膜上GLUT进入细胞内。^{18}F-FDG进入细胞后在己糖激酶Ⅱ（HK-Ⅱ）的作用下被磷酸化形成6-磷酸-^{18}FDG（6-P-^{18}FDG），但与葡萄糖不同的是6-P-^{18}FDG不能被进一步代谢，而滞留堆积在细胞内。细胞对^{18}F-FDG的摄取量与其葡萄糖代谢率成正比，肿瘤组织由于其具有高摄取葡萄糖的特点，故能聚集较多的^{18}F-FDG。尽管FDG-PET在肿瘤诊断中有很高的灵敏度，但仍有30%肿瘤患者呈FDG-PET阴性，这是因为某些肿瘤组织的增殖对谷氨酰胺的依赖变得尤为突出。这种研究对脑肿瘤特别有用，因为正常细胞

肿瘤细胞脂肪酸从头合成酶活性升高的原因是多方面的，包括基因扩增、转录激活和翻译及翻译后修饰等。其中SREBP是近年来受到广泛关注的调控固醇和脂质合成的重要转录因子，属于bHLH-zip转录因子家族成员之一，有3剪接体（SREBP1a、SREBP1c、SREBP2）。正常人体该转录因子的活性很低，与SREBP裂解激活蛋白（SREBP cleavage activating protein，SCAP）形成复合物存在于内浆网（ER）。当细胞受到刺激信号（例如胆固醇降低）时，SREBP/SCAP复合物可从内浆网转位到Golgi复合体，在那里SREBP从SREBP/SCAP复合物释放出来，经历两次蛋白裂解，形成成熟的SREBP，成熟的SREBP取得了活性，移位到细胞核，通过N端的bHLH结合到DNA，调节靶基因表达。SREBP的靶基因有多种，包括ACLY、ACC、FASN和HMG-CoA合成酶等。SREBP活性受PI3K-AKT-mTORC1的调节，肿瘤细胞通常SREBP活性增高，这就使得它的靶基因表达水平增高，积极参与肿瘤细胞的脂质和固醇的合成。

肝X受体（liver X receptor，LXR）是配体依赖的核转录因子，由氧化甾醇激活。LXR有LXRα（*NR1H3*）和LXRβ（*NR1H2*）两种亚型，它们在体内有不同分布，LXRα主要由肝脏表达，LXRβ体内细胞普遍表达。正常细胞当需要脂质时SREBP被激活，而LXR则被抑制。相反，当细胞脂质增加时SREBP被关闭，而LXR则被激活，LXR通过增加ABC转运蛋白表达来降低细胞内脂质，这样通过LXR与SREBP协调维持正常细胞胆固醇代谢稳态。肿瘤细胞SREBP和LXR的平衡通常被打乱，SREBP活性增高，而LXR活性则降低，结果导致脂质合成上调（图10-11），来维持肿瘤快速生长的需求。

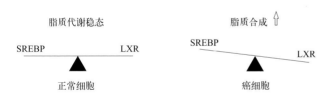

图10-11　癌细胞脂质合成增加

正常细胞脂质合成不活跃，通过SREBP与LXR协调维持胆固醇代谢稳态。肿瘤细胞因增殖通常需要SREBP被激活，LXR被抑制，结果导致脂质合成上调，胆固醇流出减少

由于ACLY、ACC和FASN在肿瘤组织中表达增高，因此它们是肿瘤治疗的潜在靶点，目前还没有抑制脂肪酸从头合成酶的抗癌药上市。

三、蛋白质合成代谢的增强

肿瘤组织的蛋白质合成比正常细胞活跃。蛋白质合成主要与细胞核和胞质核糖体有关。肿瘤细胞核增大、核仁增大增多，表明核内转录因子多、转录水平增加。核仁增大增多意味着核糖体生成增多，癌细胞胞质偏嗜碱性是因为核糖体增多的缘故，结果是导致蛋白质合成增加，这两者是紧密相关的。多数不同类型肿瘤，PI3K-AKT-mTOR信号途径是被激活的，该信号途径除了能增强糖酵解外，还能增强蛋白质合成。

癌细胞也倾向使用蛋白质从头合成途径。例如，ODC是鸟氨酸合成多胺催化酶，它是体内多胺合成的第一步。ODC活性增高已被发现在人体许多肿瘤，二氟甲基鸟氨酸（difluoromethylornithine，DFMO）因能抑制ODC活性，而被用做肿瘤化学预防（图10-12）。研究显示精氨酸脱亚胺酶（arginine deiminase，ADI）具有抗癌作用。这是因为黑色素瘤、肝细胞癌和其他一些恶性肿瘤不能表达精氨酸琥珀酸合成酶1（argininosuccinate synthetase 1，ASS1），使得这些细胞精氨酸合成能力下降，但精氨酸能被ADI或精氨酸酶降解。这些ASS1阴性的肿瘤细胞在细胞暴露于ADI情况下不能存活，而正常细胞能够存活。

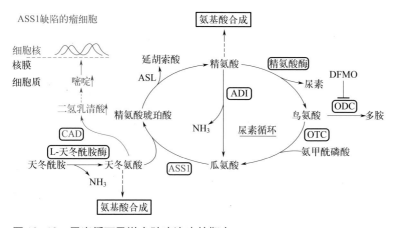

图10-12　尿素循环及潜在肿瘤治疗的靶点

L-天冬酰胺酶通过降解天冬酰胺来治疗儿童ALL，精氨酸脱亚胺酶（ADI）通过降解精氨酸来发挥抗癌作用。如果ASS1缺陷，会降低尿素循环功能，天冬氨酸会向嘧啶和氨基酸合成方向分流，这将有助于细胞分裂和肿瘤发生。DFMO通过抑制多胺合成来发挥肿瘤化学预防作用。ASL—argininosuccinate lyase，精氨酸琥珀酸裂解酶；ASS1—argininosuccinate synthetase 1，精氨酸琥珀酸合成酶1；CAD—Carbamoyl-phosphate synthetase 2、Aspartate transcarbamylase、Dihydroorotase，氨甲酰合成酶Ⅱ、天冬氨酸转氨甲酰酶、二氢乳清酸酶；OTC—ornithine transcarbamoylase，鸟氨酸转氨甲酰酶

ASS1缺陷的细胞具有促进嘧啶和氨基酸合成的潜力。这是因为ASS1缺陷的细胞使得天冬氨酸水平增高，天冬氨酸可通过CAD产生二氢乳清酸（dihydroorotate），继而增加嘧啶合成，有利于细胞分裂。嘧啶合成增加会引起嘧啶/嘌呤比例失调，增加颠换突变。CAD是氨甲酰合成酶Ⅱ（Carbamoyl-phosphate synthetase 2）、天冬氨酸转氨甲酰酶（Aspartate transcarbamylase）和二氢乳清酸酶（Dihydroorotase）三个酶的复合酶，调节嘧啶合成。

虽然肿瘤细胞蛋白合成是增强的，但目前几乎没有抑制蛋白合成的药用于肿瘤治疗，这与许多临床试验只考虑抑制癌细胞蛋白合成，没有考虑到对微环境间质细胞和免疫细胞代谢的影响，而这些细胞对肿瘤细胞的生长起到关键作用有关。唯一例外的是L-天冬酰胺酶（表10-6、图10-12），该药被用于儿童急性淋巴母细胞白血病的治疗。其原理是L-天冬酰胺酶使天冬酰胺分解成天冬氨酸和胺，天冬氨酸和胺参与蛋白质和核酸的合成。缺乏合成内源性天冬酰胺能力的某些肿瘤细胞对该药敏感。如前面所述，瘤细胞谷氨酰胺代谢增强，这种增强与谷氨酰胺酶（glutaminase，GLS）有关，GLS活性在许多肿瘤呈现上调，与患者的不良预后有关。目前针对GLS的抑制剂有Telaglenastat和BPTES，这些药物仍处于临床试验阶段。

表10-6　针对蛋白质合成的抗癌药

药物	靶点	机制	适应证
L-天冬酰胺酶 精氨酸脱亚胺酶，精氨酸酶 Telaglenastat 二氟甲基鸟氨酸（DFMO）	天冬酰胺 精氨酸 谷氨酰胺酶（GLS） 鸟氨酸脱羧酶（ODC）	天冬酰胺降解 精氨酸降解 抑制谷氨酰胺分解 抑制ODC	急性淋巴母细胞白血病

四、PI3K-AKT-mTOR信号的激活是肿瘤细胞代谢改变的主要原因

在众多细胞激酶当中，恐怕没有另外一种能比mTOR更广泛地调节细胞代谢，mTOR的活性对维持机体代谢的稳定至关重要，缺乏该蛋白的胚胎是不能存活的。mTOR至少存在两种功能不同的复合体即雷帕霉素敏感的复合体mTORC1和雷帕霉素不敏感的复合体mTORC2。mTORC1对细胞生长和代谢的调节是多方面的，它促进合成代谢，抑制分解代谢，这有利于细胞生长（图10-13）。

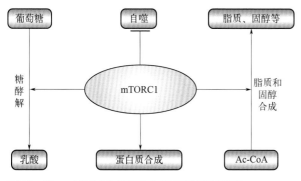

图10-13　mTORC1对细胞生长和代谢的调节

mTORC1对细胞生长和代谢的调节是多方面的，它促进细胞合成代谢，抑制细胞自噬，有利于细胞生长。对糖代谢，mTORC1刺激葡萄糖的摄取，促进糖酵解和戊糖磷酸途径（PPP）

第三节
肿瘤微环境的酸化

肿瘤组织的一个显著特点是pH失调。正常分化的组织，细胞内的pH为7.2左右，低于细胞外（7.4左右）。但肿瘤组织的pH与正常组织不同，肿瘤细胞内的pH升高（≥7.4），而细胞外的pH则降低（6.7～7.1），因此肿瘤细胞胞质处于一种碱性环境，而胞外处于一种酸性微环境。肿瘤细胞这种特殊的pH梯度与肿瘤细胞的生长、抗凋亡、免疫逃逸、浸润转移及对治疗的反应密切相关，有人甚至认为肿瘤细胞胞质的碱性环境与Warburg效应密切相关。

一、肿瘤微环境酸化的原因

肿瘤微环境（TME）酸化的原因是多重的，它与肿瘤组织的缺氧、细胞膜上泌酸功能离子泵活性增加、癌基因的激活和抗癌基因的失活都有关。缺氧和酸化是肿瘤组织微环境的基本特征，两者紧密相关。瘤细胞对缺氧的基本反应是糖酵解增加，结果是导致乳酸经单羧酸转运蛋白（monocarboxylate transporter，MCT）排出增加，使局部微环境酸化。MCT是一跨膜通道蛋白，双向调节单羧酸（如乳酸、丙酮酸、酮体等）的跨膜过程，同时伴有H^+输出。MCT由$SLC16$基因家族编码，共有14个成员，其中MCT1～MCT4在生化上已特征。MCT1和MCT4在肿瘤细胞膜上表达增高，MCT1通常表达在氧化型肿瘤细胞，能将乳酸等摄入细胞内进行OXPHOS，而MCT4通常表达在缺氧的肿瘤组织，能将乳酸和H^+等排出细胞外。

碳酸酐酶（carbonic anhydrase，CA）对维持肿瘤组织酸化的微环境也很重要，它的表达和活性在肿瘤组织中是增高的，特别是CA9和CA12。碳酸酐酶的胞外催化结构域可催化CO_2水合作用，生成HCO_3^-和H^+，与肿瘤微环境的酸化有关。另外肿瘤组织不完备的脉管系统使分解代谢产物不能及时排出，也与肿瘤组织酸性环境的形成有关。

二、酸性微环境促进肿瘤细胞生长和浸润转移

酸化微环境对肿瘤细胞的影响是多方面的。①肿瘤细胞特殊的pH梯度为其生长提供了选择性生长优势，因为这种环境对正常细胞有毒性，会发生酸介导的凋

亡，而肿瘤细胞在进化过程中演化出抵抗酸介导凋亡（acid-mediated apoptosis）的机制；②抑制免疫功能。酸性微环境抑制自然杀伤（NK）细胞和细胞毒性T细胞（cytotoxic T cell，CTL）活性，进而促进肿瘤细胞的免疫逃逸；③增加某些酸依赖的蛋白酶的激活，像组织蛋白酶和MMP，它们促进细胞外基质（ECM）的降解，进而促进肿瘤细胞的浸润和转移；④增加肿瘤细胞对化疗药物的抵抗；⑤促进肿瘤干细胞（CSC）的生长。

三、肿瘤微环境酸化的治疗含义

肿瘤细胞特殊的pH梯度和酸化微环境既是挑战，也是机遇。许多化疗药物都是弱碱性的，在酸性环境下会发生质子化，很难扩散进入肿瘤细胞内，导致肿瘤细胞对化疗药物的抵抗。降低肿瘤组织的酸性环境可以提高患者对化疗药物的敏感性，克服化疗抵抗。这些药物见表10-7。

表10-7 靶向细胞膜pH调节蛋白的抑制剂

靶点	抑制剂	肿瘤
碳酸酐酶9（CA9）	乙酰唑胺，girentuximab（cG250）	乳腺癌，胶质瘤，肾癌
NHE1	Cariporide，阿米洛利，DMA	胶质瘤，肾癌，乳腺癌
MCT	AZD3965，AR-C155858，CHC	小细胞肺癌，多发性骨髓瘤
V-ATPase	埃索美拉唑，奥美拉唑，泮托拉唑	食管癌，大肠癌，前列腺癌

注：CHC—α-cyano-4-OH-cinnamate，α-氰基-4-林基肉桂酸。

由于肿瘤组织微环境酸化，临床医生也可以使用某些弱酸性抗癌药，使它们容易进入肿瘤细胞内，这样可能会取得较好的治疗效果。另外是否可以让抗癌药物表面包被某些物质使其仅能在酸性环境被激活，从而达到靶向给药的目的。

参考文献

Zu X L, Guppy M. Cancer metabolism: facts, fantasy, and fiction. Biochem Biophys Res Commun, 2004, 313:459-465.

第十一章

慢性炎症促进肿瘤生长

目前认为人类肿瘤的发生至少与5类致癌因素有关，它们是DNA复制过程中的自发性错误、炎性致癌因素、化学致癌因素、辐射致癌因素和病毒致癌因素。

炎症对肿瘤生长的影响是不同的，急性炎症抑制肿瘤生长，而慢性炎症则促进肿瘤生长，有人认为15%的人类肿瘤与慢性炎症有关。慢性炎症与肿瘤的关系是相互促进的关系，慢性炎症可以促进肿瘤生长，肿瘤又可诱发慢性炎症，由此形成恶性循环。由于炎症在肿瘤生长中扮演重要角色，因此有人考虑用抗炎治疗来预防和治疗肿瘤，有效管控慢性炎症就意味着可降低肿瘤发病率。

第一节
肿瘤的发生与慢性炎症

研究表明，许多肿瘤的发生是源于慢性炎症刺激，特别是上皮性肿瘤的发生（表11-1）。慢性炎症的刺激导致肿瘤释放许多直接促进其自身生长的因子，从而构成了一个炎性微环境，有利于肿瘤的发生和发展。

表11-1　慢性炎症与相关肿瘤

慢性炎症类型	肿瘤	慢性炎症类型	肿瘤
幽门螺杆菌感染	非贲门胃癌，胃黏膜相关淋巴瘤	皮肤慢性溃疡	皮肤癌
炎症性肠病	结肠癌	慢性膀胱炎	膀胱癌
Barrett食管	食管下段腺癌	慢性前列腺炎	前列腺癌
宫颈HPV感染	宫颈癌	盆腔炎和卵巢表面炎	卵巢癌
慢性肝炎和肝硬化	肝细胞癌	骨髓炎	皮肤癌
慢性胰腺炎	胰腺癌	慢性阻塞性肺病	肺癌
慢性胆囊炎	胆囊癌		

幽门螺杆菌（*Helicobacter pylori*，HP）是一种革兰氏阴性杆菌，存在于多数慢性胃炎患者的胃上皮表面，与消化性溃疡和胃癌发生有关，WHO已将HP感染作为胃癌的病因。HP致病性菌株具有cag致病岛（cag pathogenicity island，cag PAI），该致病岛含有27个基因，编码的Ⅳ型分泌系统（type Ⅳ secretion system，T4SS）能够将致病蛋白细胞毒素相关基因A（cytotoxin associated gene A，CagA）蛋白及其他一些物质输送到胃上皮细胞内，导致宿主细胞功能紊乱并分泌IL-8。

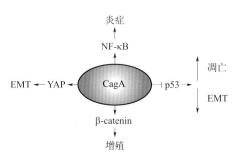

图11-1　幽门螺杆菌致瘤蛋白CagA致瘤机制

CagA改变正常细胞信号通路，诱发炎症，局部慢性炎症的环境有利于癌基因激活和抗癌基因失活

流行病学研究显示CagA$^+$ HP感染与消化性溃疡和胃癌发生的关系比CagA$^-$菌株更为密切，提示CagA在HP致病过程中可能具有重要作用。目前有人甚至认为CagA是一细菌性致瘤蛋白。一般认为CagA通过T4SS进入细胞后可与宿主细胞蛋白互作，改变正常细胞信号通路，诱发慢性炎症反应，这种慢性炎症反应使局部微环境改变，有利于原癌基因激活和抗癌基因失活（图11-1）。

第二节
趋化因子对肿瘤生长的影响

人们很早就认识到肿瘤组织总是伴有炎症细胞浸润，引起炎症细胞浸润的主要因素是趋化因子。虽然趋化因子早先被认为主要影响炎症和造血过程时白细胞的迁移，但现在有大量的事实显示它们也影响许多肿瘤过程，如白细胞浸润、血管生成、肿瘤细胞生长、存活、浸润和转移。

一、趋化因子及趋化因子受体

趋化因子是一类吸引细胞作定向移动的细胞因子。目前已发现48种趋化因子，根据其结构和功能不同，趋化因子被分为4类（表11-2）。CXC家族目前已发现16个成员，包括CXCL8（IL-8）等，主要趋化中性粒细胞和淋巴细胞。CC家族目前最大，有28个成员，包括CCL2（MCP-1）等，主要趋化单核细胞、淋巴细胞和嗜酸性粒细胞。C家族目前有两个成员XCL1和XCL2，主要趋化T细胞和NK细胞。CX3C家族目前只有1个成员CX3CL1（Fractalkine），主要趋化单核细胞和T细胞。

表11-2　人趋化因子及受体分类

趋化因子类型	数目	受体类型	数目	主要表达细胞
CXCL	17	CXCR	6	中性粒细胞、淋巴细胞
CCL	28	CCR	10	单核细胞、淋巴细胞、嗜酸性粒细胞
XCL	2	XCR	1	T细胞、NK细胞
CX3CL	1	CX3CR	1	单核细胞、T细胞
		ACKR	＞4	内皮细胞、其他不同细胞

趋化因子通过细胞膜上的特异性受体发挥其生物学功能。趋化因子受体（CR）属于GPCR（图3-8），在GPCR分类中属于A类视紫红质家族。目前已鉴定的趋化因子受体有23。根据结合配体不同可分为5类，即CXC族受体（CXCR）、CC族受体（CCR）、C族受体（XCR1）、CX3C族受体（CX3CR）和非典型性趋化因子受体（atypical chemokine receptor，ACKR），见表11-2。有些趋化因子受体可结合1种以上趋化因子。趋化因子受体除了表达于白细胞外，表皮细胞、内皮细胞、神经细胞和肿瘤细胞也表达趋化因子受体。

ACKR是一种诱饵受体，其受体胞内第二个环中缺少典型的DRY基序，使得受体不能结合G蛋白传递信号。ACKR成员有多个，研究比较多的有ACKR1/DARC、ACKR2/D6、ACKR3/CXCR7和ACKR4/CCRL1。不同于常规的趋化因子受体主要表达于免疫细胞，ACKR分布于不同细胞，内皮细胞最常见。ACKR可通过结合趋化因子调节趋化因子浓度，进而影响免疫细胞募集，它也可以通过与β-arrestin偶联清除或改变趋化因子受体功能。

二、趋化因子及趋化因子受体对肿瘤的影响

趋化因子对肿瘤生物学的影响是复杂的。趋化因子对肿瘤的影响表现为问题的两方面。一方面，有些趋化因子能影响肿瘤细胞的存活，刺激肿瘤细胞生长和血管形成，进而促进肿瘤的生长和转移；另一方面，有些趋化因子可通过趋化免疫活性细胞以及抑制血管生成来抵抗肿瘤的生长和转移，故可用于抗肿瘤治疗（表11-3）。

表11-3　影响肿瘤生长的主要趋化因子——趋化因子受体轴

配体-受体轴	受体表达细胞	在肿瘤微环境的角色
CCL2-CCR2	单核细胞，巨噬细胞，瘤细胞	TAM↑，免疫抑制，促进肿瘤生长转移
CCL5-CCR5	MDSC，Treg，巨噬细胞，瘤细胞	MDSC↑，Treg↑，TAM↑，促进肿瘤生长转移
CCL20-CCR6	Th17，Treg，瘤细胞	Th17↑，Treg↑，促进肿瘤生长转移
CXCL9/10/11-CXCR3	T细胞，NK细胞	募集T细胞和NK细胞，抑制肿瘤生长
CXCL12-CXCR4	瘤细胞，内皮细胞	促进瘤细胞存活和转移，特别是骨转移

1. 趋化因子促进肿瘤的生长

趋化因子促进肿瘤的生长影响既可以是直接的，也可以是间接的。

（1）直接促进作用　所谓直接影响即需要肿瘤细胞表面表达趋化因子受体。造血系统恶性肿瘤表达趋化因子受体是可以理解的，因为它们与白细胞一样都来自造血干细胞。上皮源性恶性肿瘤也能表达趋化因子受体，这种受体的存在可能影响肿瘤细胞的转化、存活、生长、局部浸润和转移。虽然不同的肿瘤细胞表面可能有不同的趋化因子受体，但肿瘤细胞高表达趋化因子受体主要是CXCR4、CCR7、CXCR2和CCR6，转移的靶器官可以释放其相应配体，促进定向转移。

研究结果显示肿瘤细胞表达的趋化因子受体与其器官转移的特异性有关。例如研究显示高表达CXCR4和CCR7的乳腺癌容易转移到肺、肝、骨髓、淋巴结等部位，因为这些地方含较高的CXCR4和CCR7配体CXCL12（SDF-1）及CCL21，这些配体是吸引乳腺癌细胞在局部停留的主要原因。进一步的研究显示中和CXCL12/CXCR4信号通路，将妨碍人乳腺癌细胞在肺和淋巴结形成转移。

正常细胞*CXCR4*基因处于甲基化状态，表达很低。肿瘤细胞*CXCR4*基因甲基化降低，表达增高。肿瘤组织中通常处于缺氧状态，低氧诱导因子-1α（HIF-1α）涉及*CXCR4*表达上调和CXCR4 mRNA的稳定。低氧时肿瘤易发生转移，与*CXCR4*表达的激活有关。*CXCR4*表达也受NF-κB调节，肿瘤细胞的浸润转移与NF-κB刺激*CXCR4*和其他趋化因子受体表达增高也有关。由于CXCR4在某些肿瘤的高表达，CXCR4抑制剂普乐沙福（plerixafor）已被批准用于治疗非霍奇金淋巴瘤（NHL）和多发性骨髓瘤（表11-4）。

（2）间接促进作用　趋化因子也可以通过间接方式影响肿瘤的生长。肿瘤细胞可通过其分泌的趋化因子或浸润的白细胞分泌的趋化物吸引白细胞、间质细胞和血管内皮细胞到肿瘤组织，间接影响肿瘤细胞的行为。这些白细胞能产生生长因子刺激肿瘤生长，能产生血管形成因子刺激局部组织血管化，从而刺激肿瘤组织生长，也能释放蛋白酶降解细胞外基质，促进肿瘤细胞的浸润和转移（图11-2）。

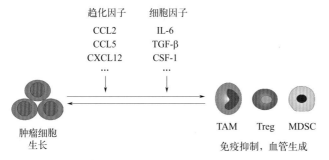

图 11-2　肿瘤微环境中的趋化因子吸引免疫细胞进入肿瘤间质，与其他细胞因子合作产生一个免疫抑制环境，进而促进肿瘤生长

TAM—肿瘤相关巨噬细胞；Treg—调节性T细胞；MDSC—髓源性抑制细胞

巨噬细胞是慢性炎症主要的炎细胞。组织中的巨噬细胞是非常异质性，它由两个不同谱系构成，一部分来自胚胎期卵黄囊/胚肝（Ly6C−），另一部分来自血液的单核细胞（Ly6C+），来自血液的单核细胞表达CCR2和CCR5，受CCL2和CCL5趋化。成体组织中的巨噬细胞主要是胚源性的，有自我更新能力。

在炎症过程中巨噬细胞呈现表型可塑性和功能多样性。根据在免疫反应中的角色不同，巨噬细胞被分为Ⅰ型和Ⅱ型巨噬细胞，它们代表单核细胞连续变化过程的两个极端，它们的分化受到各种微环境信号的诱导与调节。Ⅰ型巨噬细胞（M1）主要由微生物产物、TNF和干扰素（IFN）-γ诱导，主要功能是杀死病原微生物、肿瘤细胞和产生大量亲炎的细胞因子（ROS、IL-1、TNF、IL-6、IL-12、IL-23等）；而Ⅱ型巨噬细胞（M2）主要由抗炎因子（像糖皮质激素、IL-4、IL-13和IL-10）诱导，是平衡炎症反应和Th1免疫反应、清除渣滓、促进血管形成、组织重建和修复，产生精氨酸酶1、TGF-β和IL-10等细胞因子（图11-3）。

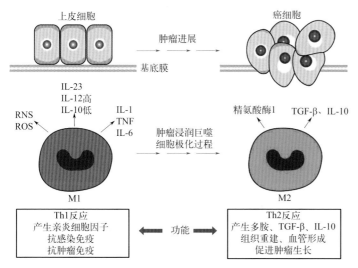

图 11-3　肿瘤间质浸润的 Ⅰ 型巨噬细胞（M1）在肿瘤进展过程中极化成 Ⅱ 型巨噬细胞（M2）

M1 主要功能是杀死病原微生物、肿瘤细胞和产生大量亲炎细胞因子（ROS、IL-1、TNF、IL-6、IL-12、IL-23 等），而 M2 是产生抗炎细胞因子（精氨酸酶 1、TGF-β 和 IL-10 等），平衡炎症反应，促进组织重建和血管形成，具有促进肿瘤生长作用

现在认为肿瘤组织增加肿瘤相关巨噬细胞（tumor-associated macrophage，TAM）浸润预示患者预后差。这些浸润在肿瘤组织的巨噬细胞被瘤细胞"教化"成极化的 Ⅱ 型巨噬细胞。TAM 促进肿瘤生长和演进（图11-4）。

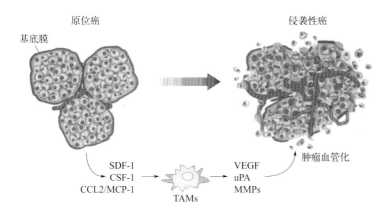

图 11-4　巨噬细胞浸润对肿瘤生长的影响

肿瘤细胞通过释放 CCL2/MCP-1 和 CXCL12/SDF-1 等趋化因子吸引巨噬细胞进入肿瘤组织，巨噬细胞通过释放 VEGF、uPA 和 MMP 等物质使肿瘤组织血管化，细胞外基质降解，这样一个相互作用的结果是有利于肿瘤细胞的生长和扩散

目前认为 TAM 可通过以下几条途径促进肿瘤的生长和演进。①促进肿瘤增殖和浸润转移：TAM 通过分泌 EGF、PDGF、HGF、bFGF 和 TGF-β 等来促进肿瘤细

胞增殖和存活，通过释放基质金属蛋白酶（MMP）和组织蛋白酶等来促进肿瘤细胞的浸润和转移。②促进血管和淋巴管生成：TAM除了产生CCL2外，还被认为是局部VEGF、bFGF和IL-8（CXCL8）来源之一。VEGF、bFGF和IL-8可促进血管生成，为肿瘤生长提供营养，并为血道转移提供可能。除了产生VEGF-A外，TAM还可产生VEGF-C和VEGF-D，它们作用于淋巴管内皮细胞上的VEGFR3，刺激淋巴管新生。③免疫抑制：TAM通过分泌CCL22吸引调节性T（Treg）细胞进入肿瘤，Treg细胞通过免疫耐受促进肿瘤生长。另外TAM也产生TGF-β和IL-10，它们均为免疫细胞的负调节因子。

实际上，免疫系统是一把"双刃剑"。这个系统的细胞和分子网络的复杂程度仅次于大脑，而且存在自相矛盾之处：有时它对癌症亮"绿灯"，但有时它又亮"红灯"。有些先天性免疫细胞，比如自然杀伤细胞，的确可以抑制肿瘤的生长。而其他免疫细胞在平时都是消灭肿瘤的细胞，只有当微环境处于炎症状态时，才有可能变成促进肿瘤生长的细胞。

2. 趋化因子抑制肿瘤的生长

目前认为CXCL9/CXCL10/CXCL11-CXCR3轴是主要抗肿瘤趋化因子通路（表11-3），该通路的完整对免疫治疗的成功必不可少。T细胞和NK细胞被认为是抗肿瘤免疫的主要效应细胞，它们表面都表达CXCR3，能被CXCL9/CXCL10/CXCL11募集到局部抑制肿瘤生长。Th1细胞能产生IFN-γ和IL-2，有助于细胞毒性T细胞的抗肿瘤作用。干扰素也能诱导ELR−的趋化因子表达，抑制肿瘤内血管形成，进而抑制肿瘤生长，CXCL9/CXCL10/CXCL11属于ELR−的趋化因子。CXC类趋化因子含有促进和抑制血管形成的两类趋化因子。在CXC类趋化因子的氨基端含有ELR（谷氨酸-亮氨酸-精氨酸的缩写，ELR＋）基序的是血管生成因子，而不含ELR（ELR−）的则是血管抑制因子，造成这种差异的原因是CXC类趋化因子的氨基端决定其与内皮细胞受体结合的特异性。

T细胞的激活依赖于树突细胞（DC）提供的信号。成熟的DC主要表达CCR7，CCR7的配体是CCL19和CCL21。目前认为CCL19/CCL21-CCR7轴在肿瘤中扮演的角色是复杂的，因情况不同呈现不同的角色。由于DC对激活适应性免疫是必不可少的，因此CCL19/CCL21-CCR7轴有抗肿瘤作用，但有些肿瘤细胞表达CCR7，因此某些情况它又会促进肿瘤转移。

3. 以趋化因子受体和TAM为靶点的治疗

由于趋化因子影响肿瘤生长，目前已有3款针对趋化因子受体的药物被FDA批准用于肿瘤临床治疗（表11-4）。普乐沙福是CXCR4拮抗剂，阻断其同源配体基质细胞衍生因子-1α（SDF-1α）的结合。莫格利组单抗是CCR4单抗，由于CCR4在皮肤T细胞淋巴瘤表达增高，莫格利组单抗已被批准用于皮肤T细胞淋巴瘤治疗。

表 11-4　针对肿瘤的趋化因子受体和CSF1R抑制剂

药名	靶点	药物类型	适应证
普乐沙福（plerixafor, Mozobil®）	CXCR4	CXCR4拮抗剂	非霍奇金淋巴瘤，多发性骨髓瘤
莫格利组单抗（mogamulizumab, Poteligeo®）	CCR4	单抗	蕈样真菌病或塞扎里（Sézary）综合征
培西达替尼（pexidartinib, Turalio®）	CSF1R	激酶抑制剂	腱鞘巨细胞瘤
曲贝替定（trabectedin, Yondelis®）	caspase-8	烷化剂	脂肪肉瘤或平滑肌肉瘤
莫替沙福肽（Motixafortide, Aphexda）	CXCR4	CXCR4拮抗剂	多发性骨髓瘤

集落刺激因子-1（CSF1）是巨噬细胞主要调节因子，在肿瘤组织呈高表达，促进单核细胞分化为TAM。CSF1受体（CSF1 receptor，CSF1R）是受体酪氨酸激酶（RTK），主要表达于巨噬细胞，而肿瘤细胞则不表达。使用针对CSF1R的单抗或酪氨酸激酶抑制剂，可减少TAM的水平或使M2向M1分化。2019年FDA批准培西达替尼用于腱鞘巨细胞瘤治疗（表11-4）。腱鞘巨细胞瘤（tenosynovial giant cell tumor，TGCT）是一种罕见的局部侵袭性肿瘤，起源于关节滑膜、滑囊或腱鞘等部位，以CSF1过表达为特征。培西达替尼是CSF1R抑制剂，通过抑制CSF1R来治疗TGCT。曲贝替定是从海洋动物海鞘（*Ecteinascidia turbinata*）中分离出来的四氢异喹啉的合成物，具有抗癌和抑制TAM双重作用，2015年被FDA批准用于治疗不可切除的或转移性脂肪肉瘤或平滑肌肉瘤患者。

第三节
慢性炎症致瘤机制

慢性炎症之所以会诱发细胞癌变，可能与炎症导致细胞反复坏死、再生、增殖，以及炎症细胞产生多种细胞因子、活性氧等因素有关。当然，并非所有慢性炎症都会癌变，是否癌变与炎症轻重程度、DNA修复功能、局部致癌性物质浓度，以及是否存在致癌的催化因素等都有关系，同时个体之间的差异或机体对某种致癌因素敏感性也不能排除。

一、细胞因子产生失衡

细胞因子对炎症的影响既可表现为促炎，也可表现为抗炎。促炎的细胞因子有IL-1、IL-6、IL-8、LT-α和TNF-α等，抗炎的细胞因子有IL-4、IL-10、TGF-β、IFN-α

和IFN-β等。局部肿瘤组织由于促炎和抗炎的细胞因子比例失衡，而导致肿瘤发生或增强肿瘤的生长，导致恶病质，改变瘤细胞对化疗的敏感性。这其中TNF-α和IL-6是广泛研究的炎症促癌细胞因子，而NF-κB和STAT3则是炎症促癌重要的转录因子。

1. TNF-α信号途径

TNF-α（TNFSF2）属于TNF超家族（TNF superfamily，TNFSF）成员，该家族有19个成员，如LT-α（TNFSF1）和TNF相关的凋亡诱导配体（TNF-related apoptosis inducing ligand，TRAIL）/TNFSF10等都属于TNFSF。TNF-α主要由单核细胞和巨噬细胞产生，脂多糖（lipopolysaccharides，LPS）是较强的刺激剂。TNF-α分子有两种形式，一种是26000的膜结合型蛋白，另一种是17000的分泌型蛋白，两者在体内外均具有细胞毒作用。TNF-α除有杀肿瘤作用外，还可引起发热和炎症反应，大剂量TNF-α可引起恶病质，呈进行性消瘦，因而TNF-α又称恶病质素。

TNF-α的受体是TNFR1和TNFR2，两者在胞膜外区有28%的同源性，在胞质区没有同源性。TNFR1在胞质区有死亡结构域（DD），TNFR2没有DD，但有结合肿瘤坏死因子受体相关因子（TNF receptor associated factor，TRAF）位点。由于TNFR1与TNFR2胞质区结构域的不同，导致它们对TNF-α刺激反应有所不同。经TNFR1信号有三种结果：①诱导凋亡；②促进炎症和细胞存活；③诱导坏死性凋亡（图7-11）。但经TNFR2信号与炎症和细胞存活有关（图11-5）。

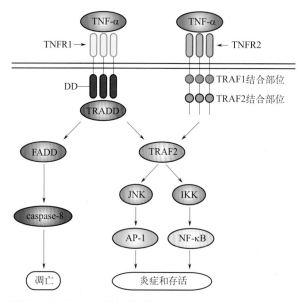

图11-5　TNF-α信号传递

如果与TNFR1结合，它既可以通过FADD激活caspase-8和caspase-10，诱导凋亡，也可以通过TRAF2激活NF-κB和AP-1，促进细胞存活。TNFR2因不含死亡结构域（DD），因此不传导凋亡信号，主要通过TRAF2激活NF-κB和AP-1，促进炎症和细胞存活

TRAF是一组与TNFR家族成员胞质区关联的接头蛋白，目前共有6个成员：TRAF1~6。不同亚型TRAF在结构上具有很高的同源性，同源性一般大于30%，其特征性的结构是所有成员在羧基端都有一个TRAF结构域。除TRAF1外，TRAF蛋白在氨基端都有环指和一组锌指结构域，它们涉及蛋白质泛素化和DNA之间的结合。在TRAF家族成员中，以TRAF2研究较为广泛，TRAF2在TNFR信号传递过程中是传递抗凋亡信号，TRAF2可激活NF-κB。有研究报道TRAF2表达随乳腺癌、胰腺癌和喉癌的进展而呈上升趋势，提示TRAF2过表达与这些肿瘤的侵袭转移有关。

2. 转录因子NF-κB是炎症相关肿瘤重要的促进因素

核因子κB（nuclear factor κB，NF-κB）是转录因子，在炎症促癌中扮演重要角色。

（1）NF-κB、IκB和IKK家族 哺乳类动物NF-κB转录因子家族（又称Rel家族）包括5种蛋白，分属两系。其中RelA（p65）、c-Rel及RelB合成时就是成熟的形式，另外2个蛋白NF-κB1（p50）和NF-κB2（p52）则分别由前体蛋白p105和p100降解后变成成熟形式。NF-κB可以同二聚体或异二聚体的形式存在，其中p65和p50形成的异二聚体NF-κB几乎存在于体内所有细胞。

IκB（inhibitor κB）抑制蛋白家族有IκBα、IκBβ、IκBε、Bcl-3、IκBζ、IκBNS、IκBγ（p105）和IκBδ（p100），它们均含有5~7个与NF-κB蛋白相互作用的锚蛋白重复序列（ankyrin repeats，AnkR）。IκB与NF-κB结合使之停留在胞质而抑制NF-κB的转录作用。

IκB激酶（IκB kinase，IKK）复合物包括2个催化亚单位（IKKα、IKKβ）和1个伴随亚单位（NF-κB essential modifier，NEMO/IKKγ），见图11-6。IKK催化IκB磷酸化使之降解。

（2）NF-κB信号通路 目前认为NF-κB激活途径包括经典途径（classical NF-κB pathway）与非经典途径/旁路途径（alternative NF-κB pathway）两种，见图11-6。

① NF-κB激活的经典途径：静息状态下，NF-κB由p65/p50和抑制亚基IκB组成，定位于胞质。当细胞受到各种刺激时，通过TAK1（TGF-β activated kinase 1）和TRAF2等激活IKK。IKK引发IκB磷酸化。磷酸化的IκB然后通过泛素-蛋白酶体途径降解，从而释放出NF-κB，NF-κB进入细胞核内，与靶基因启动子结合，从而调控其表达。

② NF-κB激活的非经典途径：该途径被认为与B细胞发育有关。静息状态下，p100/RelB以无活性状态下存在于胞质中，当细胞受到刺激后，NF-κB诱导激酶（NF-κB-inducing kinase，NIK）激活IKKα，IKKα/IKKα形成同源二聚体后催化p100/RelB磷酸化，然后降解为p52/RelB入核，刺激靶基因表达。NF-κB的旁路途径不依赖于IKK的激活和IκB的降解，而依赖于IKKα及其激活因子NIK。

（3）肿瘤组织NF-κB的活性是增高的 NF-κB信号通路在绝大多数正常细胞中

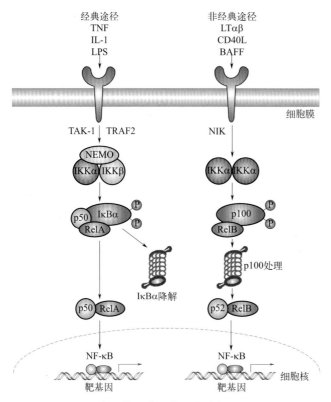

图11-6 NF-κB激活的经典和非经典途径

经典途径是在TNF、IL-1和 脂多糖（LPS）作用下，通过IKK可引发IκB磷酸化，泛素化后降解，释放NF-κB入核，与DNA结合后刺激与炎症反应有关的靶基因表达。非经典途径/旁路途径是在LTα和β、CD40L和BAFF作用下通过NIK激活IKKα，使p100/RelB磷酸化，然后降解为p52/RelB，p52/RelB入核，刺激与免疫发育有关的靶基因表达。BAFF（B cell-activating factor）= TNF13B

处于静息状态，而在大多数肿瘤细胞中都处于持续性激活状态。导致NF-κB信号通路异常的原因有多方面，例如：①由于NF-κB/IκB基因改变，使得有利于NF-κB激活；②IKK结构性激活。IKK是NF-κB信号途径激活的关键因素，它的作用是使IκB泛素化并最终被蛋白酶体降解，解除IκB对NF-κB的抑制，提高NF-κB的活性；③由于外界因素使IκB失活；④miR-194表达降低。miR-194的靶分子是NF-κB，研究发现肝癌时NF-κB活性与miR-194是反比关系，提示miR-194或许可治疗肝癌。

NF-κB参与肿瘤发生的机制：①通过调节 *VEGF* 和 *IL-8* 参与血管形成和肿瘤扩散，通过促进 *MMP* 的转录，使细胞外基质降解，从而促进肿瘤向周围组织浸润，通过诱导趋化因子受体 *CXCR4* 促进乳腺癌细胞转移；②通过激活抗凋亡蛋白基因如 *BCL-XL* 和凋亡抑制子阻断凋亡；③诱导 *cyclin D1*、*IL-6* 和 c-*MYC* 表达，促进细胞生长。

随着对NF-κB的激活途径有了较为深入的了解，以NF-κB作为药物作用的靶点，通过调节NF-κB的活性，可改善某些疾病的治疗效果。目前尚无特异针对

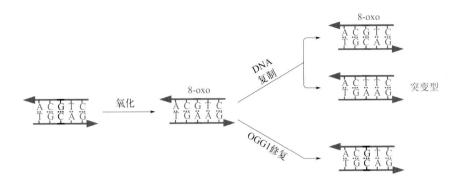

图 11-11 8-oxoG引起的突变和修复

羟自由基可将鸟嘌呤氧化成8-oxoG，8-oxoG可与A错配对，经过DNA复制可造成G:C→A:T突变。OGG1可切除8-oxoG，对其修复

吸链蛋白，相比之下，核基因编码有更为广泛的细胞功能蛋白谱。线粒体基因虽然会发生突变，而且突变随年龄增加而增加，但是不可能直接致癌；有证据表明线粒体DNA存在遗传性缺陷，但这与癌的危险性增加没有关系。核DNA氧化突变的来源尚不确切，但毫无疑问，核DNA上也存在8-oxoG，只是比线粒体中浓度低许多。核内羟自由基的潜在来源包括核内和核外产生的前体，如线粒体中产生的不很活泼、但能扩散较远的过氧化氢。

（2）8-oxoG损伤的修复 对于这种DNA损伤可通过碱基切除修复（base excision repair，BER）系统得到纠正。哺乳动物细胞与8-oxoG修复有关的蛋白有OGG1、MUTYH和MTH1，但它们的作用机制有所不同（表11-5）。

表11-5 与8-oxoG修复有关的蛋白

基因/定位	产物	功能
OGG1（3p26.2）	糖基化酶	切除8-oxoG:C中的8-oxoG
MUTYH（1p34.1）	糖基化酶	切除8-oxoG:A中的A
MTH1（7p22）	蛋白水解酶	清除核苷酸池中8-oxo-dGTP

8-氧鸟嘌呤DNA糖基化酶（8-oxoguanine DNA glycosylase，OGG）有两种类型即OGG1和OGG2，OGG1是主要形式。OGG1仅切除8-oxoG:C中的8-oxoG，形成一个无碱基位点，但糖磷酸骨架仍完整保留，与MUTYH配合完成8-oxoG损伤修复。DNA序列分析发现*OGG1*基因具有遗传多态性，其中S326C（第326位的丝氨酸变成半胱氨酸），携带326C等位基因的个体患乳腺癌风险增加。体外实验显示，OGG1-326C蛋白修复8-oxoG的活性比OGG1-326S蛋白低约7倍，提示携带326C等位基因的个体存在修复能力低下或缺陷。

MUTYH相关性息肉病（MUTYH-associated polyposis，MAP）是一种常染色

体隐性遗传病，临床以多发性结直肠腺瘤和高危性的结直肠癌为特点，致病基因为 *MUTYH*。MUTYH蛋白是一种糖基化酶，在DNA复制后它能迅速扫描子链DNA，切除子链DNA中与母链8-oxodG错配的A，如果*MUTYH*缺陷，则易导致G > T颠换。现已知单核苷酸多态性（single nucleotide polymorphism，SNP）影响MUTYH活性，其中研究比较多的是Y165C（第165位的酪氨酸突变成半胱氨酸）和G382D（第382位的甘氨酸突变成天冬氨酸）增加结肠癌的发病风险。

与OGG1和MYH不同，MTH1是焦磷酸水解酶，具有水解核苷酸池内8-oxo-dGTP ⟶ 8-oxo-dGMP + PPi，防止8-oxo-dGTP"渗透"进DNA中。MTH1也称NUDT1，属于NUDT家族蛋白。不同于正常细胞，癌细胞的氧化应激水平比正常细胞高，因此MTH1表达水平也比正常细胞高，需要高水平的MTH1来维持生存。因此MTH1是肿瘤治疗潜在靶点，抑制该酶活性，氧化的核苷酸会被掺入DNA中，导致癌细胞发生致死性的DNA双链断裂。虽然MTH1抑制剂可以杀死癌细胞，但它也会增加细胞内ROS水平，有脱靶效应，因此MTH1抑制剂能否走进肿瘤临床治疗仍有待观察。

三、慢性炎症诱导EMT和细胞干性

研究显示慢性炎症致瘤与其诱导EMT（见第十七章第三节）有很大关系。EMT常见于胚胎发育、伤口愈合和肿瘤细胞浸润转移。慢性炎症的组织修复需要EMT，它对组织修复至关重要。慢性炎症的组织环境中有许多细胞因子，其中很多细胞因子信号都能诱导EMT，TGF-β尤为突出。TGF-β是源自炎细胞，在组织修复扮重要角色，它促进EMT（图17-3）、细胞外基质（ECM）形成和抑制免疫反应等。TGF-β促进成纤维细胞增殖和迁移，成纤维细胞又可分泌TGF-β以旁分泌方式作用上皮细胞，降低细胞增殖，诱导细胞迁移。

EMT又与细胞干性有关，某些慢性炎症在诱导EMT过程中逐渐获得肿瘤干细胞（CSC）特性，进而产生肿瘤（图11-12）。研究已显示TGF-β下调上皮细胞E-cadherin表达，同时上调EMT转录因子Snail1、Twist1和Slug表达，细胞干性基因OCT4和SOX2表达也增强，提示这些修复上皮细胞分化出现异常，没有向终末细胞分化，而是分化停滞，细胞保留持续增殖的潜力。

四、慢性炎症中的组织修复也可能与肿瘤发生有关

很早人们就认识到慢性炎症中组织修复可能与肿瘤发生过程有关系，肿瘤生长也可以被视为是一种不受调节的组织修复。在正常机体中，一旦损伤后的组织修复达到原组织所要求的稳定性时，组织反应细胞将获得反馈信号，这时组织修复就停

体外实验也证明，肿瘤细胞合成前列腺素的能力高于正常细胞，而且前列腺素可能通过影响细胞内 cAMP 水平来调节肿瘤细胞的增殖。PGI_2 和 TXA_2 是两种重要的前列腺素，在正常情况下两者处于动态平衡，共同调节血管张力和血小板活性。近年来的研究显示 PGI_2 和 TXA_2 在肿瘤中的作用相反，PGI_2 促进凋亡，抑制肿瘤生长和转移，而 TXA_2 则促进肿瘤的生长和转移。两者之间的比例与预后关系密切，PGI_2/TXA_2 比值增加对预后有利，PGI_2/TXA_2 比值降低则对预后不利。

目前认为前列腺素促进肿瘤生长主要涉及以下几方面：促进细胞增殖、抑制凋亡、促进侵袭和转移、刺激血管生成和抑制免疫功能。PGE_2 通过激活细胞表面的受体 EP 发挥对细胞功能的调节作用。EP 有 4 个亚型即 EP1、EP2、EP3 和 EP4，每一亚型的分布和功能是有区别的（表 11-6）。PGE_2 通过对局部肿瘤的影响是复杂的，这是因为它不仅影响癌细胞，也影响肿瘤微环境中其他间质细胞和免疫细胞。EP2 是 PGE_2 发挥细胞增殖和血管化的主要受体，它的信号途径见图 11-14。

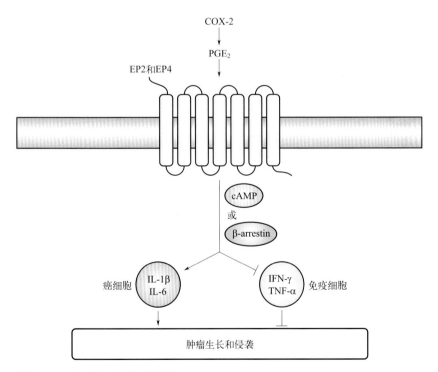

图 11-14　PGE2-EP 信号途径

当间质细胞分泌的 PGE_2 与上皮细胞或其他细胞表面的 EP2 和 EP4 结合后，可通过激活 G 蛋白依赖腺苷酸环化酶使第二信使 cAMP 水平增高，也可通过 G 蛋白非依赖 β-arrestin 途径使癌细胞产生促炎细胞因子，包括 IL-1β 和 IL-6 等，同时下调免疫细胞产生抗肿瘤细胞因子 IFN-γ 和 TNF-α 等，结果是促进肿瘤生长和侵袭。抑制 EP2 和 EP4 活性可能降低肿瘤的炎症水平，从而抑制肿瘤生长

表11-6　EP亚型特点及肿瘤表达

亚型	Gα类型	第二信使	肿瘤表达
EP1	Gαq	Ca^{2+} ↑	EP1 ↑
EP2	Gαs	cAMP ↑	EP2 ↑
EP3	Gαi，Gαs，Gα12	cAMP，RhoA ↑	EP3 ↑
EP4	Gαs	cAMP ↑	EP4 ↑

注：EP3有多个异构体，它们对细胞的影响比较复杂。

二、15-羟基前列腺素脱氢酶的缺失与某些人体肿瘤的发生有关

15-PGDH是PGE$_2$降解的关键酶，广泛存在于人和哺乳动物的胃肠道、肺、肾、前列腺等正常组织中。*15-PGDH*基因位于4号染色体上，研究发现15-PGDH在直肠癌患者表达缺失。*15-PGDH*基因敲除小鼠直肠肿瘤的发生率高出正常表达组7.6倍。通过研究家族性腺瘤息肉病患者的微小的直肠腺瘤发现*15-PGDH*普遍缺失，支持*15-PGDH*缺失能促进大肠肿瘤早期发展的观点。由于15-PGDH表达的减少与大肠肿瘤的发生关系密切，因此有人推测，增加体内15-PGDH的浓度也许能够抑制大肠肿瘤的发生。

有研究显示结肠中具有高水平15-PGDH的个体通过服用阿司匹林显著地降低了他们形成结直肠癌的机会。与之相比，结肠癌中显示低水平15-PGDH的个体则没有从这一药物中受益。

三、COX抑制剂抗肿瘤治疗

近年来探讨COX选择性抑制剂治疗大肠癌的研究较多。COX抑制剂除对腺瘤息肉和结肠癌有化学预防作用外，还对大肠癌等多种肿瘤有治疗作用。这类药物可能对乳腺癌和头颈部癌也有作用。在所有NSAID中，阿司匹林对大肠肿瘤的预防的作用比较明确。阿司匹林是COX-1/2抑制剂，能分别对COX1的529位Ser和COX2的516位Ser进行乙酰化使其失去氧化酶活性，抑制前列腺素的合成，从而发挥抗炎和抗血栓等功效。在非阿司匹林的NSAID中，舒林酸和塞来昔布也显示有不同程度的抗肿瘤作用。舒林酸是COX-1/2抑制剂，高剂量舒林酸已证明对大肠息肉有治疗作用。塞来昔布是COX-2选择性抑制剂的代表药物之一，对大肠息肉有预防作用，但长时间使用存在心血管疾病风险。

NSAID对肿瘤细胞的抑制作用是COX依赖和非依赖的。在某些缺乏COX-2表达的肿瘤，NSAID仍然可诱导肿瘤细胞凋亡。

第十二章
性激素与肿瘤

    流行病学研究提示雌激素与乳腺癌和子宫内膜癌有相关性，雄激素与前列腺癌有相关性，这种相关涉及雌激素受体（ER）和雄激素受体（AR）。目前研究已显示ER和AR可对激素依赖性和非依赖性器官的肿瘤产生影响，这些研究对激素依赖性及非依赖性器官肿瘤的内分泌治疗和化学预防都具有重要意义。

第一节
雌激素对肿瘤生长的影响及其作用机制

雌激素属于类固醇激素，类固醇激素包括维A酸、甲状腺素、性激素、皮质激素等。类固醇激素受体主要在细胞核发挥作用，故称核受体（nuclear receptor，NR），核受体是目前所知最大的真核转录调节因子超家族，人类有48个成员，通过与特异的配体作用调节靶基因的表达水平。在所有类固醇激素当中，雌激素无疑是最具致癌潜力的。

一、雌激素对女性不同器官的影响不一样

雌激素是一种女性激素，由卵巢和胎盘产生，肾上腺皮质也产生少数雌激素。无可非议，雌激素对女性第二性征的发育和维持是必不可少的。但雌激素对女性不同器官的含义不一样，对心血管、神经系统和骨有益。研究人员发现雌激素可抑制精氨酸酶的作用，从而延缓动脉硬化。精氨酸酶有降低血液中一氧化氮（NO）浓度的作用，而NO可延缓动脉硬化的进程。另外，雌激素可以维持骨密度并能够降低患骨质增生的危险性，雌激素也可以调节认知功能和行为。但雌激素在乳腺癌和其他妇科恶性肿瘤的形成中起了促进作用，另外雌激素水平升高也可引起血液高凝状态。雌激素的生物学功能要通过雌激素受体（ER）来发挥，雌激素的不同生物学功能与ER的不同类型和分布有关。

二、雌激素受体类型

ER的结构与其他核受体相似，N端起分为A、B、C、D、E和F 6个结构域，这些结构域又分成4个功能区：①A/B区是高度可变区，长度不一，有配体非依赖性的转录活性；②C区即高度保守的DNA结合区（DBD），是受体与DNA特异性结合及二聚化功能区，该区最保守；③D区（hinge，铰链区）可与热休克蛋白（HSP）结合，有核定位信号及稳定受体与DNA结合的功能；④ER中最大的结构域是E区，即激素结合区（hormone binding domain，HBD），其序列高度保守，以充分保证选择型配体的识别。在E区的C端外，F区的序列高度可变，其结构和功能尚不十分清楚。在A/B区和E区有两个与增强基因转录有关的活化功能区

（activation function，AF），即AF-1和AF-2。AF-1位于N端区，为配体非依赖性，AF-2位于配体结合区（ligand-binding domain，LBD），为配体依赖性。

1. ERα 的结构和功能

ERα于1986年从人乳腺癌细胞MCF-7中被克隆。ERα编码基因*ESR1*位于6q25.1，蛋白相对分子质量为66000，故又称ERα66。ESR1 mRNA在剪接过程中产生不同剪接体，主要有ERα46、ERα36（以细胞膜为基础的ER）和ERα30等（图12-1），这些剪接体的存在可以在不改变基因数目的前提下极大提高基因表达及其功能的复杂性和多样性。这些剪接体可以与ERα形成异源性二聚体调节ERα的活性。

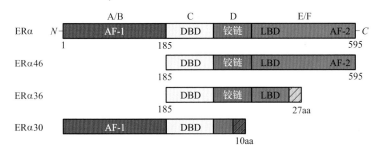

图12-1　ERα和变体的结构

ERα为野生型，由595氨基酸组成。ERα46缺少AF-1，ERα36缺少AF-1和AF-2，ERα30缺少LBD/AF-2和部分铰链区，C端有一段特殊的氨基酸序列

ERα36作为新型ERα变体受到广泛关注。ERα36缺少AF-1和AF-2，但仍保留DBD、铰链区以及配基结合区，它的C端含外显子9编码的27个氨基酸，该氨基酸序列与ERα36核输出有关。ERα36主要锚定于细胞膜和细胞质，介导非基因组效应，ERα36通过竞争结合DNA抑制ERα的转录功能。研究显示ERα36在乳腺癌和子宫内膜癌等不同肿瘤中的表达与肿瘤进展和治疗抵抗有关。

现已证实，组织或细胞ERα是雌激素发挥作用的必要条件（图12-2），ERα表达水平已被用来作为评价雌激素发挥作用的重要指标。

2. ERβ 的结构和功能

ERβ是1996年从大鼠前列腺被克隆。人ERβ编码基因*ESR2*定位于染色体14q22～q24，其基因长度远较ERα亚型短，仅40kb，编码530个氨基酸的蛋白质，相对分子质量为59200。人ERα与ERβ有高度同源性，尤其在DNA结合区（96%）和配体结合区（53%），而在A/B区和F区分别仅有18%和17.9%的同源性。ERα和ERβ与雌激素有相似的高亲和力，但由于与不同配体结合的特异性方面有所区别，因此在功能上也有明显差异。如多数细胞中ERβ的AF-1功能微弱，而两者的AF-2

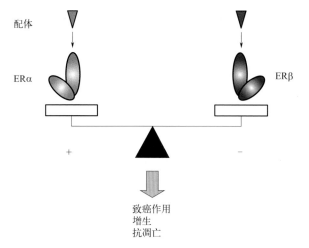

图 12-2　ER α 和 ER β 的功能

ERα和ERβ的功能是一个钱币的正反两面，ERα的主要功能是刺激细胞增生，而ERβ对ERα的生长刺激作用有一定平衡作用。但有研究显示在ERα阴性肿瘤细胞，ERβ有促进肿瘤细胞增殖和移植瘤生长作用（Guillette, et al. 2018）

相似，说明它们的转录水平对不同的雌激素反应性基因作用不同，即转录基因需要AF-1和AF-2时，ERα的功能较ERβ强；在不需要AF-1时，两种ER的功能相当。两种ER的配体结合特性相似，但ERβ对雌二醇的亲和力较ERα低，提示很可能在循环雌激素水平升高时ERβ才能被激活。又如ERβ与植物雌激素的亲和力高于ERα，这与植物雌激素的化学预防作用有关。

与ERα类似，ERβ也有不同异构体，如ERβ2、ERβ3、ERβ4和ERβ5等。这些变体可以被发现存在正常组织，但多数被发现存在疾病组织，它们在这些组织中的意义尚未完全弄清。这些异构体在配体结合区发生变异，导致配体结合能力减弱或消失，转录激活作用下降或丧失，甚至抑制ERβ介导的转录激活。

目前的观点是ERβ对ERα可能有一种平衡作用（图12-2），几乎所有ERβ亚型都能抑制ERα的转录活性，是ERα的负调控因子，能抑制ERα引起的细胞增生。在雌激素作用下，ERβ既可自身生成同源二聚体，也可与ERα生成异源二聚体（ERα/ERβ），这种异源二聚体可能降低ERα的活性。根据ER的两种亚型以及两者间能够形成结合DNA的异源二聚体现象推测，雌激素大致通过如下方式参与乳腺组织的发育：在仅表达一种ER的组织，雌激素单独通过ERα或单独通过ERβ发挥作用；在两种ER均表达的组织，雌激素通过异源ER二聚体复合物发挥作用。

正常乳腺组织仅有7%～10%的上皮组织表达ERα，而有80%～85%的上皮组织表达ERβ，如果这种平衡被打乱，将会出现乳腺疾病，因此认为ERβ对正常乳腺有保护作用。但最近对ERβ的作用有新认识，体内ERβ的作用还与其他因素有关，例如在ERα阴性肿瘤细胞，ERβ有促进肿瘤细胞增殖和移植瘤生长作用

（Guillette T C, et al., 2018），提示ERβ在某些情况下有促进细胞增殖的作用。

3. GPER1/GPR30

G蛋白偶联雌激素受体1（G protein-coupled estrogen receptor 1，GPER1）是一种完全不同于ERα和ERβ的雌激素受体，1997年从MCF-7细胞中被克隆，又称GPR30（G protein-coupled receptor 30）。人GPER1基因位于7p22，编码一375氨基酸的蛋白，相对分子质量为41000，蛋白结构具有典型的7次跨膜疏水区（图12-3），属于GPCR家族成员。GPER1广泛表达于人体多种正常组织及多种肿瘤细胞，通过与EGFR的偶联作用，介导雌激素的非基因组效应，参与多种疾病及肿瘤的发生过程。在乳腺癌、子宫内膜癌和卵巢癌等肿瘤中均有GPER1过表达的报道，提示GPER1可能是一雌激素相关的肿瘤潜在治疗靶点。

三、雌激素受体信号途径

雌激素产生作用首先要与其受体相结合，现发现ER不仅存在于胞质，也存在于胞膜。胞质ER与配体结合后入核，与DNA结合调节靶基因表达，这种作用方式称为基因组作用方式。雌激素与胞膜ER结合后，通过信号转导发挥作用，这种作用方式称为非基因组作用方式，见图12-3。

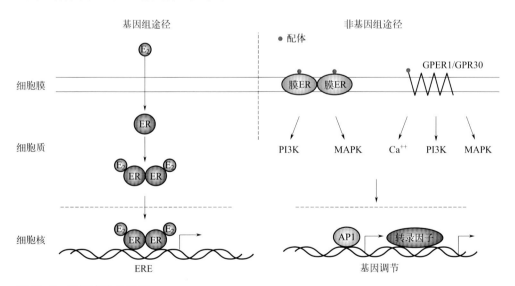

图12-3　雌激素信号途径

分基因组途径和非基因组途径。基因组途径即经典的ER信号转导。当存在雌激素E2时，ER被激活，与E2结合，E2/ER复合物进入细胞核，以二聚体形式与DNA上的雌激素反应元件（ERE）结合引起靶基因表达。非基因组途径是作用细胞膜上雌激素受体（膜ER和GPER1/GPR30），通过胞质信号分子，调节基因表达

1. 经典配体依赖的ER激活方式

处于静止状态的ER与热休克蛋白90（HSP90）等分子伴侣蛋白形成复合物，一旦与激素结合，构象立即变化，分子伴侣解离，以二聚体ER复合物进入细胞核。二聚体ER与靶基因启动子区的雌激素反应元件（ERE）结合引起染色质结构变化，从而影响各种转录因子与染色质的相互作用，以此激活或抑制下游基因的表达。

核ER与甾体激素受体超家族的其他成员一样，需要与辅助蛋白结合，与辅助激活因子（coactivators，CoA）结合会增强其活性，与此相反与辅助抑制因子（corepressors，CoR）结合则会减弱其活性。CoA包括类固醇受体共激活因子（steroid receptor coactivator，SRC）、组蛋白赖氨酸乙酰化酶p300/CBP、染色质重塑复合物SWI/SNF和其他相关蛋白。SRC蛋白有3个成员即SRC1、SRC2和SRC3。SRC蛋白有5个保守的结构域，通过这些结构域它与ER、p300/CBP、精氨酸甲基转移酶-1（coactivator-associated arginine methyltransferase 1，CARM-1）及其他相关蛋白相互作用，形成SRC复合物刺激激素靶基因表达。CoR如NCoR/SMRT与E区结合，抑制其转录，呈雌激素非依赖性。NCoR/SMRT具有组蛋白去乙酰化酶活性，抑制基因转录。一旦配体与ER结合，CoR即被CoA取代。CoR和CoA活性异常会改变激素表达水平，与肿瘤发生有关（图12-4）。

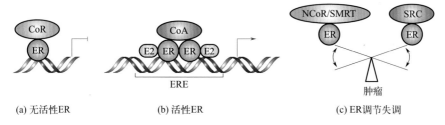

(a) 无活性ER　　　　　(b) 活性ER　　　　　　　　(c) ER调节失调

图12-4　ER的转录调节

（a）在缺乏配体的情况下，ER的羧基端与抑制蛋白（CoR）形成复合物，ER缺乏活性。（b）当存在配体时，ER的E/F区与配体结合，从而激活辅助激活蛋白（CoA），并与之形成复合物，再与DNA结合引起靶基因转录。（c）这些调节蛋白表达异常会引起激素水平改变，与肿瘤发生有关。例如SRC蛋白在不同类型肿瘤呈高表达，特别是SRC3，是肿瘤治疗靶点。SRC抑制剂如棉酚（gossypol）、蟾蜍灵（bufalin）和疣孢菌素（verrucarin）A可抑制瘤细胞增殖，诱导凋亡

2. 经膜ER的作用方式

1995年研究人员第一次证实质膜上存在ERα，它可以与针对核受体不同结构域的各种抗体相互作用，暗示两种受体结构极为相似，称之为膜ER（membrane estrogen receptor，雌激素膜受体，mER），目前已知膜ER主要为ERα36，这种ERα剪接体缺少AF-1功能区。ERβ在细胞膜上也有分布。与核ER相比，膜受体占5%～10%。目前的观点倾向膜ER与核ER是同一基因编码的不同剪接体，因为核

ER敲除的小鼠也缺乏膜ER，提示膜ER与核ER是同一基因编码。至于膜ERα的疏水结构域，可能的解释是在ERα合成早期，一部分ERα的在其E结构域447位的半胱氨酸（C447）发生棕榈酰化（palmitoylation），棕榈酰化的ERα与小窝蛋白1（caveolin-1）相互作用，使ERα能够插入质膜，而那些没有被疏水基团修饰的ER便入核，与HSP90结合在一起成为核ER。

膜ER的作用方式不同于核ER的基因组作用方式，而是一种非基因组作用方式，这种作用方式不需要雌激素进入细胞核，而是通过分布于细胞膜的ER能够快速激活细胞内信号，从而改变胞内蛋白功能和调控基因表达，但持续时间较短。在缺乏雌激素情况下，膜ER以单体形式存在。当有雌激素刺激时，膜ER可迅速形成同源二聚体，二聚体的形成需要Gα和Gβγ的参与。研究表明膜ER介导的信号转导主要包括Ca^{2+}信号通路、cAMP和cGMP以及蛋白激酶（MAPK、PI3K-AKT等）信号通路。

膜ER与核ER功能可以互补（表12-1），使细胞在雌激素作用下既可以快速改变蛋白质活性，又可以持久调节蛋白的合成。另外膜ER启动的快速雌激素非基因组效应与核ER启动的雌激素基因组效应也存在串话（cross-talk），这对调控雌激素作用具有重要作用。

表12-1　膜ER与核ER的比较

项目	核ER	膜ER	GPER1/GPR30
位于	胞质	胞膜，与小窝蛋白结合	胞膜，属于GPCR
信号传递方式	依赖配体，ER二聚体	信号分子（PI3K、MAPK等）	Ca^{2+}、PI3K、MAPK等
效应	基因组	非基因组	非基因组
速度	慢	快	快
作用时间	长	短	短
主要细胞功能	增殖	组织稳态	组织稳态

四、雌激素致癌的可能机制

虽然雌激素与乳腺癌和子宫内膜癌的相关性是明确的，但是雌激素的致癌机制还不是很清楚，可能的机制有以下三点（图12-5）。①ER介导增殖机制：当雌激素与ER结合后，能刺激基因表达，使细胞从G_1进入S期。由于雌激素的这种促分裂作用，从而增加了DNA复制过程中错误的机会，产生基因突变最终导致乳腺癌的发生。②雌激素氧化代谢产物致DNA损伤机制：儿茶酚雌激素及苯醌（catechol estrogen-3,4-quinones，CE-3,4-Q）是雌激素氧化代谢的中间产物，可与DNA形成脱嘌呤加合物，而且在CE-3,4-Q形成过程中可产生氧自由基，这都可损伤DNA，并使之不能修复，继而被错误复制而致癌，故CE-3,4-Q被认为是乳腺癌、子宫内膜癌及其他相关肿瘤的内源性致癌剂。③经膜GPER机制：通过活化MAPK（ERK）和PI3K-AKT等信号通路刺激细胞生长，它可能与ER阴性乳腺癌有一定关系。例如GPR30/GPER在乳腺癌、子宫内膜癌和卵巢癌等癌症均有过表达的报道，提示雌激素可经膜上的相关受体发挥致瘤作用。

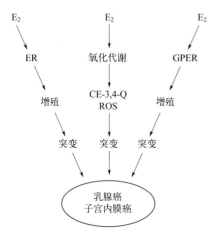

图12-5　雌激素可能的致癌机制

五、乳腺癌的内分泌治疗

内分泌治疗（endocrine therapy，ET）是针对ER阳性乳腺癌的，包括：①使用选择性雌激素受体调控剂（SERM）来阻断ER活性；②使用选择性雌激素受体下调剂（SERD）来对抗雌激素的作用；③阻断雌激素合成，降低雌激素水平。绝经前采用卵巢去势，绝经后用芳香化酶抑制剂（aromatase inhibitors AI），因为AI不能阻断卵巢雌激素合成（表12-2）。

表12-2　ER阳性乳腺癌的内分泌治疗

种类	药物	适应证	机制
SERM	他莫昔芬	绝经前乳腺癌	雌激素受体抑制剂
AI	依西美坦	绝经后乳腺癌	不可逆性抑制雌激素合成
	阿那曲唑、来曲唑	绝经后乳腺癌	可逆性抑制雌激素合成
SERD	氟维司群、依拉司群	绝经后乳腺癌	促进ER降解

1. 选择性雌激素受体调控剂

选择性雌激素受体调节剂（selective estrogen receptor modulator，SERM）是一类能与ER相互作用的非固醇类化合物，它们在有些组织表现为拟雌激素样作用，而在另一些组织表现为抗雌激素样作用。理想的SERM指对骨和心血管系统有雌激

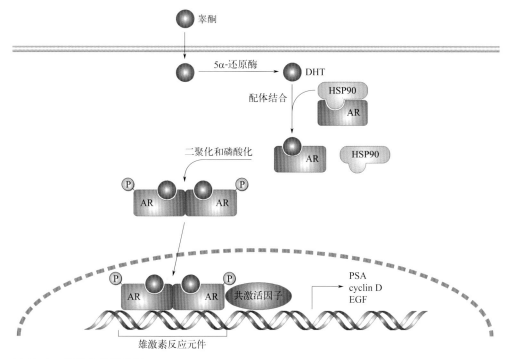

图12-9　雄激素信号途径

　　睾酮进入细胞后，通常在5α-还原酶的作用下转变成DHT。DHT与AR结合，释放出HSP90。与配体结合的AR磷酸化，并形成同源二聚体入核结合到靶基因上的雄激素反应元件（ARE），在辅助激活因子（CoA）参与下刺激靶基因转录

二、AR与前列腺癌

　　前列腺癌的发病过程复杂，但可以肯定，雄激素及其受体与前列腺癌的发生有密切关系。雄激素促进前列腺癌生长是经过一个AR介导的机制增进了内源性基因变异的致癌过程。前列腺癌可能与由遗传背景和后天因素造成的AR信号通路多种异常有关。就遗传背景与发生前列腺癌的危险性而言，研究最多的是*AR*基因第1外显子（CAG）*n*长度与前列腺癌发生的关系。白种人平均CAG重复次数是22，较短的（CAG）*n*增加前列腺癌发生的易感性，不到17个CAG重复基因编码的*AR*更能刺激雄激素依赖的前列腺癌上皮细胞的生长。*AR*基因CAG重复数的不同造成AR结构与功能的差异，较短的（CAG）*n*的AR可能稳定性较高，能较长时间与雄激素结合发挥作用。

　　后天的尤其是经去势治疗后，通常会在一段时间后转变成CRPC。从激素依赖性到激素非依赖性是一个复杂的过程，可能与前列腺癌干细胞、AR的改变和前列腺癌细胞内雄激素合成有关。

（1）**表达AR异构体** 例如AR-V7和AR-V12（AR-v567es）缺乏LBD（图12-8），AR-V7表达在原发瘤罕见，但在CRPC很常见，提示它与雄激素非依赖生长有关。

（2）**肿瘤干细胞缺乏AR表达** 前列腺癌组织中AR的表达是非常异质的，有高表达的，有低表达的，有些细胞甚至可能不表达，例如肿瘤干细胞（CSC）。有研究显示内分泌治疗失败后，有CSC标记的细胞比例升高，提示这些雄激素不敏感的细胞逐渐成为CRPC的主体细胞，是内分泌治疗失败的原因之一。由于前列腺癌组织处于相对应激的环境，CSC比较依赖自噬，抑制自噬可抑制CSC的自我更新和生长，因此自噬抑制剂治疗或联合其他治疗方案是值得探讨的研究方向。

（3）**AR过表达** 前列腺癌细胞通过AR基因扩增来适应低水平的血清雄激素。AR基因扩增既是肿瘤细胞对雄激素低浓度环境的适应性反应，也是抗雄激素治疗失败的原因之一。AR过表达也可通过增加mRNA或蛋白稳定来实现。

（4）**AR突变** AR常见突变位点在C端配体结合结构域，突变可降低配体结合的特异性，使得AR产生非配体依赖的激活，即AR对其生长因子起反应，比如IGF-1、EGF或角质细胞生长因子（keratinocyte growth factor，KGF）等。而铰链区的突变主要是DNA结合结构域和配体结合结构域的延长，从而提高了AR的转录活性。因此，AR突变使前列腺癌细胞能够在雄激素低浓度的环境中生存下来，并影响着前列腺癌的进展。AR突变在原发肿瘤中罕见，但在转移性前列腺癌或治疗抵抗的癌细胞中AR突变频率明显增高。

三、前列腺肿瘤内雄激素合成

1. 前列腺来源的雄激素

正常前列腺有合成雄激素的能力，但在睾丸完整和血睾酮正常情况下，这种合成能力是受到抑制的，仅在去势后这种抑制作用被缓解，可以在局部合成少量雄激素来维持CRPC细胞生长。研究已证实CRPC细胞合成雄激素的酶是上调的，这可以解释为什么有些前列腺癌会对去势治疗产生抗性，也为阻断癌细胞内产生雄激素的治疗提供了新的方向。

肿瘤内雄激素合成依赖于肾上腺来源的脱氢表雄酮（dehydroepiandrosterone，DHEA）。DHEA是肾上腺网状带合成的激素，依赖CYP17A1催化。合成的DHEA分泌入血，参与雄激素、雌激素和其他激素的合成。前列腺癌患者去势后，作为代偿肾上腺的DHEA合成增加。DHEA进入前列腺细胞后，还需其他酶催化才能合成雄激素，其中醛-酮还原酶家族1成员C3（aldo-keto reductase family 1 member C3，AKR1C3）是关键酶。AKR1C3又称17β-羟基类固醇脱氢酶5型（17β-hydroxysteroid dehydrogenase type 5，17β-HSD5），是人体细胞内的多功能酶，含3β-HSD、17β-HSD

以及3α-HSD活性，是细胞内合成睾酮和双氢睾酮最后步骤的关键酶。

研究显示前列腺癌患者去势后，CRPC表达AKR1C3明显上调（表12-3），提示AKR1C3参与肿瘤内雄激素合成，是一种适应反应。由于AKR1C3在CRPC呈高表达，因此它是治疗CRPC的合适靶点。AKR1C3抑制剂不但可以抑制雄激素合成，还可以抑制前列腺素合成，雄激素和前列腺素均与前列腺癌的发生有关。虽然AKR1C3是治疗CRPC的合适靶点，但目前还没有AKR1C3抑制剂上市。

表12-3　影响CRPC治疗抵抗的雄激素合成酶

基因	产物	CRPC表达	抑制剂
CYP17A1	类固醇17α-羟化酶	升高	阿比特龙
AKR1C3	醛-酮还原酶家族1成员C3	升高	吲哚美辛
STS	类固醇硫酸酯酶	升高	irosustat

注：类固醇硫酸酯酶（steroid sulfatase，STS）催化脱氢表雄酮硫酸盐（DHEA-S）→脱氢表雄酮（DHEA），在CRPC中转化为DHEA的速率大幅增加。

2. 微生物来源的雄激素前体物

有研究显示肠道细菌也有助于CRPC的发生。CRPC患者体内的低雄激素水平可改变肠道菌群，某些肠道细菌具有CYP17A1样酶活性，可以合成DHEA，成为维持去势后前列腺癌生长的激素来源（Pernigoni N，et al., 2021）。

四、前列腺癌特异性染色体易位与AR有关

约有50%的前列腺癌存在del（21）（q22）和t（7;21），导致跨膜丝氨酸蛋白酶2（transmembrane protease serine 2，*TMPRSS2*）基因与ETS转录因子家族的ETS调节基因（ETS-regulated gene，*ERG*）和ETS变异基因（ETS variant 1，*ETV1*）形成融合基因*TMPRSS2-ERG*和*TMPRSS2-ETV1*（图12-10），对前列腺癌的诊断有特异性。ETS（E26 transformation-specific）是一转录因子家族，目前有28个成员，例如*FLI1*（11q24）、*ERG*（21q22.3）、*ETV1*（7p21.2）、*ETV4*（17q21）、*ETV5*（3q）和*ETV6*（12p13）等。*ETS*基因与其他基因形成融合基因在人类肿瘤中是很常见的，例如前列腺癌、尤因（Ewing）肉瘤、白血病和乳腺癌等。*TMPRSS2*基因位于21q22.3，是前列腺特异表达基因，5'含有AR结合序列，能被AR调节，在前列腺癌呈高表达。*ERG*基因也定位于21q22.3，与*TMPRSS2*基因有3Mb的距离。*ETV1*定位于7p21.2。*ERG*和*ETV1*基因的表达调节区也含有AR结合序列，AR可使*TMPRSS2*和*ETS*基因靠近。这些观察可以解释为什么*TMPRSS2-ERG*和*TMPRSS2-ETV1*基因易位常发生在前列腺，因为前列腺是雄激素敏感的器官。TMPRSS2与ERG或ETV1形成融合蛋白在结构上基本为TMPRSS2启动子部分或少数头几个

氨基酸和截短的ERG或ETV1（丧失自身的启动子，但保留DNA结合结构域），因此*TMPRSS2-ERG*和*TMPRSS2-ETV1*基因表达是在*TMPRSS2*启动子控制之下。*TMPRSS2-ERG*基因在雄激素作用下后可导致*ERG*过表达，ERG作为转录因子可上调许多靶基因的表达，与前列腺癌的发生有关。前列腺癌出现高频的*TMPRSS2-ETS*易位，提示这种特异性的染色体易位对前列腺癌的发生有病因性角色。

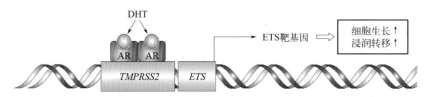

图12-10 *TMPRSS2-ETS*融合基因

前列腺癌高频出现*TMPRSS2-ETS*融合基因对前列腺癌的发生有指标意义。这种染色体易位通常发生在青春期，由于雄激素水平突然升高导致易发生这一类型易位，这种易位的细胞可潜伏下来，随后*PTEN*等遗传物质的进一步改变最终导致前列腺癌发生

虽然前列腺特异性抗原（PSA）目前仍是前列腺癌筛查最常用的标志物，但仍有诸多缺点，例如PSA在良性前列腺疾病时也会升高，前列腺癌的专一性较差。最近有人提出用多重生物标记来筛查前列腺癌，它们发现检测尿中前列腺癌抗原3（prostate cancer antigen 3，PCA3）和TMPRSS2-ERG融合蛋白优于单独PSA检测。PCA3是lncRNA，虽然PCA3在前列腺癌中的角色尚不清楚，但PCA3是目前最佳的前列腺癌标志物，90%以上的前列腺癌PCA3呈高表达，它是继PSA之后，第二个被FDA批准用于前列腺癌诊断的标志物。*TMPRSS2/ERG*基因融合主要生物学效应是增加了*ERG*基因的表达，因此检测尿液中ERG的mRNA含量在前列腺癌诊断中也具有重要意义。

五、前列腺癌的内分泌治疗

前列腺癌的内分泌治疗与乳腺癌类似，包括：①睾丸去势；②抑制雄激素合成；③选择性雄激素受体调节剂（selective androgen receptor modulator，SARM）。

虽然内分泌治疗可以延长前列腺癌患者寿命，但如同乳腺癌内分泌治疗会增加心血管疾病风险一样，前列腺癌的内分泌治疗也会增加心血管疾病风险。去势治疗会使血液趋向高凝状态，增加血栓形成风险。这是因为当体内雄激素或雌激素水平降低时会触发下丘脑分泌促性腺激素释放激素（gonadotropin-releasing hormone，GnRH），GnRH通过触发垂体前叶分泌黄体生成素（LH）和卵泡刺激素（FSH），两者协同作用，刺激卵巢或睾丸性激素的生成和分泌。因此GnRH拮抗剂是降低前列腺癌内分泌治疗心血管疾病风险的选项，它通过竞争性结合GnRH受体，诱导LH和FSH快速下降，降低血清睾酮水平。地加瑞克和瑞格列克是GnRH拮抗剂

（表12-4），已被FDA批准用于前列腺癌治疗。

表12-4 前列腺癌的内分泌治疗药物

药物	适应证	机制
地加瑞克（degarelix）	晚期前列腺癌	GnRH拮抗剂
瑞格列克（relugolix）	晚期前列腺癌	GnRH拮抗剂
阿比特龙（abiraterone）	CRPC	CYP17A1抑制剂
恩杂鲁胺（enzalutamide）	CRPC	AR拮抗剂
阿帕他胺（apalutamide）	CRPC	AR拮抗剂
达洛鲁胺（darolutamide）	CRPC	AR拮抗剂

目前临床上有数款SARM用于前列腺癌治疗。恩杂鲁胺（enzalutamide）的AR拮抗剂，也称MDV3100。MDV3100是雄激素（DHT）的竞争性抑制剂，通过与雄激素受体结合干扰雄激素的活性（图12-11）。该药2012年被FDA批准用于治疗前列腺癌，2019年获准在中国上市。随后FDA又批准了阿帕他胺（Erleada®）和达洛鲁胺（Nubeqa®）用于去势抵抗性非转移性前列腺癌治疗。阿帕他胺和达洛鲁胺均为口服AR抑制剂，作用原理与恩杂鲁胺类似。

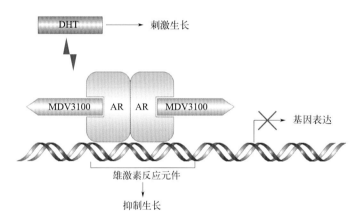

图12-11　MDV3100（enzalutamide）治疗前列腺癌原理

MDV3100是雄激素（DHT）的竞争性抑制剂，它能直接结合AR，阻断雄激素的生长刺激作用

参考文献

Guillette T C, Jackson T W, Belcher S M. Duality of estrogen receptor β action in cancer progression. Curr Opin Pharmacol, 2018, 41:66-73.

Pernigoni N, Zagato E, Calcinotto A, et al. Commensal bacteria promote endocrine resistance in prostate cancer through androgen biosynthesis. Science, 2021, 374(6564): 216-224.

第十三章

DNA损伤及修复与肿瘤

在生命活动过程中，人体细胞的DNA损伤是很常见的，但各种原因引起的DNA损伤可以通过不同方式修复来维持基因组的稳定。有时DNA的损伤并不能完全消除，或者DNA修复也不精准，像非同源末端连接（NHEJ）和跨损伤DNA合成（translesion DNA synthesis，TLS）修复等，只是使细胞能够耐受缺陷的DNA而能继续生存。这些未能完全修复而存留下来的损伤会引起基因组不稳定，并在适合的条件下显示出来（如年龄相关疾病和癌症等），所以研究DNA损伤和修复机制既是探索生命的一个重要内容，也对肿瘤的诊断、治疗和预后判断具有现实意义。例如对由于BRCA失活而导致的DNA修复途径缺陷的肿瘤细胞，抑制其补救途径，会导致肿瘤细胞死亡，而不伤及正常细胞，这种合成致死方案目前已被批准用于临床肿瘤治疗。

部聚集，使得损伤的DNA无法修复（Sulkowski P L, et al., 2020）。

ARID1A是SWI/SNF染色质重塑复合物的一个重要组成亚基，具有肿瘤抑制基因功能，在多种肿瘤中表现缺失或突变失活。研究显示ARID1A参与DNA修复，在*ARID1A*突变的瘤细胞，NHEJ修复途径受到影响，这些细胞变得依赖于同源重组来维持肿瘤生长。当加入PARP抑制剂后，*ARID1A*突变癌细胞对辐射敏感，会产生合成致死效应。

又如WRN和MMR也是一对合成致死搭档。MSI通常有MMR基因缺陷，与HNPCC、消化系统肿瘤及子宫内膜癌等肿瘤发生有关（见本章第四节），而WRN蛋白是DNA解旋酶，负责DNA的复制和错误修复，该基因缺陷会导致沃纳（Werner）综合征。在有MSI的癌细胞由于DNA复制错误，消耗大量WRN蛋白，因此细胞对WRN有严重的依赖性。相反，在没有MSI的癌细胞系中，*WRN*被敲除或沉默不影响癌细胞的生长，提示使用WRN抑制剂对有MSI的肿瘤患者有治疗作用。

二、DNA修复蛋白作为靶点

1. 多聚二磷酸腺苷核糖聚合酶1（PARP1）是重要的DNA损伤修复蛋白

PARP是多聚ADP-核糖转移酶，是将NAD^+其中的ADP核糖（ADP-ribose）转移到靶蛋白，合成直线状和多枝状的聚ADP核糖基化（PAR）蛋白，是真核细胞中蛋白质翻译后的重要修饰方式之一。根据与PARP1同源性，PARP家族有17个成员。PARP1是PARP家族中最广泛研究的成员，它在许多生理过程中如染色质解聚、DNA复制/修复、基因表达、细胞分化等发挥重要作用。机体代谢、化学物质或者辐射会导致DNA断裂损伤。当DNA断裂时，PARP1通过识别结构损伤的DNA片段而被激活，形成一个PAR蛋白。PARP抑制剂与PARP1的同一区域结合，阻止PARP1生成PAR蛋白。体外和体内研究表明抑制PARP1则可降低DNA修复功能，增强放疗和化疗对肿瘤的治疗效果。目前已有数款PARP1抑制剂上市用于肿瘤临床治疗（表13-5）。

表13-5　上市的PARP抑制剂

药名	靶点	适应证	上市时间/年
奥拉帕尼（olaparib，Lynparza®）	PARP1/2/3	BRCA突变的乳腺癌、卵巢癌、前列腺癌	2014
鲁卡帕尼（rucaparib，Rubraca®）	PARP1/2/3	BRCA突变的乳腺癌和卵巢癌	2016
尼拉帕利（niraparib，Zejula®）	PARP1/2	卵巢癌	2017
他拉唑帕尼（talazoparib，Talzenna®）	PARP1/2	BRCA突变的乳腺癌	2018
氟唑帕利（fluzoparib）/国产	PARP1	BRCA突变的卵巢癌、输卵管癌或原发性腹膜癌	2020
帕米帕利（pamiparib）/国产	PARP1/2	BRCA突变的卵巢癌	2021

2.其他DNA损伤修复蛋白作为靶点

除了PARP1抑制剂外，目前尚无其他DNA损伤修复蛋白抑制剂用于肿瘤临床的报道。处于临床试验阶段的DNA修复蛋白抑制剂见表13-6。为什么少见DNA修复蛋白抑制剂成功用于临床的案例，这主要是生物在进化过程中，演化出一些多余的代谢途径，以防某条途径失活后，仍有后备途径来补偿。此外细胞代谢有很强的可塑性，它会调整代谢来适应应激环境。另外正常细胞也需要DNA损伤修复蛋白来维持基因组完整性，除非这些抑制剂特异性作用肿瘤细胞，否则会产生DNA损伤毒副作用。

表 13-6　处于临床试验阶段的DNA损伤修复蛋白抑制剂

DNA修复蛋白（机制）	抑制剂
ATM（HR和NHEJ）	AZD-0156，KU55933
ATR（HR，NER）	Berzosertib，Elimusertib
CHK1（HR）	MK8776，GDC-0575，LY-2603618，Prexasertib
CHK2（HR）	LY-2606368
DNA-PKcs（NHEJ）	AZD-7648，Peposertib
WEE1（HR）	Advosertib（AZD1775）

注：ATM、ATR、CHK1和CHK2都是重要的DNA损伤修复蛋白。DNA-PKcs是DNA-PK催化亚单位 [图13-7（b）]，参与NHEJ修复。WEE1激酶抑制CDK1活性，阻止细胞进入有丝分裂（图5-2，图5-9）。

参考文献

O'Neil N J, Bailey M L, Hieter P. Synthetic lethality and cancer. Nat Rev Genet,2017,18（10）:613-623.

Sulkowski P L, Oeck S, Dow J, et al. Oncometabolites suppress DNA repair by disrupting local chromatin signalling. Nature, 2020, 582(7813): 586-591.

第十四章

表观遗传与肿瘤

表观遗传学是指在基因组序列不变的情况下，可以决定基因表达与否并可稳定遗传下去的调控密码。最典型的例子是细胞分化，相同的基因组序列却表现不同的生理功能。基因表达受众多因素调节，主要包括以下几方面：DNA甲基化、染色质重塑、组蛋白修饰（甲基化、乙酰化和泛素化等）和RNA层面（miRNA、LncRNA、RNA甲基化和RNA剪接等）调控，这些调控因素在细胞内是以网络形式呈现的。全基因组的研究显示基因的表观遗传学改变增加基因突变概率，反过来基因突变又影响表观遗传学的改变。

第一节
DNA甲基化与肿瘤

一、DNA甲基化是调节染色质状态的重要方式

1. DNA甲基化的概念

DNA甲基化是表观遗传调控基因表达主要形式之一，它是指DNA分子上CpG双核苷中的胞嘧啶（C）处于甲基化状态（图14-1）。CpG二核苷在基因组中呈非随机分布，某些富含CpG区域称为CpG岛（CpG island，CGI），常位于基因上游调控区的启动子。正常细胞启动子区的CGI通常处于非甲基化状态，基因表达，当其发生甲基化时，基因沉默。与CGI相反的是，80%左右散在基因组中的CpG二核苷酸处于甲基化状态，这对维持基因组稳定具有重要意义。这种散在基因组中的CpG二核苷酸甲基化程度随年龄增长呈下降趋势，这会加速基因组不稳定，与老年人易患肿瘤有关。

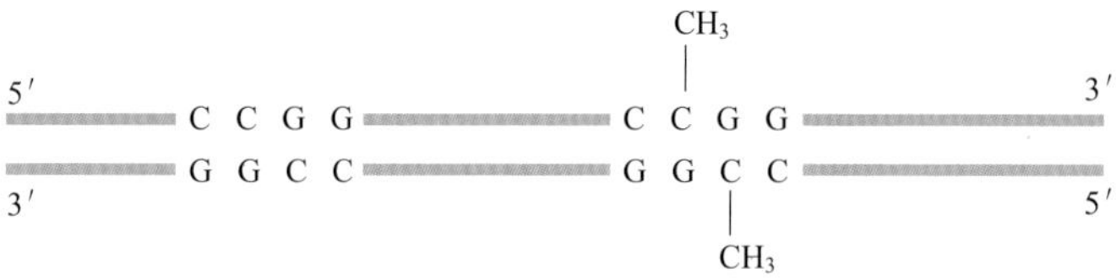

图14-1　DNA CpG岛甲基化

启动子区的CpG岛的甲基化将会使基因表达沉默

实际上，CpG岛不同区域的甲基化状态不尽相同，它们对转录的影响是复杂的，并不是任何区域甲基化都会对基因转录有抑制作用。例如端粒启动子上游的THOR甲基化上调TERT表达（图8-8）。另外不同基因启动子区CpG岛的密度和分布是不一样的，它们的甲基化程度也会不同，这些都会对转录产生影响。

2. DNA甲基化酶和去甲基化酶

DNA甲基化的模式早在胚胎发育过程中就建立起来了。受精完成后，基因组DNA经历了完全去甲基化、从头甲基化和有选择性的去甲基化过程，因此子代细胞拥有与亲代细胞相同的甲基化状态。这种模式通过DNA甲基化酶（DNA methylase，也称DNA甲基转移酶，DNA methyltransferase，DNMT）和去甲基化酶

来完成的（表14-1）。

表14-1　DNA甲基化修饰酶及在肿瘤的角色

分类	主要功能	结合甲基化组蛋白	在肿瘤中的表现
甲基化酶（Writer）			
DNMT1	对HeDNA子链甲基化	—	突变、过表达/癌基因
（UHRF1）	DNMT1辅助因子	H3K9me2/3	过表达/癌基因
DNMT3A	从头DNA甲基化	H3K36me2，H3K9me2	突变/癌基因
DNMT3B	从头DNA甲基化	H3K36me3，H3K9me3	突变、过表达/癌基因
去甲基化酶（Eraser）			
TET1	DNA去甲基化	—	突变/失活
TET2	DNA去甲基化	—	突变/失活
TET3	DNA去甲基化	—	TSG或癌基因？

注：这里提及在肿瘤角色是一般而言，它们可能在某些肿瘤呈现完全相反的角色，这是不奇怪的，因为这些蛋白的靶点可以是癌基因，也可以是TSG。HeDNA—hemi-methylated DNA，半甲基化DNA。

DNMT3A和DNMT3B参与DNA从头甲基化，即在没有甲基化DNA双链上进行甲基化，这主要发生在受精后去甲基化直至植入后需重新甲基化的胚胎细胞。它们也参与了肿瘤抑制基因等的启动子区的DNA异常甲基化。DNMT1主要涉及发育过程中甲基化的维持，即主要与复制后形成的半甲基化DNA子链发生反应，根据亲本链的甲基位点，在复制链对称回文结构相应的胞嘧啶上进行甲基化，这样就获得了与亲本DNA完全相同的甲基化形式，这就构成了表观遗传学信息在细胞和个体世代间传递的机制。

DNA甲基化是个可逆过程，哺乳动物细胞的DNA去甲基化酶TET（ten-eleven translocase）有三个成员即TET1、TET2和TET3。TET酶可将5mC氧化成5-羟甲基胞嘧啶（5-hydroxymethylcytosine，5hmC）、5-甲酰基胞嘧啶（5-formylcytosine，5fC）和5-羧基胞嘧啶（5-carboxylcytosine，5caC），DNA糖基化酶TDG（thymine-DNA glycosylase）可以特异性地识别5fC和5caC，并将其从基因组中切除修复，从而完成DNA去甲基化。另一条是激活的胞嘧啶核苷脱氨酶（activation-induced cytidine deaminase，AID）/APOBEC通过脱氨作用分别将5mC和5hmC转变成胸腺嘧啶（T）和5-羟甲基尿嘧啶（5-hydroxymethyluridine，5hmU），形成错配，随后糖基化酶启动碱基切除修复，完成DNA的去甲基化（图14-2）。

肿瘤细胞5-羟甲基胞嘧啶（5hmC）下调　5hmC是5mC氧化产物，该反应受TET催化。与正常细胞比较，肿瘤细胞一般表现5hmC水平下调，可作为肿瘤诊断的表观遗传标志。肿瘤细胞5hmC下调的原因显然与TET活性下调有关，IDH功能获得突变产生的2-HG是癌蛋白（图10-4，图10-5）可抑制TET活性。维生素C是TET2的辅助因子，影响TET2的氧化功能。维生素C缺乏将影响TET2的功能发挥，导致造血干细胞自我更新能力增强，增加白血病风险。补充维生素C可通过上调

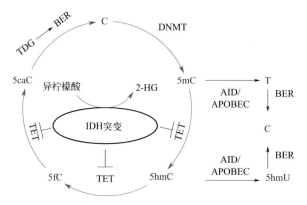

图14-2　DNA主动去甲基化过程

胞嘧啶（C）在DNMT催化下变成5-甲基化胞嘧啶（5mC）。TET催化5mC氧化成5-羟甲基胞嘧啶（5hmC）、5-甲酰基胞嘧啶（5fC）和5-羧基胞嘧啶（5caC），5fC和5caC可被DNA糖基化酶TDG特异性地识别并切除修复，从而完成DNA去甲基化。TET活性除了本身结构外，还受到细胞内代谢产物的影响。例如，野生型异柠檬酸脱氢酶（IDH）催化异柠檬酸变成α-KG，突变型IDH导致异柠檬酸变成2-羟基戊二酸（2-hydroxyglutarate，2-HG）增多，2-HG是癌蛋白，可抑制TET活性。5mC和5hmC也可通过脱氨作用转变成胸腺嘧啶（T）和5-羟甲基尿嘧啶（5hmU），随后启动BER途径，完成DNA去甲基化。激活的胞嘧啶核苷脱氨酶（AID）是载脂蛋白B-mRNA-编辑催化组分（apolipoprotein B mRNA editing catalytic component，APOBEC）胞嘧啶脱氨酶家族成员之一

5hmC在肾透明细胞癌中的水平，对癌细胞重编程，使肾癌细胞更加倾向向正常细胞分化（图14-3）。

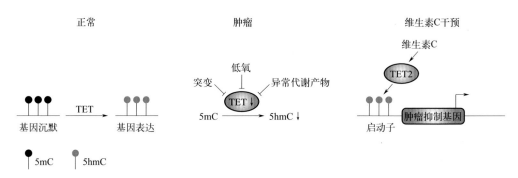

图14-3　肿瘤细胞表现TET和5hmC降低

正常情况下TET通过氧化5mC产生5hmC，调节基因表达。肿瘤时TET突变、低氧和2-HG等不同原因抑制TET活性，导致5hmC水平降低。维生素C通过促进TET2活性来上调启动子5hmC水平，从而上调p16和p21等肿瘤抑制基因表达

3. 甲基化DNA结合蛋白

当启动子区CpG岛发生甲基化后，转录因子通常不能结合于此部位，代替它们的是甲基化CpG结合蛋白。甲基化DNA结合蛋白分三类：MBD结构域蛋白、锌

指蛋白和SRA（set and ring-associated）结构域蛋白，这些蛋白调节甲基化DNA的生物学功能见表14-2。

表14-2 常见的DNA甲基结合蛋白及在肿瘤的角色

分类	特征结构域	主要功能	结合甲基化组蛋白	在肿瘤中的表现
MeCP2	MBD	DNA 5mCpG	—	过表达/癌基因
MBD1	MBD	DNA 5mCpG	—	表达，突变/癌基因
MBD2	MBD	DNA 5mCpG	NuRD 亚基（表14-9）	依肿瘤而定
MBD4	MBD	DNA 5mCpG	—	MSI，TSG
ZBTB33/Kaiso	ZF	DNA 5mCpG	—	低表达/TSG
ZFP57	ZF	印记基因	—	过表达/癌基因
UHRF1	SRA	HeDNA 5mCpG	H3K9me2/3	过表达/癌基因

注：MSI—microsatellite instability，微卫星不稳定；ZF—zinc finger，锌指。

（1）MBD结构域蛋白可以结合甲基化DNA 目前已知在哺乳动物中有4个MBD结构域蛋白可以结合甲基化DNA，它们是MeCP2、MBD1、MBD2和MBD4，它们通过一种保守的蛋白质基序即甲基化DNA结合结构域（methylated DNA-binding domain，MBD）而结合5mCpG。

MBD结合于甲基化的CpG启动子区后，促使组蛋白去乙酰化酶（histone deacetylase，HDAC）和其他转录抑制因子的结合，形成核心组蛋白去乙酰化复合物，作用于启动子下游的组蛋白，使组蛋白H3和H4 N端尾部的赖氨酸发生去乙酰化，从而导致组蛋白上正电荷增加，与带负电荷的DNA相互作用，使染色体结构压缩，进一步限制转录因子的结合，引起转录抑制（图14-4）。

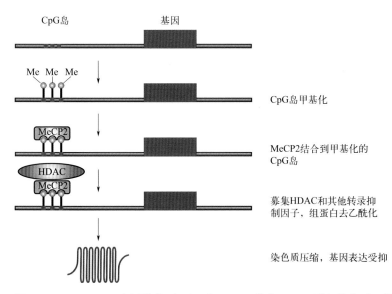

图14-4 DNA CpG岛甲基化后可通过MeCPs募集HDAC引起染色质压缩，基因表达受抑

（2）可以结合甲基化DNA的锌指蛋白　虽然能结合甲基化DNA的锌指蛋白有多个，如ZBTB33（又称Kaiso）、ZFP57、KLF4、WT1和CTCF（CCCTC-binding factor），但亲和性和特异性高的是ZBTB33和ZFP57，它们通过一种锌指基序结合甲基化DNA，从而发挥作用。Kaiso/ZBTB33是最早发现可以结合甲基化DNA的锌指蛋白，与ZBTB33比较接近的还有ZBTB4和ZBTB38两个蛋白。

ZFP57比较特别，它的氨基端含有一个Kruppel关联框（Kruppel-associated box，KRAB）结构域，该蛋白与基因组印记有关。它能与特定的DNA序列结合，维持印记控制区（imprinting control region，ICR）的甲基化状态（图14-6）。有研究显示肿瘤时该蛋白呈现过表达，提示其有癌基因功能。

（3）SRA结构域蛋白UHRF1能结合半甲基化DNA　与MBD相比，SRA结构域蛋白种类较少，最具代表性的是泛素样环指结构域1（ubiquitin-like ring finger domain 1，UHRF1）蛋白。UHRF1是多结构域蛋白［图14-5（a）］，能结合DNA和组蛋白，同时又具有E3连接酶活性。DNA在复制过程中UHRF1的SRA结构域能识别母链的半甲基化DNA（hemi-methylated DNA，HeDNA），然后募集DNMT1到局部形成UHRF1/DNMT1异源二聚体，有助于DNMT1对子链DNA甲基化［图14-5（b）］。UHRF1的TTD（串联Tudor结构域）具有结合H3K9me2/3的能力，它与SRA结构域结合HeDNA协同作用，招募DNMT1对子链DNA甲基化，由此可见组蛋白甲基化与DNA甲基化是关联事件。

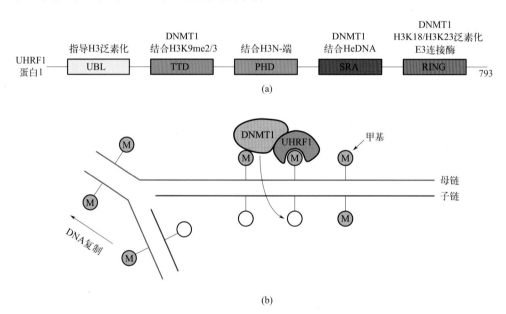

图 14-5　UHRF1蛋白结构和功能

（a）UHRF1蛋白结构域及功能。（b）DNA在复制过程中UHRF1蛋白结合到母链的HeDNA，招募DNMT1对子链DNA甲基化

家族	酶	功能	肿瘤角色
	KDM3A-C	H3K9me1/2	KDM3A/癌基因，KDM3B-C因瘤而定
	KDM4A-D	H3K9me2/3	KDM4B癌基因
	KDM4A，KDM4C	H3K36me2/3	KDM4A/C癌基因
	KDM5A-D	H3K4me2/3	KDM5A-B/癌基因，KDM5C-D/TSG
	KDM6A，KDM6B	H3K27me2/3	KDM6A/TSG，KDM6B/癌基因
	KDM7B/KDM9/KDM7C	H4K20me1/2/3，H3K27me1/2，H3K9me1/2	KDM7B/癌基因

含JmjC结构域［jumonji C（JmjC）-domain-containing，JMJD］家族组蛋白去甲基化酶成员较多，有20多个，分成KDM 2～7亚家族，它们能够特异性地移去组蛋白赖氨酸上不同状态的甲基（me1，me2，me3）。KDM2/FBXL有2个成员（KDM2A～B），KDM3/JMJD1有3个成员（KDM3A～C），KDM4/JMJD2有6个成员（KDM4A～F），KDM5/JARID1有4个成员（KDM5A～D），KDM6/JMJD3有3个成员（KDM6A～C），KDM6C/UTY的活性很低，KDM7有2个成员KDM7B和KDM7C，它们的功能见表14-18。

（3）组蛋白赖氨酸甲基结合蛋白 由于组蛋白赖氨酸甲基化的位点不同，因此结合的蛋白也不同，产生的生物学效应也不一样。赖氨酸甲基化结合蛋白种类非常多样，它可被下列结构域蛋白识别：chromodomain、MBT、PHD（plant homeodomain）锌指、Tudor、PWWP、WD40和Ankyrin等。一个蛋白也可能识别不同甲基化赖氨酸位点，一个甲基化赖氨酸位点可被不同蛋白识别。例如H3K9me和H3K27me能被带有chromo结构域的蛋白识别，H3K4me和H3K9me能被带有PHD锌指蛋白识别，H3K36me和H3K79me能被带有PWWP结构域的蛋白识别。

含chromo结构域蛋白有29种，它们利用芳香笼识别赖氨酸三甲基化的结构。CBX（chromobox protein homolog）蛋白有8个成员，分2组：HP1组包括CBX1/HP1β、CBX3/HP1γ和CBX5/HP1α，与H3K9me3结合；PcG组包括CBX2、CBX4、CBX6、CBX7和CBX8，与H3K27me3结合，涉及染色质压缩。

① HP1和PRC是重要的异染色质结合蛋白：异染色质蛋白质1（heterochromatin protein 1，HP1）是带有chromo结构域的蛋白，能结合H3K9me。人类有3种HP1蛋白即HP1α、HP1β和HP1γ，分别由*CBX5*、*CBX1*和*CBX3*基因编码。HP1蛋白*N*端是称为chromodomain（CD）的区域，*C*端为chromo shadow domain（CSD）区域，中间被低保守度的铰链区隔开。HP1作为桥梁分子通过CD区与组蛋白联系，通过CSD区与许多非组蛋白结合。HP1 CD区可与组蛋白H3K9me2/3部位结合，使基因表达沉默（图14-15）。H3K9甲基化是异染色质产生和维持稳定所必需的，失去H3K9甲基化会使基因组不稳定，从而诱发肿瘤发生。除了维持异染色质外，H3K9甲基化有许多不同的作用，包括基因表达调节和DNA损伤反应等。

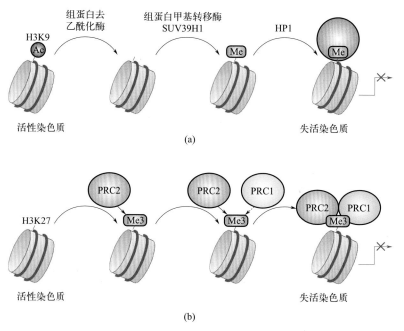

图 14-15　HP1和PcG分别结合到各自的组蛋白甲基化部位，导致基因沉默

（a）组蛋白乙酰化和甲基化修饰是一连贯过程。首先H3K9位点去乙酰化，留出空位供甲基化，在组蛋白甲基化酶SUV39H1/KMT1作用下，H3K9甲基化，甲基化的H3K9可被HP1识别并结合之，导致基因沉默。（b）PcG蛋白协调抑制作用。首先PRC2中的EZH2催化H3K27发生三甲基化，然后募集PRC1结合到H3K27me3位点，导致基因沉默（详细见下文"PRC1的组成是异质的"）。肿瘤细胞H3K9和H3K27通常处于甲基化状态，与TSG的失活和肿瘤干细胞状态的维持有一定关系

多梳组（PcG）蛋白在胚胎发育和细胞命运等过程中发挥了重要作用，主要包含PRC1、PRC2和PR-DUB（Polycomb repressive-deubiquitinase）等复合物。PRC1和PRC2的组成和功能见表14-19，PRC1的主要功能是催化H2A赖氨酸119单泛素化（H2AK119ub1），PRC2的主要功能是催化H3K27me3。PR-DUB具有与PRC1相拮抗的酶活性，可以特异性去除H2AK119ub1。

表 14-19　人PRC1和PRC2的核心亚基及功能

分类	亚基	功能	肿瘤角色
PRC1	RING1	H2AK119ub1	过表达/癌基因
	CBX7	结合 H3K27me3	癌基因
	PHC	寡聚体/蛋白-蛋白互作	低表达/TSG?
	BMI-1（PCGF4）	RING1B酶辅助因子	癌基因
PRC2	EZH1/2	H3K27me3	癌基因或TSG，视肿瘤而定
	SUZ12	刺激 EZH1/2 活性	癌基因
	EED	结合 H3K27me3，刺激 EZH1/2 活性	癌基因

注：H2AK119ub1（H2A赖氨酸119单泛素化）。

② PRC1的组成是异质的：根据结构不同哺乳动物细胞PRC1又进一步分经典PRC1（canonical PRC1，cPRC1）和非经典PRC1（non-canonical PRC1，ncPRC1）两个类型。cPRC1含CBX亚基，但ncPRC1含RYBP（RING1 and YY1 binding protein）和YAF2（YY1 associated factor 2）亚基。cPRC1和ncPRC1均含RING1A/B，因此它们都有催化H2AK119ub1功能，但cPRC1的催化活性要低于ncPRC1。目前的观点是ncPRC1首先与DNA结合，催化H2AK119ub1，随后该位点被PRC2识别，募集的PRC2催化H3K27me3，然后募集cPRC1结合到H3K27me3位点，cPRC1中的RING1A/B进一步催化H2AK119ub1，导致基因沉默。根据PCGF不同，ncPRC1又分不同亚型，见图14-16。

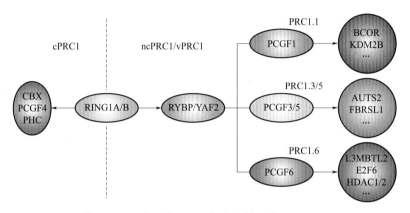

图14-16　经典PRC1和非经典PRC1复合物的组成

　　非经典PRC1又称变异PRC1（variant PRC1，vPRC1），它与cPRC1区别在于用RYBP/YAF2代替CBX，并不结合H3K27me3，而是结合DNA。由于ncPRC1与cPRC1不同的作用方式，ncPRC1可能在H2AK119ub1扮演更重要的角色，即在缺乏PRC2活性条件下发挥作用。ncPRC1又分不同亚型，这些不同ncPRC1在分布和作用上是有区别的，它们对PcG结合到特定基因至关重要，调节发育基因表达

③ COMPASS复合物拮抗PcG复合物功能：与PcG催化H3K27甲基化不同，COMPASS催化H3K4甲基化，激活基因表达。一般认为COMPASS是PcG基因沉默的拮抗物，两者协调控制基因表达水平（图14-17）。例如MLL3/4 COMPASS含有H3K27去甲基化酶UTX（表14-17），因此MLL3/4复合物是参与H3K27甲基化水平调节的。

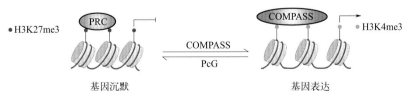

图14-17　在基因表达水平上COMPASS通过与PcG竞争结合靶基因来削弱PcG对基因表达的抑制作用

2.组蛋白赖氨酸甲基化异常与肿瘤

由于组蛋白的甲基化状态与基因表达有关，因此肿瘤细胞存在组蛋白甲基化的异常，检测肿瘤细胞的组蛋白的甲基化状态有助于肿瘤的诊断、预后判断及治疗（图14-18）。

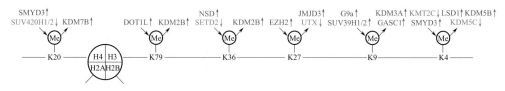

图14-18　肿瘤时组蛋白赖氨酸（K）甲基修饰酶的变化

↑代表上调，↓代表下调

（1）H3K4甲基化异常与肿瘤　H3K4甲基化主要位于基因启动子，在功能上促进基因表达。H3K4甲基化由MLL和SET1A/1B（KMT2F/2G）甲基转移酶来完成。人MLL家族有4个成员即MLL1/KMT2A、MLL2/KMT2B、MLL3/KMT2C和MLL4/KMT2D，由不同基因编码。这些基因的突变已在不同肿瘤细胞被鉴定，KMT2C和KMT2D基因对肿瘤生长有抑制作用，突变表现功能丧失。

*MLL1*基因定位于11q23，该基因易位在急性白血病中是很常见的。由于*MLL1*易位，与其他伙伴基因融合，目前鉴定的已超过60个，例如*MLL1-AF10*、*MLL1-AF4*、*MLL1-ENL*和*MLL1-EEN*等。染色体易位后形成的MLL1融合蛋白丧失H3K4甲基转移酶的功能，却获得募集H3K79甲基转移酶DOT1L功能，引起全基因组转录表达的紊乱。H3K79甲基化可促进一些正常不表达的基因（如HOX和Wnt等）重新表达，进而诱发肿瘤（图14-19）。因此，DOT1L有可能成为治疗这些白血病的靶点。EPZ004777和EPZ004777衍生物pinometostat（EPZ-5676）是DOT1L特异性抑制剂，目前仍处临床试验阶段。

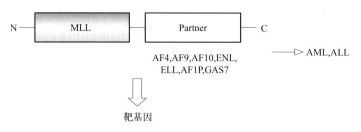

图14-19　MLL1融合蛋白

MLL1可与至少60多种伙伴基因融合。融合蛋白N端为MLL片段，它通常丧失H3K4甲基转移酶结构域SET，C端为截短的伙伴蛋白。虽然MLL1融合蛋白丧失H3K4甲基转移酶活性，但它却获得募集H3K79甲基转移酶hDOT1L功能，导致基因组表达紊乱，与MLL1融合蛋白致白血病有关

SMYD3是含有SET和MYND结构域的甲基化酶，可对不同蛋白甲基化，包括H3K4、H4K5和H4K20。在人类不同肿瘤SMYD3呈现高表达，扮演癌基因角色（图14-18）。

与MLL作用相反，KDM1A（LSD1）和KDM5是H3K4me去甲基化酶。LSD1在多种肿瘤呈过表达，提示其具有癌基因功能，这种过表达可增强肿瘤细胞的干性和EMT。LSD1致瘤机制与它的去甲基化功能有关，可引起染色质构型发生改变，导致肿瘤抑制基因失活。

KDM5有4个成员KDM5A～D，是H3K4me2/3去甲基化酶。KDM5A和KDM5B在肿瘤呈高表达，被认为扮癌基因角色，KDM5B（也称PLU1）高表达导致的H3K4me低水平是保持细胞干性和肿瘤抑制基因失活的主要原因。KDM5C和KDM5D是同源蛋白，它们的基因分别位于X和Y染色体，因此它们的功能类似。KDM5C和KDM5D在肿瘤的角色是有争议的，它们是促癌还是抗癌可能要视具体肿瘤才能确定。例如有研究显示男性结直肠癌的预后比女性差的原因与Y染色体的KDM5D表达上调有关，但Y染色体丢失膀胱癌的预后比没有Y染色体丢失膀胱癌的预后差，提示KDM5D表达可能有预防膀胱癌作用（Li J and DePinho R A，2023）。

（2）H3K9甲基化异常与肿瘤 H3K9甲基化主要分布于异染色质，是染色质失活的标志。肿瘤细胞H3K9甲基化一般呈上调趋势。在已知的6个H3K9甲基化酶（表14-16），它们在肿瘤的角色非常复杂，促癌还是抑癌往往要根据具体情况而定。G9a（KMT1C）和GLP（KMT1D）是同源蛋白，两者形成异源二聚体促进H3K9me1和H3K9me2。研究显示G9a（KMT1C）在不同类型肿瘤表达增高（图14-18），促进肿瘤生长和EMT。

H3K9去甲基化酶有多个，包括KDM3家族和KDM4家族（KDM4A～D）。研究显示KDM4B和KDM4C（又称GASC1）在多种肿瘤呈过表达，这种过表达通过对H3K9me3的去甲基化导致癌基因、转座子和一些重复序列的激活，有助于肿瘤的发生。

（3）H3K27甲基化异常与肿瘤 H3K27甲基化主要位于失活的染色质，调节基因沉默。EZH2/KMT6A是PRC2亚基，具有H3K27甲基化酶功能。有研究显示EZH2在肿瘤呈高表达，与预后呈负相关，提示其具有癌基因功能。EZH2蛋白过表达是导致肿瘤细胞TSG失活的原因之一，会引起细胞对分化刺激抵抗。2020年初FDA批准Epizyme公司开发的EZH2抑制剂他泽司他上市（表14-20），用于治疗不适合手术的、转移性或局部晚期上皮样肉瘤。另外也有文献报道儿童T细胞急性淋巴母细胞白血病（T-ALL）、骨髓异常增生综合征（MDS）和某些神经系统肿瘤存在EZH2突变失活，这种情况大多与原来抑制的癌基因被重新激活。因此*EZH2*基因的改变在肿瘤究竟取癌基因还是抗癌基因要视具体情况定（Schuettengruber B, et al.，2017）。

表14-20　上市的EZH抑制剂

药名	靶点	适应证	批准年份/年
他泽司他（Tazemetostat，Tazverik®）	EZH2	上皮样肉瘤①，滤泡性淋巴瘤	2020
伐美妥司他（Valemetostat）	EZH1/2	T细胞白血病/淋巴瘤	2022

① 上皮样肉瘤（epithelioid sarcoma）是一种少见的软组织肉瘤，肿瘤细胞有*SMARCB1*突变失活。SMARCB1是SWI/SNF核心亚基（表14-10），它的失活与EZH2表达上调有关。

与EZH2相反，UTX/KDM6A是H3K27去甲基化酶，*UTX*基因位于Xp11.3，在多种人类肿瘤中表现突变或缺失，提示其具有肿瘤抑制基因功能。大量临床研究表明，男性肿瘤的发病率和死亡率高于女性。为了解释这一现象，多位学者根据人类癌症基因组数据中X染色体关联的抑癌基因的变异特征，提出了逃脱X染色体失活抑癌基因（escape from X-inactivation tumor suppressor，EXITS）观点。该观点认为，X染色体上有一些潜在的抑癌基因（*ATRX*、*UTX*、*KDM5C*和*DDX3X*等），由于它们通过特殊途径逃脱了X染色体失活机制，使得女性的两个拷贝的X染色体抑癌基因都能表达。因此在女性中，两个拷贝的抑癌基因同时失活才能患癌，而男性只有一条X染色体，单一拷贝的X染色体抑癌基因的失活就可以允许肿瘤发生。这可能是肿瘤发病率的两性差异的重要原因之一（Li, X, et al.，2018）。例如，X-连锁的α-地中海贫血/精神发育迟滞综合征（α-thalassemia/mental retardation syndrome X-linked，ATRX）是一种隐性遗传病，患者有智力障碍和其他病变，致病基因是位于X染色体的*ATRX*，由父母传给孩子。ATRX综合征几乎只影响男孩，女性是携带者，几乎没有症状。*ATRX*突变失活常见于胶质瘤（表8-4）。流行病学研究显示肾透明细胞癌（ccRCC）发病率男性高于女性，这与KDM5C有一定关系。KDM5C/JARID1C是H3K4me2/3去甲基化酶，该基因在ccRCC常有突变失活，由于女性有2条X染色体，因此其中一条染色体上的*KDM5C*可对突变失活的*KDM5C*补偿，导致其ccRCC发病率低于男性。加上*BAP1*、*SETD2*以及染色质重塑蛋白*PBRM1*，ccRCC有多个表观遗传基因突变失活，因此表观遗传异常对ccRCC发病影响明显。

（4）H3K36甲基化异常与肿瘤　H3K36me2和H3K36me3在基因组上的分布不同，H3K36me3主要存在于活跃转录的基因上，而H3K36me2大量存在于基因间区，它们分别由不同甲基化酶来完成，H3K36me2的主要修饰酶是NSD1/KMT3B，而H3K36me3的修饰酶是SETD2/KMT3A。肿瘤时H3K36me3水平降低。

NSD（nuclear receptor binding SET domain containing）具有H3K36甲基转移酶的活性。NSD家族有3个成员即*NSD1*、*NSD2*和*NSD3*，它们位于不同染色体，有催化H3K36me1和H3K36me2功能。NSD家族蛋白在肿瘤有复杂的表现，包括扩增、突变失活和基因融合等，NSD蛋白是促癌还是抑癌往往要看具体情况。*NSD1*基因定位于人染色体5q35，该基因功能丧失是儿童巨脑畸形综合征（Sotos综合征）的主要原因。*NSD2*基因位于4p16，t（4;14）p16;q32，易位造成*NSD2*与Ig重链基因融合，从而导致*NSD2*的过表达，这种情况见于多发性骨髓瘤。除了淋巴造血系统肿瘤外，*NSD2*的过表达也见于其他实体瘤。

SETD2/KMT3A表达降低或失活已被发现在多种肿瘤，提示SETD2的抑癌作用。例如ccRCC中，*SETD2*基因是次于*VHL*和*PBRM1*的第三个常见失活的基因，有8%～16% ccRCC存在*SETD2*失活。这3个抑癌基因均位于染色体3p，提示3p的缺失或突变是ccRCC发生的早期事件。SETD2是多功能蛋白，与转录调节、DNA修复、细胞周期调节和凋亡等细胞活动有关。研究显示SETD2在维持RNA转录保真性中扮重要角色，SETD2失活可导致mRNA转录终止缺陷，与其致瘤有一定关系。正常细胞H3K36me3与H4K16ac合作促进转录，H3K36me3和H4K16ac丢失将导致分化基因和肿瘤抑制基因转录降低［图14-20（b）］，H4K16ac丢失在肿瘤是很常见的（表14-14）。

除了与SETD2突变或缺失外，近期研究显示组蛋白*H3*基因的体细胞错义突变也能引起H3K36me3丢失，例如H3K36M突变（即36位赖氨酸突变为甲硫氨酸）和H3K36I（即36位赖氨酸突变为异亮氨酸），这些突变已被发现存在于成软骨细胞瘤和结直肠癌等多种人类肿瘤。这些突变的结果导致赖氨酸甲基化酶无法对H3K36甲基化，使得患者细胞内H3K36甲基化水平降低，进而改变肿瘤相关基因表达，因此这些突变的组蛋白突变又被称为致瘤性组蛋白。有趣的是这种H3K36M突变在H3K36甲基化水平降低的同时H3K27甲基化水平却升高（Lu C, et al., 2016），这与一般观察到肿瘤细胞存在H3K27甲基化水平升高的结果是一致的。

H3K36去甲基化酶有多个，包括KDM2A和KDM2B。KDM2B可以去除H3K36me2和H3K36me3甲基，KDM2B在不同肿瘤呈过表达（图14-18）。KDM2B过表达与肿瘤H3K36me3水平降低有关。

（5）肿瘤时H4K20甲基化水平降低　H4K20甲基化的部位与H3K9甲基化类似，与基因沉默和基因组稳定有关。H4K20甲基化酶有多个，KMT5A/PR-SET7、KMT5B/SUV420H1和KMT5C/SUV420H2分别负责H4K20me1、H4K20me2和H4K20me3。肿瘤时H4K20me3水平降低，与肿瘤的整体DNA低甲基化有关，也与患者的预后有关。虽然对H4K20me3丧失的机制尚未完全明确，但研究已显示KMT5B和KMT5C降低或缺陷应该是原因之一。

已有几个酶显示能去除H4K20甲基，如KDM7B/PHF8、KDM7C、KDM9和RAD23A/B等，KDM7B在不同肿瘤显示异常表达（图14-18）。

3. 癌细胞染色质处于更开放状态

肿瘤细胞存在表观遗传改变，这种改变使得染色质更加松散，使得正常不表达的基因重新表达，而某些正常表达的分化基因却发生沉默（图14-20）。

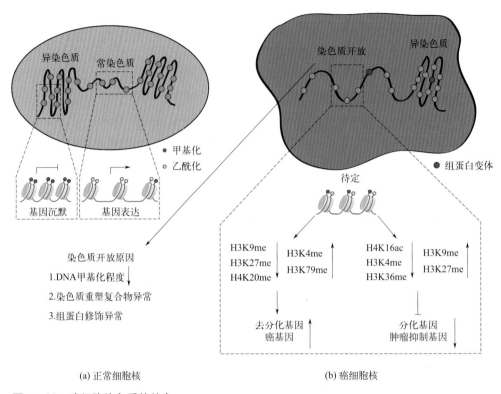

图 14-20　癌细胞染色质的特点

（a）正常细胞染色质呈异染色质和常染色质状态，前者基因处于沉默状态，后者基因表达。（b）与正常细胞相比，癌细胞核不规则，染色质更开放，一些染色质处于待定状态，这些待定状态的染色质通过异常的组蛋白修饰，使得正常表达的基因沉默、正常不表达的基因表达。另外癌细胞组蛋白变体或组蛋白突变增多，这也与癌细胞的染色质开放和转录异常有关

三、组蛋白单泛素化与肿瘤

　　蛋白泛素化修饰是真核生物广泛存在的现象，它是调节蛋白活性的重要方式，详见第五章第二节。近年来组蛋白泛素化修饰正逐渐成为研究热点，特别是对H2A和H2B泛素化修饰有广泛研究。H2A和H2B泛素化是最常见的组蛋白泛素化修饰，分别占细胞的5%～15%和1%～2%，这种修饰在进化上高度保守，提示其对细胞功能有重要意义。不同于传统的蛋白多泛素化修饰是经蛋白酶体降解蛋白，组蛋白泛素化修饰是单泛素化，这种修饰并非用于蛋白降解，而是像组蛋白乙酰化和甲基化一样属于蛋白翻译后修饰，通过调节组蛋白表面结构进而影响组蛋白功能。

1. 组蛋白赖氨酸泛素化修饰酶

组蛋白泛素化修饰可发生在不同部位，常见部位在H2A和H2B。组蛋白泛素化酶由RING家族蛋白（图5-6）来完成，如RING1A/B（RNF1/2）、BRCA1/BARD1、RNF20/40和MDM2等。组蛋白去泛素化酶主要由USP家族和UCH家族（表14-21）来完成。

表14-21　常见的H2A/B赖氨酸泛素化位点及修饰酶

H2泛素化位点	泛素化酶	去泛素化酶	识别蛋白
H2AK119	PRC1，CRLB4，TRIM37	BAP1，USP161	RYBP，JARID2
H2AK127	BRCA1/BARD1（图5-6，图6-12）	USP48	
H2BK120	RNF20/40，BRCA1/BARD1	USP11，USP22，USP44	DOT1L，COMPASS

2. H2AK119泛素化修饰与肿瘤

（1）H2AK119ub1对PcG介导的抑制功能起关键作用　与H3K27me3一样，H2AK119ub1是组蛋白密码重要组成部分。H2AK119ub1对募集PcG蛋白到局部区域是必不可少的，H2AK119ub1缺失将导致PcG无法发挥抑制功能。H2AK119ub1有广泛功能，包括基因转录调节、X染色体失活、着丝粒及异染色质形成和DNA修复等。

（2）H2AK119泛素化修饰酶　H2AK119ub1可被多个E3连接酶泛素化，如PRC1、CRLB4和TRIM37等，PRC1是H2AK119ub1的主要泛素化酶（表14-19）。H2AK119的泛素可被去泛素化酶BAP1（BRCA1相关蛋白1，BRCA1-associated protein 1）去除。BAP1自身去泛素化酶活性很低，需与ASXL（additional sex combs like）、FOXK和LSD2等蛋白作用后才能被激活，该复合物称PR-DUB（多梳蛋白抑制性去泛素酶，Polycomb repressive-deubiquitinase）。ASXL是染色质结合蛋白，通过对染色质结构的修饰，增强或抑制基因表达。ASXL有三个成员ASXL1～3，ASXL1～2广泛表达，ASXL3表达限于特定组织。

正常细胞H2AK119ub1水平受到PRC1和PR-DUB两个复合物精细调节（图14-21），一旦平衡被打乱，会导致H2AK119ub1水平异常，与某些肿瘤发生有关。已知*ASXL1-2*在多种髓系血液系统肿瘤中发生突变，表现为错义突变和截短突变。虽然对*ASXL1*（20q11.12）突变在血液系统肿瘤中的角色有广泛研究，但ASXL1突变蛋白的致瘤机制尚未完全阐明，有*ASXL1*突变结果可能通过PR-DUB功能获得（gain-of-function，GOF）和功能丧失（loss-of-function，LOF）两种完全不同机制致瘤的报道。例如有研究显示*ASXL1*截短突变可增强BAP1蛋白稳定性（GOF），使得BAP1去泛素化酶活性上调，导致H2AK119ub1水平降低，导致*HOXA*位点基因表达上调，影响细胞分化。但也有报道显示*ASXL1*截短突变也可通过功能失活降低BAP1去泛素化酶活性，导致H2AK119ub1水平增高，影响*PTEN*和*INK4B/p15*等肿瘤抑制基因表达。

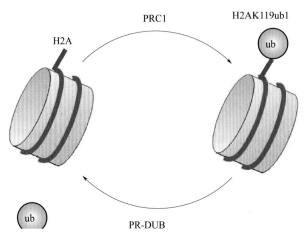

图14-21　H2A泛素化水平受到PRC1和PR-DUB两个功能相反的复合物调节

（3）H2AK119ub1水平异常与肿瘤　　除了催化H2AK119ub1，RING1B还可催化其他蛋白泛素化，如p53和H2A.X等，促进它们降解。除了RING1外，Cullin4B-E3酶复合物、TRIM37和MDM2在适当条件下，也可催化H2AK119ub1。RING1B在多种肿瘤组织中过表达，提示其致瘤作用。RING1B过表达可促进H2AK119ub1水平升高，使得某些肿瘤抑制基因表达受到抑制。另外RING1B过表达也可能通过促进肿瘤抑制基因p53和H2A.X降解来发挥致瘤作用。

*BAP1*位于染色体3p，3p的缺失或突变是肾透明细胞癌（ccRCC）发生的早期事件。除了肾癌外，该基因突变也见于葡萄膜黑色素瘤、间皮瘤和胆管癌。*BAP1*失活突变可导致H2AK119ub1水平升高（图14-22），使得PcG蛋白抑制功能增强，染色质变得更加紧密，细胞凋亡、DNA修复和OXPHOS基因表达受到抑制，基因组稳定性降低，肿瘤患者预后较差。例如正常细胞BAP1通过去泛素下调SLC7A11转录水平，诱导铁凋亡。SLC7A11是细胞膜转运蛋白，介导的胱氨酸摄取在抑制氧化反应和促进铁凋亡发挥重要作用。*BAP1*失活突变可导致SLC7A11表达增高，胞质抗氧化物增多，脂质氧化降低，铁凋亡降低。

3. H2BK120泛素化修饰与肿瘤

与H2AK119ub1使基因沉默相反，H2BK120ub1的功能是激活基因。一般认为H2BK120ub1可打开染色质的键，使染色质更加开放，这有利于促进分化的转录因子进入结合DNA，进而表达促分化基因。H2BK120ub1也可募集COMPASS和DOT1L，COMPASS促进H3K4m2/m3（表14-17），DOT1L促进H3K79m3，提示

第十六章
血管生成与肿瘤

　　肿瘤生长是血管依赖性的，这是因为肿瘤组织是处于缺氧的微环境。缺氧能诱导低氧诱导因子（hypoxia inducible factor，HIF）基因的转录，从而启动血管生长因子表达，如VEGF和FGF等，这是生物适应性反应。由于肿瘤生长的血管依赖特性，抗血管生成治疗正逐渐成为肿瘤治疗新的研究方向。虽然抗血管生成治疗短期内可能会有一些效果，但从长期效果来看仍不容乐观，这是因为它会加重肿瘤组织的缺氧和酸性微环境等问题。针对这些问题Jain等人提出肿瘤血管"正常化"的概念，即通过人工干预促进肿瘤血管从不成熟向成熟转变来提高肿瘤组织灌注，改善肿瘤微环境的缺氧、酸性环境和间质高压等问题，进而提高化疗、放疗和免疫治疗的效果。

第一节
血管新生概述

　　血管新生主要包括血管发生和血管生成。血管发生是指在胚胎发育阶段，中胚层源的成血管细胞迁徙、聚集，相互连接形成早期原始的血管结构，这一过程形成人体的主要大血管。血管生成是指出生后源于已存在的毛细血管和毛细血管后微静脉以出芽方式发展出来的新生血管。

　　1997年Asahara等首次从人外周血中分离到一类可以分化为成熟内皮细胞的特殊血细胞，并将它命名为内皮祖细胞（endothelial progenitor cells，EPC）。研究显示EPC对胚胎期的血管发生和出生后的血管生成都有影响。研究表明，许多肿瘤患者体内的EPC会从骨髓中动员出来，并归巢整合到肿瘤组织血管处，促进其血管生成。

　　除了伤口愈合和子宫内膜有短暂的血管生成外，正常组织血管生成不活跃，处于相对静止状态。肿瘤组织为了维持生长，血管几乎不可避免地从相对静止状态转换成活跃的血管生成状态。

第二节
血管生成的调节因子

　　血管生成是由多种细胞因子和细胞参与的动态的、协调的过程。参与血管生成的细胞因子可以分为两类：一类是促血管生成的生长因子（表16-1），一类是抑制血管生成的因子（表16-2）。正常情况两者保持适当平衡，一旦这种平衡被打乱，就会产生病理过程。

表16-1　主要促血管生成生长因子

促血管生成生长因子	受体	促血管生成生长因子	受体
血管内皮生长因子（VEGF） 血管生成素2（angiopoietin-2）	VEGFR1-3, NRP TIE2	成纤维细胞生长因子2（FGF-2） 血小板衍生的生长因子（PDGF）	FGFR1～4 PDGFR

一、促血管生长因子

生长因子对血管生成是必需的，不仅刺激内皮细胞增殖，而且抑制内皮细胞凋亡。血管发生过程受体内多种血管生长因子的调控，最常见的是 VEGF 和 Ang 家族。VEGF 与 Ang 作用于不同的环节，而且在很多方面 Ang 可以弥补 VEGF 的不足，如维持新生血管的完整性与稳定性、防止炎症与血管通透性的增加等，因此两者的联合使用对于治疗性血管再生提供新的策略。

1. VEGF/VEGFR 是刺激血管生成的最主要因素

VEGF 是重要的血管生成正性调节因子，是目前抗癌治疗的研究靶点之一。现已发现的 VEGF 家族成员包括 VEGF-A、VEGF-B、VEGF-C、VEGF-D 和胎盘生长因子（PGF），它们均含有 VEGF 同源区（VEGF homology domain，VHD）。这其中 VEGF-A、VEGF-B 和 PGF 结构比较类似，VEGF-A 和 VEGF-B 有 47% 的同源性，VEGF-B 和 PGF 有 37% 的同源性。VEGF 家族的成员可以选择性地增强血管和（或）淋巴管内皮细胞的有丝分裂，刺激内皮细胞增殖并促进血管生成，提高血管特别是微小血管的通透性，使血浆大分子外渗沉积在血管外的基质中，促进新生毛细血管网的建立，为肿瘤细胞的生长提供营养等。

（1）VEGF 家族成员特征

① VEGF-A：通常讲的 VEGF 就是指的 VEGF-A，人 *VEGF-A* 基因位于染色体 6p12，全长 14kb，由 8 个外显子、7 个内含子组成，编码产物为 45000 的同源二聚体糖蛋白，亚基之间通过二硫键相连。*VEGF-A* 基因经过转录水平的剪切产生 7 种 VEGF-A 的变异体，分别是 VEGF121、VEGF145、VEGF149、VEGF165、VEGF183、VEGF189 及 VEGF206。研究显示，缺氧时增加 VEGF189 的表达，而 VEGF165 则降低，提示降低 VEGF165/VEGF189 的比例可以刺激血管生成，反之，增加 VEGF165/VEGF189 的比例则妨碍血管生成（Salton M and Misteli T，2016）。VEGF 异构体间功能上的差异表现为它们与细胞外基质中肝素结合活性不同。例如 VEGF165 有肝素结合位点，既可以分泌到细胞外也可以结合在细胞表面或细胞外基质，与基质结合的 VEGF165 经过纤溶酶在 *C* 端的剪切也可以释放出来。VEGF121 是一酸性多聚肽，不能与肝素结合，是游离蛋白，易自由扩散。VEGF189 和 VEGF206 的碱性很强，与肝素有较强的亲和力，是与细胞外基质（ECM）中硫酸肝素紧密结合的不溶性蛋白。VEGF145 比较少见，也能与肝素结合。

VEGF-A 在正常人和动物的组织中表达较少，在有新生血管生成的组织细胞中有高表达，包括胎儿组织、胎盘、黄体，特别在肿瘤中有高表达。许多因素可以提高 VEGF-A 的表达，如缺氧诱导因子-1（HIF-1）、各种生长因子（包括 EGF、TGFα、TGFβ、IGF-1、FGF、PDGF 等）和癌基因都可上调 *VEGF-A* mRNA 的表达。

这些因子通过旁分泌或自分泌的方式与局部缺氧共同调节*VEGF-A*的表达。癌基因突变体也可以使*VEGF-A*表达上调。

② VEGF-C：VEGF-C 在淋巴管丰富的区域有明显的表达，与VEGF-C受体VEGFR3的表达范围相似。缺氧、癌蛋白等条件并不促进其表达，而血清及其生长因子组分如PDGF、EGF、TGFβ等均可促进VEGF-C mRNA的表达，延长VEGF-C mRNA的半衰期。一些炎症因子，如IL-1β可呈浓度及时间依赖性地使VEGF-C增加，TNF及IL-1α可增强VEGF-C mRNA表达。VEGF-C和VEGF-D都有促进淋巴管生成和淋巴管扩张的作用，与恶性肿瘤的淋巴道转移密切相关。

③ VEGF-D：在VEGF家族中VEGF-D与VEGF-C的结构相似，序列有61%的同源性。除了含有一个VEGF同源区（VHD）外，VEGF-D和VEGF-C一样也有长的*C*端和*N*端，为原肽序列。VEGF-D是唯一受c-FOS调控的促血管生成因子，与多种肿瘤的发生、发展有关，而c-FOS本身就与多种组织的生长分化甚至恶性转化密切相关。

④ 人胎盘生长因子：人胎盘生长因子（placental growth factor，PGF）在结构上与VEGF类似，含8个保守的半胱氨酸，因不同剪切，可以产生不同的蛋白亚型，即PGF-1、PGF-2、PGF-3和PGF-4，分别为131个、152个、203个和224个氨基酸。PGF同源二聚体可特异性地结合于VEGFR1（图16-1），而产生生物学活性，PGF与VEGF产生的异源二聚体则可通过激活VEGFR2发挥作用。正常人体组织一般检测不到PGF，但缺氧时可诱导小鼠NIH 3T3细胞产生PGF，提示着PGF可能是肿瘤微环境中一种重要的前血管源性因子。

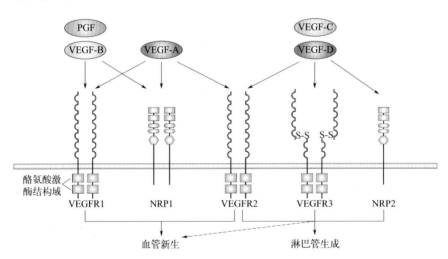

图16-1　VEGF和VEGFR

VEGF-A通过血管内皮细胞表面的受体VEGFR1和VEGFR2发挥作用，而VEGF-C和VEGF-D通过淋巴管内皮细胞表面的受体VEGFR3发挥作用。NRP由于胞质内域不含酪氨酸激酶结构域，因此被认为是VEGFR的辅助受体

细胞株中分离获得。它能阻断胶原酶，阻碍基质重塑，尤其能抑制内皮细胞增殖，其作用类似于血管抑素。

第三节
肿瘤生长的血管依赖性

一、肿瘤生长的血管依赖性

肿瘤生长依赖于血管新生，在无血管新生的情况下，肿瘤细胞团块靠扩散方式从周围环境获得充足的营养和氧气，但此时肿瘤体积很少超过 $1 \sim 2mm^3$。如果没有新生毛细血管长入，肿瘤组织将保持休眠状态或发生退化。一旦有新生血管与其相连，肿瘤获得营养，就会以几何级数迅速生长（图16-3）。促使肿瘤由无血管期向有血管期转变的因素有：①微环境的改变：缺氧、缺营养、pH变酸性、NO升高等。已证明缺氧可上调促 *VEGF*、*PDGF*、*IGF-2* 及 *TIE* 的表达。②基因的改变：有关的基因有 *p53*、H-*RAS* 及 *VHL* 等。当癌变时，突变型 *p53* 上调 *VEGF*、*bFGF* 表达，下调 *TSP-1* 表达。*VHL* 突变可上调HIF活性。③肿瘤细胞与内皮细胞的双向旁分泌作用：它们相互释放促生长因子，如肿瘤细胞释放 VEGF、PDGF、bFGF 等，能促血管生长；而内皮细胞释放的胶原酶、尿激酶、溶纤酶原激酶等则破坏基底膜，使内皮细胞移出，便于肿瘤细胞的侵袭和生长。

二、缺氧是肿瘤组织血管生成的主要诱因

缺氧是肿瘤微环境（TME）的基本特征。氧仅能从供血的毛细血管扩散很近的距离（＜1mm），所以，癌细胞离毛细血管越远，就越缺氧。缺氧能刺激低氧诱导因子（HIF）基因的转录，从而启动促血管新生的生长因子表达，如VEGF和FGF等，这是生物适应反应。

1. HIF 的结构和功能

HIF是缺氧状态下广泛存在于哺乳动物及人体内的一种转录因子，主要有HIF-1、HIF-2 和 HIF-3。HIF是由α和β两个亚基组成异源二聚体。HIFα有3个成员（HIF-1α、HIF-2（和HIF-3α），HIFβ又称芳香烃受体核转运子（aryl hydrocarbon receptor nuclear translocator，ARNT），有两个成员（HIF-1β和HIF-2β）。在HIF成

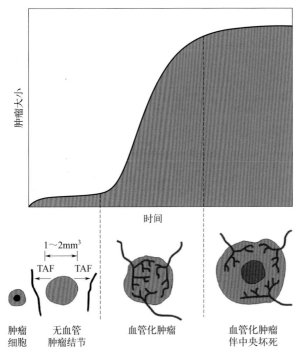

图 16-3　肿瘤生长的血管依赖性

当肿瘤体积在 1 ～ 2mm³ 时，它是没有血管的，肿瘤的营养靠扩散方式获取，生长缓慢。一旦有新生毛细血管长入，就会以几何级数迅速生长。当肿瘤生长过快时，超出血供能力，肿瘤组织中央就会出现坏死（Underwood J C E. General and Systematic Pathology. 2nd. Beijing: Science Press，Harcourt Asia，Churchill Livingstone，1999）。TAF—tumor angiogenic factor，肿瘤血管生成因子

员中，HIF-1α 和 HIF- 2α 的生物学作用可能更为重要和突出，两者在氨基酸序列上有 48% 同源性，有相同的 DNA 结合位点。HIF-1α 几乎表达人体所有细胞，而 HIF-2α 的表达则比较局限，限于特定的组织或细胞。HIF-3α mRNA 有许多不同的剪接体，有些剪接体缺乏转录激活结构域，因此在功能上可能竞争性抑制其他 HIFα 的功能。HIF- 1α 和 HIF- 2α 能在肿瘤低氧区被激活，但它们在肿瘤发生过程中的作用仍存在争议，某些情况下甚至呈相反的作用。HIF-1α 和 HIF-2α 均能介导 *VEGF* 基因转录，但研究显示 HIF-2α 对 *VEGF* 基因的启动子有更强激活能力，因此 HIF-2α 信号转导通路可能对人体某些肿瘤（肾细胞癌、NSCLC 和神经母细胞瘤等）的侵袭行为起更大的作用。HIF-2α 目前被认为是肾癌的致瘤蛋白，而 HIF-1α 则被认为是肾癌的肿瘤抑制蛋白，因为 *HIF-1α* 基因所在的 14q23 在肾癌经常是缺失的（Shen C and Kaelin W C Jr，2013）。

　　HIF-1α 和 HIF-1β 蛋白结构域见图 16-4。HIF-1α 和 HIF-1β 两个亚基组成异源二聚体，HIF-1α 是主要的氧调节亚基，因为 HIF-1α 在常氧下迅速降解而在缺氧时稳定表达并活化。HIF-1β 是 HIF-1 的结构性亚基，在细胞内的表达水平相对稳定。

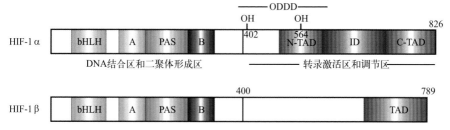

图16-4　HIF-1蛋白示意

　　2个亚单位均包含bHLH结构域、PAS（Per-ARNT-Sim）结构域以及羧基末端的转录激活区（transcription activation domain，TAD），bHLH和PAS介导与DNA结合和亚单位之间蛋白二聚化的功能界面。HIF-1α羧基端包含2个转录激活区N-TAD和C-TAD，两者被抑制结构域（inhibition domain，ID）隔开。402和564位点为OH位点，与HIF-1α降解有关

　　常氧时HIF-1α有一个低水平的基础表达，HIF-2α几乎检测不到，这是因为HIF-1/2α有一段叫氧依赖性降解域（oxygen dependent degradation domain，ODDD）的多肽序列内的保守性脯氨酸残基，在氧和脯氨酸羟化酶（prolyl hydroxylase，PHD）作用下被羟化（图16-5）。羟化的脯氨酸残基能被肿瘤抑制蛋白VHL识别，在另外两个蛋白的协助下导致HIF-1/2α的泛素化，泛素化的HIF-1/2α被蛋白酶体识别和降解。

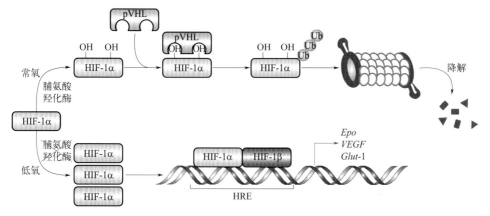

图16-5　氧水平控制HIF-1的稳定性

　　正常供氧时，HIF-1α有一段保守性脯氨酸残基，在氧和PHD作用下被羟化，羟化的脯氨酸残基被pVHL识别，导致HIF-1α的泛素化，泛素化的HIF-1α被蛋白酶体识别和降解。低氧时，PHD活性受到抑制，HIF-1α不能被羟化，导致HIF-1α在胞质里增多，入核与HIF-1β形成二聚体，结合到靶基因启动子的HRE，影响*VEGF*、*Epo*、*Glut-1*等基因的表达

　　*VHL*是肾透明细胞癌相关基因，该基因的缺失在肾透明细胞癌是很常见的，特别是希佩尔-林道（von Hippel-Lindau，VHL）病患者。VHL病是一种罕见的常染色体显性遗传病，表现为血管母细胞瘤累及小脑、脊髓、肾脏以及视网膜，其若

干病变包括肾血管瘤、肾细胞癌以及嗜铬细胞瘤等。人类 *VHL* 基因定位于染色体 3p25，其编码产生的 pVHL 由包含不同蛋白结合位点的结构域组成：α区可与转录延长因子 C（elongin C）连接，β区可与 HIFα 等底物分子连接。VHL 与转录延长因子 C/转录延长因子 B/Cul2/Rbx1 共同构成 VCB-CUL2 E3 复合物（图5-6），参与对 HIF-1/2α 降解。pVHL 失活将会降低对 HIF-1α 和 HIF-2α 降解，使得肿瘤组织内的 HIF-1/2α 含量增高，主要是 HIF-2α 含量增高（这是因为 *HIF-1α* 基因所在的 14q 位点在肾癌经常缺失），有利于肿瘤血管形成，这也可以解释为什么肾癌通常富于血管（Shen C and Kaelin W G Jr，2013）。

缺氧时，PHD 活性被抑制，HIF-1α 不能被羟化，降解被阻断，得以在胞质内蓄积，便入核与 β 亚单位结合形成有活性的 HIF-1。HIF-1 与启动子或增强于序列中的缺氧反应元件（hypoxia response element，HRE）结合后，可以调节约 4000 个基因表达，如 *VEGF* 及受体、*c-MET*（HGF 受体）、*EPO*（erythropoietin）、*TGF-α*、*PDGF-β*、*GLUT-1*、多药耐药基因等，主要功能涉及促进血管新生、糖酵解、细胞存活等方面。

2. HIF 在恶性肿瘤中的表达和作用

作为缺氧的适应反应，HIF 的表达水平在肿瘤是增高的。除了适应反应外，肿瘤时 HIF 表达调节紊乱也会有助于 HIF 表达升高，例如 VHL 和 p53 失活、增高的 NF-κB 也刺激 HIF 转录等。HIF 对肿瘤的影响是多方面的（图16-6）。

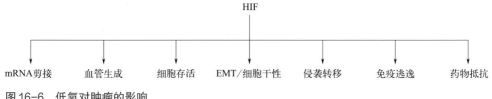

图 16-6　低氧对肿瘤的影响

在人类 VHL 相关血管生成过程中，VEGF 的 mRNA 表达水平与 HIF-2α 的表达密切相关，而与 HIF-1α 的相关性则弱得多。一般认为 HIF 水平与患者预后成负相关。

由于 HIF 在肿瘤中的高表达及广泛参与肿瘤进展过程，因此它被认为是肿瘤治疗的合适靶点。目前有数款 HIF 抑制剂上市（表16-3）。

表16-3　上市的 HIF 抑制剂

药名	靶点	适应证	批准年份/年
罗沙司他（roxadustat）	HIF-PHI	慢性肾脏病（CKD）引起的贫血	2018
贝组替凡（belzutifan, Welireg）	HIF-2α	VHL 有关的肾癌	2021
达普司他（daprodustat）	HIF-PHI	CKD 引起的贫血	2022

注：HIF-PHI—低氧诱导因子脯氨酰羟化酶抑制剂。

第四节
肿瘤脉管的特点

一、肿瘤血管是无序的、不成熟的

肿瘤血管的形成过程是一种失去正常控制的无序状态，与正常血管相比，肿瘤血管在细胞组成、组织结构及功能特点均有所不同（表16-4、图16-7）。肿瘤血管表现为高度无序、迂曲、膨胀、粗细不匀、分支过多等，导致血流紊乱、缺氧及酸性物质堆积区的形成。肿瘤血管缺乏完整血管的周边细胞，使其对氧浓度或激素浓度改变的承受力降低。又如肿瘤血管壁并非由单一的内皮细胞层构成，单纯肿瘤细胞或肿瘤细胞与内皮细胞相间均可形成血管壁内层细胞，形成马赛克样血管。肿瘤血管有大量的血管盲端、动静脉间短路及血管的局部膨出等，导致渗出增加及组织间高压。肿瘤血管的这些特点使得肿瘤细胞不需经过复杂的侵袭过程就可以进入血流，并在远处部位形成转移灶。

表16-4　正常血管与肿瘤血管的区别

项目	正常血管	肿瘤血管
组织结构	有组织的，成熟的	无组织的，不成熟的
分布	均匀	不均匀
密度	正常	高，过多分枝
渗漏性	非	是
血管内压	高于组织间压	与瘤组织间压类似或低于瘤组织间压
基底膜/周细胞	有	缺乏
VEGF 依赖性	非	是
内皮细胞标记	稳定	不稳定

二、肿瘤血管形成的机制有多种

研究显示肿瘤血管化的方式有多种，包括前面提到的传统的芽生式血管生成、与EPC有关的血管生成，另外还有血管生成拟态和套入式血管生成等不同供血机制。这些不同的肿瘤血管生成机制可能同时出现在同一肿瘤中，也可能出现在不同肿瘤中。

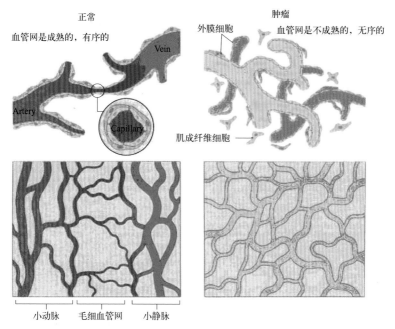

图 16-7　正常血管网与肿瘤血管网的比较

左侧:正常血管网是成熟的、有序的,分小动脉、毛细血管网和小静脉。右侧:肿瘤血管网是不成熟的、无序的,无动脉、毛细血管网和静脉之分

（1）传统的芽生式血管生成和骨髓来源的EPC血管生成　见本章第一节。

（2）血管生成拟态（vasculogenic mimicry，VM）　是一种不依赖于内皮细胞的肿瘤内血管生成模式,常见于黑色素瘤、卵巢癌、乳腺癌、前列腺癌、滑膜肉瘤、腺泡型横纹肌肉瘤、间皮肉瘤、骨肉瘤等高度侵袭性肿瘤,高度侵袭性肿瘤细胞通过自身变形和基质重塑产生血管样通道而达到自身血液供应的方式。这些通道的特点是无内皮细胞被覆,肿瘤细胞模仿机体血管形成而形成瘤细胞条索并围成通道,而血液则在这无内皮细胞的通道中流动,通道外周是一层厚薄不一、PAS阳性的基底膜。用标志血管内皮细胞的CD31检测,在VM处呈阴性。EphA2属于受体酪氨酸激酶,正常血管不表达,VM则表达。具有血管生成拟态的恶性肿瘤其恶性度高、血道转移早、转移率高、预后差。VM的发现挑战了传统思维,使人们对肿瘤有了进一步了解,即肿瘤组织可通过血管发生、血管生成和VM等多种方式来获得血液供应。

（3）套入式血管生成　并不需要内皮细胞出芽,而是在已有的血管腔内形成大量的跨血管组织微柱使毛细血管在自身基础上扩张,导致原有血管腔的分割和新生血管的形成。此血管形成方式最初在肺发育中发现,现证明几乎存在于所有的器官,也存在于组织修复和肿瘤血管形成中。目前认为小的肿瘤生长以芽生式血管生成作为血管生成的主要方式,而后期大的肿瘤则以套入式血管生成作为血管生成的主要方式,因为套入式血管生成能快速增加血管的密度。

第五节
肿瘤的抗血管生成治疗

研究表明良性肿瘤血管生成稀少，而大多数恶性肿瘤的血管生成活跃，这是肿瘤的抗血管生成治疗的生物学基础。肿瘤的抗血管生成治疗与化疗和放疗相比有以下几个优点：①血管靶向明确。不同类型肿瘤细胞千差万别，因此不难想象，单一针对肿瘤细胞的化疗药物往往只能对单个或数个相类似肿瘤的治疗有效，而抗肿瘤血管新生的药物却能抑制所有富含血管新生的肿瘤生长。②肿瘤细胞不易产生耐药性。③肿瘤血管内皮细胞的有限损伤就可造成大量肿瘤细胞的生长抑制。一些血管新生相关因子只表达在新生的血管内皮细胞，不表达于静止的血管内皮细胞，所以抗血管治疗较少有化疗药物常见的不良反应，如骨髓抑制、胃肠道症状、脱发等。

抗血管生成治疗在实际应用时，应掌握以下原则：作为一种姑息治疗，单独抗血管生成治疗很难取得满意的效果，但与化疗和放疗或手术治疗联用，可改进治疗效果。常规治疗完成后，抗血管生成治疗应持续数个月至数年，以使转移灶的肿瘤细胞处于休眠状态。血管生成抑制剂通常能够抑制内皮细胞增殖和迁徙，下调新血管生成，并不具有对内皮细胞的细胞毒作用。因而，较之肿瘤细胞的死亡、血管的退化是一个更为缓慢的过程，这也正是需要长期抗血管生成治疗的原因所在。但抗血管治疗使肿瘤细胞处于休眠状态，这也为肿瘤复发埋下隐患。

一、阻断血管生成因子的信号途径

正常情况下，血管生成是受到抑制的，而肿瘤生长时，血管生成促进因子被激活，有利于血管生成。因此阻断血管生成信号将是肿瘤抗血管治疗的重点。在抑制肿瘤血管生成方面，VEGF/VEGFR被认为是最主要的抗肿瘤治疗靶点。以VEGF/VEGFR为靶点的具体机制主要是通过阻断细胞因子及其受体的相互作用，从而抑制细胞内的信号转导，促进内皮细胞的重新改造。阻断VEGF/VEGFR信号转导途径的方法很多，但归纳起来主要有两方面即VEGF/VEGFR单克隆抗体和VEGFR酪氨酸激酶抑制剂（图16-8）。VEGF/VEGFR单抗较VEGFR的TKI具有优势，前者可迅速且选择性地摧毁肿瘤供血的毛细血管，切断肿瘤血供，导致肿瘤缺血坏死；而后者只能抑制血管内皮细胞的再生，控制肿瘤的程度有限。

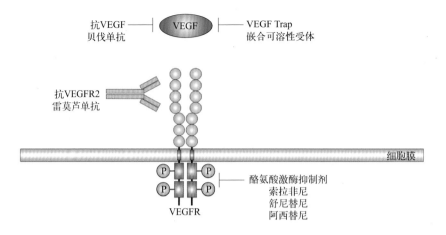

图 16-8　目前抗 VEGF 信号通路方式有单抗和酪氨酸激酶抑制剂两大类

1. VEGF/VEGFR 单克隆抗体

贝伐单抗（bevacizumab，Avastin®）是人源化 VEGF 单抗，2004 年上市。目前用于治疗晚期结直肠癌、胶质母细胞瘤、肾细胞癌和肺癌等多种恶性肿瘤，是一种广谱的抗肿瘤药物。

雷莫芦单抗（ramucirumab，Cyramza®）是 VEGFR2 单抗，2014 已被 FDA 批准用于胃癌、结直肠腺癌和 NSCLC 治疗。

Aflibercept/VEGF Trap（Zaltrap®）是由人 VEGFR-1 和 VEGFR-2 胞外区域融合到人 IgG 的 Fc 片段组成的融合蛋白。这种可溶性 VEGF 受体可与 VEGF 和 PGF 结合，但无信号转导功能。虽然该药已于 2012 被美国 FDA 批准用于治疗结直肠癌，但随后的临床研究显示患者获益有限。

2. VEGFR 酪氨酸激酶抑制剂

目前 FDA 批准用于临床肿瘤治疗的 VEGFR 激酶抑制剂见表 16-5，它们全是多靶点酪氨酸激酶抑制剂，除了抑制肿瘤血管新生外，也抑制其他生长信号。

表 16-5　上市的 VEGFR 激酶抑制剂

药物	靶点	适应证
安罗替尼（anlotinib，AL3818）	VEGFR，PDGFR，FGFR，c-Kit	NSCLC
阿西替尼（axitinib，Inlyta®）	VEGFR1-3，PDGFRβ，KIT	肾癌
卡博替尼（cabozantinib，Cometriq）	VEGFR2，RET	甲状腺髓样癌、肾癌
乐伐替尼（lenvatinib，Lenvima®）	VEGFR2，FGFR1-4，PDGFRα，KIT，RET	甲状腺髓样癌、肾癌
帕唑帕尼（pazopanib，Votrient®）	VEGFR1-3，KIT，PDGFR	肾癌、晚期软组织肉瘤

药物	靶点	适应证
瑞格非尼（regorafenib，Stivarga®）	VEGFR2/3，TIE2，RET，PDGFR-β，c-KIT	结肠癌、胃肠道间质瘤
索拉非尼（sorafenib）	VEGFR2，PDGFRβ，RAF	肾癌、肝细胞癌、甲状腺癌
多纳非尼（donafenib，泽普生）	VEGFR2，PDGFRβ，RAF	肝细胞癌
舒尼替尼（sunitinib，Sutent®）	VEGFR2，PDGFRβ，KIT	肾癌、胃肠道间质瘤
凡德他尼（vandetanib，Caprelsa®）	VEGFR2，EGFR，RET	甲状腺癌
替沃扎尼（tivozanib，Fotvida®）	VEGFR2	肾癌
呋喹替尼（fruquintinib，爱优特）[①]	VEGFR2	结直肠癌
阿帕替尼（apatinib，艾坦）[①]	VEGFR2	NSCLC，晚期胃癌
索凡替尼（surufatinib，苏泰达）[①]	VEGFR，VEGFR1	非胰腺来源的神经内分泌瘤
伏罗尼布（vorolanib，伏美纳）[①]	VEGFR2、KIT、PDGFR、FLT3 和 RET	肾细胞癌

① 呋喹替尼、阿帕替尼、索凡替尼和伏罗尼布均为国产。

注：多纳非尼（donafenib）是索拉非尼的氘（deuterium）代化合物，由苏州泽璟生物公司研发，于2021年获国家药监局（NMPA）批准上市，可降低索拉非尼的毒性。

二、以肿瘤血管"正常化"为导向的治疗

有研究提示抗血管生成治疗虽然能抑制肿瘤生长，但它也能促进肿瘤浸润转移，对其远期疗效提出了质疑。这是不难理解的，抗VEGF治疗会增加肿瘤组织的缺氧和酸中毒程度，这些都有利于肿瘤细胞的浸润和转移。另外抗VEGF治疗可能会增加代偿性旁路途径的活化，这也会增加肿瘤细胞的侵袭和转移能力。还有一点值得一提，如同肿瘤细胞是异质性的一样，肿瘤内血管的构成也是异质性的，这种异质性决定了某些血管对抗VEGF治疗不敏感。

针对以上问题Jain 提出肿瘤血管"正常化"概念，即通过修剪过度生长、没有效率的血管，促进血管分化成熟，使异常的肿瘤血管接近正常血管（图16-9），从而降低组织水肿，改善肿瘤组织的灌注，提高氧饱和度和pH值及抗癌药物进入肿瘤组织的比率（Jain R K，2014）。肿瘤血管正常化还可以改善肿瘤微环境的免疫抑制状态，有利于淋巴细胞进入肿瘤微环境对肿瘤细胞进行攻击。有研究显示低氧是肿瘤抑制基因失活的主要诱因，低氧可降低DNA去甲基化酶TET活性，导致肿瘤抑制基因启动子甲基化。恢复局部组织氧饱和度，可降低肿瘤抑制基因启动子甲基化，抑制肿瘤生长。低氧也是产生肿瘤免疫抑制微环境的主要原因，低氧可促进髓源性抑制细胞（myeloid-derived suppressor cell，MDSC）和肿瘤相关巨噬细胞（tumor-associated macrophage，TAM）在局部聚集，提示改善肿瘤局部组织的缺氧有利于肿瘤治疗。

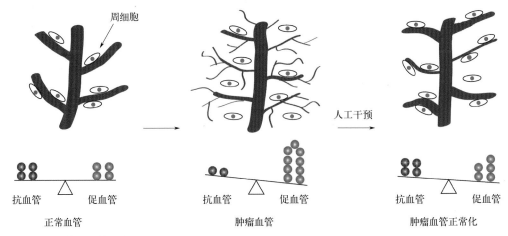

周细胞

人工干预

抗血管　　促血管　　　　　抗血管　　促血管　　　　　抗血管　　促血管

正常血管　　　　　　　　　肿瘤血管　　　　　　　　肿瘤血管正常化

图 16-9　肿瘤血管正常化

正常组织血管在促血管和抗血管因子作用下，精细调控血管结构和功能。肿瘤组织促血管作用增强，抗血管作用减弱有利于肿瘤组织血管生成。肿瘤血管正常化就是通过恢复促血管和抗血管因子之间的平衡来重建血管

目前有多种方案来促进肿瘤血管"正常化"。①低剂量VEGF/VEGFR抑制剂：研究显示低剂量VEGF/VEGFR抑制剂可抑制血管生长，促进血管成熟。例如低剂量贝伐单抗可促进血管成熟，降低组织间的压力，增加化疗药物进入肿瘤组织的机会，延长直肠癌患者的生存期。②通过激活Tie2和抑制Ang2来促进肿瘤血管正常化：Tie2是存在于内皮细胞细胞膜上的受体。Tie2激活后，可使内皮细胞稳定性增加，有利于肿瘤血管正常化，进而增强药物传递能力并改变整个微环境。③LIGHT/TNFSF14促进血管成熟：TNFSF14是TNF超家族成员之一，具有诱导免疫反应功能。TNFSF14可以促进周细胞成熟，有利于血管完整性。④低剂量放射线照射。⑤其他：如PHD2（脯氨酰羟化酶结构域蛋白2，prolyl hydroxylase domain protein 2）抑制剂、氯喹（chloroquine）及汉防己碱（sinomenine）也都显示有促进肿瘤血管"正常化"功能。

参考文献

Jain R K. Antiangiogenesis strategies revisited: from starving tumors to alleviating hypoxia.Cancer Cell, 2014, 26(5): 605-622.

La Porta S, Roth L, Singhal M, et al. Endothelial Tie1-mediated angiogenesis and vascular abnormalization promote tumor progression and metastasis. J Clin Invest, 2018, 128: 834-845.

Salton M, Misteli T.Small molecule modulators of pre-mRNA splicing in cancer therapy. Trends Mol Med, 2016，22（1）:28-37.

Shen C, Kaelin W G Jr. The VHL/HIF axis in clear cell renal carcinoma. Semin Cancer Biol, 2013,23:18-25.

第十七章

肿瘤的浸润和转移

肿瘤在未发生转移前是可以治愈的，90%肿瘤患者是死于肿瘤转移和复发。影响肿瘤浸润与转移的因素是多方面的，既有肿瘤细胞本身的因素，也与肿瘤微环境（TME）密切相关，而且后者对肿瘤浸润转移的影响正日渐受到重视，间质细胞与瘤细胞的互作、低氧、酸性和免疫抑制微环境影响瘤细胞浸润转移。以TME正常化为朝向的治疗是新出现的研究方向。

第一节
细胞外基质和黏附分子

一、细胞外基质

细胞外基质（ECM）由细胞分泌到细胞外间质中的大分子物质，构成复杂的网架结构，支持并连接组织结构，调节组织的发生和细胞的生理活动。

ECM大致可分为两种形式，基底膜和细胞间基质。基底膜位于上皮或内皮细胞的基底部，是一个比较独立的结构，围绕在上皮细胞周围，是由Ⅳ型胶原、层粘连蛋白、蛋白聚糖和其他糖蛋白组成，为上皮细胞发挥功能提供了一个结构支架，同时也参与上皮和基质细胞之间的双向信号转导。在细胞间的ECM称细胞间基质，是一个蛋白聚糖和糖蛋白的不均一混合体，包括纤维性胶原蛋白、弹力蛋白、透明质酸和蛋白聚糖等。

除了血细胞外，大多数正常细胞需黏附于特定的ECM上才能存活，称为锚定依赖性。例如，上皮细胞及内皮细胞一旦脱离了ECM则会发生凋亡，此现象称为失巢凋亡。

二、细胞黏附分子与肿瘤

在一个组织中，细胞与其他相同类型和不同类型的细胞以及细胞外基质中的糖蛋白和聚糖蛋白的相互作用是由跨膜糖蛋白细胞黏附分子介导的。黏附分子种类很多，本节主要介绍整合素、钙黏素和CD44这三个与肿瘤关系密切的黏附分子。

1. 钙黏素主要涉及上皮间的连接和组织完整性

钙黏素是一组依赖Ca^{2+}的介导细胞与细胞黏附的分子，在人类已有115个钙黏素被鉴定。上皮钙黏素（E-cadherin）/*CDH1*属于主要钙黏素家族，它的细胞外区有5个重复序列，最末端的重复序列与另一个E-cadherin相同的重复序列相互作用，对组织细胞形态的维持具有重要作用。

钙黏素通过不同的连接蛋白质与细胞骨架成分相连，如E-cadherin通过α-、β-、γ-连环蛋白以及组带蛋白、锚蛋白、α辅肌动蛋白等与肌动蛋白纤维相连，称为黏

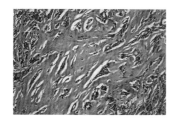

图 17-13　乳腺癌结缔组织反应

间质有大量纤维结缔组织生成，病理上称其为结缔组织反应，与CAF有关

的渗入。鉴于CAF在肿瘤间质纤维化中所起的重要调控作用，因此有人认为可将CAF作为肿瘤治疗的靶点。其中成纤维细胞活化蛋白α（FAPα）是研究最多的靶点。FAPα是表达在CAF表面的一种抗原分子，属于丝氨酸蛋白酶家族，在肿瘤‑宿主界面基质的降解和重建中发挥着重要作用，参与肿瘤的生长、浸润和转移。目前还没有靶向CAF的药物上市。

四、以肿瘤微环境正常化为朝向的治疗

　　传统的肿瘤治疗焦点是肿瘤细胞，但近年来以TME作为治疗的靶点的研究日见增多（图17-14）。毫无疑问，针对肿瘤细胞和TME的治疗一定会比单一针对肿瘤细胞的治疗效果好，因为肿瘤细胞对药物的反应是受到间质细胞的影响，这一点是明确的。值得一提是不同肿瘤的TME是不一样的，因此应采用不同的方法。目前针对TME的方法有多种，见表17-10。

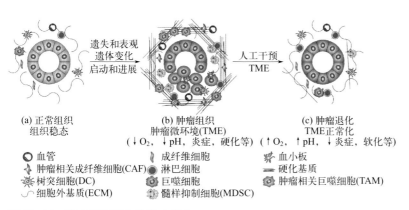

图 17-14　肿瘤微环境作为治疗靶点

（a）正常组织的结构是完整的，正常组织上皮和间质细胞存在负反馈信号，维持组织稳态。（b）TME不同于正常组织环境，表现为丧失正常组织结构、低氧、酸性环境、慢性炎症及ECM重塑等，组成TME的这些间质细胞在遗传和（或）表观遗传也与正常细胞不完全相同。虽然这些间质细胞可能有一定程度抗癌作用，但总的来讲，这些间质细胞与癌细胞的关系是相互促进的关系。（c）促进TME向正常组织环境逆转，有助于抑制肿瘤生长或改善放化疗效果

表 17-10　以肿瘤微环境正常化为朝向的治疗

项目	靶点	药物/方法
抗炎	COX2	阿司匹林和非甾体抗炎药、运动
	趋化因子及受体	普乐沙福（plerixafor）等（表11-4）
T细胞激活	PD1和CTLA-4	表18-11，表18-12，图18-13
	CAR-T细胞	表18-6，图18-12
靶向CAF	FAPα	尚无上市药
靶向TAM	CSF1R	培西达替尼（pexidartinib）（表11-4）
肿瘤血管正常化	VEGF/VEGFR	贝伐单抗等（图16-8）
pH正常化	CA9	乙酰唑胺等（表10-7）

参考文献

Croucher D R, Saunders D N, Lobov S, et al. Revisiting the biological roles of PAI2（SERPINB2）in cancer. Nat Rev Cancer, 2008, 8:535-545.

Sarper M, Allen M D, Gomm J, et al. Loss of MMP-8 in ductal carcinoma in situ（DCIS）-associated myoepithelial cells contributes to tumour promotion through altered adhesive and proteolytic function. Breast Cancer Res, 2017, 19(1): 33.

Ubellacker J M, Tasdogan A, Ramesh V, et al. Lymph protects metastasizing melanoma cells from ferroptosis. Nature, 2020, 585(7823): 113-118.

第十八章

肿瘤免疫和免疫治疗

　　肿瘤的发生与免疫系统有着千丝万缕的联系。当宿主免疫功能低下或受抑制时，肿瘤发生率增高。机体免疫系统对肿瘤的反应是复杂的，是"是己非己"的概念，一方面对肿瘤抗原有免疫应答反应，另一方面又不希望这种反应过强，这从肿瘤组织存在多量调节性T细胞（Treg）就看出机体希望下调对肿瘤的排斥反应，以免产生自身免疫反应，所以肿瘤免疫是一种对机体有利的自身免疫反应（图18-1）。

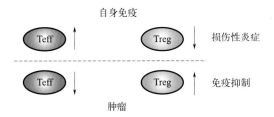

图18-1　T细胞在自身免疫和肿瘤的兴衰

　　自身免疫是免疫失调导致T细胞反应过强，而肿瘤则相反，表现T细胞反应抑制。Treg是效应T细胞（Teff）抑制细胞

　　肿瘤微环境的基本特征是免疫抑制，因此肿瘤免疫治疗的基本思路是恢复受损的免疫功能。肿瘤免疫治疗在多领域持续发力，先是免疫检查点抑制剂获得突破，后来又有多款CAR-T疗法上市，现在溶瘤病毒疫苗也走进肿瘤免疫治疗，这些药物或疗法的上市使得肿瘤免疫治疗成为继外科、放疗和化疗之后的第四种肿瘤临床治疗模式。

第一节
肿瘤抗原

肿瘤抗原是指细胞在癌变过程中出现的新抗原物质的总称。大多数肿瘤抗原存在于肿瘤细胞表面，也有的在胞质和细胞核内，但与肿瘤免疫有关的抗原主要在细胞表面，如在某些化学致癌剂诱发的肿瘤中测得这类抗原是整合到肿瘤细胞膜脂质双层中的糖蛋白，不易脱落，免疫原性比较强；也有些肿瘤抗原可从肿瘤细胞上脱落，进入血浆等细胞外液中（例如CEA），此类肿瘤抗原可干扰机体的抗肿瘤免疫，但对肿瘤诊断则有参考价值。

在肿瘤抗原中，有些是正常细胞基因组中某些基因点突变的产物，它们与正常基因的表达产物相比，可能只有一个或几个氨基酸的差异，如突变的 *ras* 癌基因产物p21^{ras}；有些是肿瘤病毒基因表达的产物；这些物质对宿主免疫系统来讲都是新的物质，可能被识别为"异己"成分，因而都属于肿瘤特异性抗原（tumor-specific antigen，TSA）。也有些物质在正常时仅微量表达，在肿瘤时过量表达，因而可打破机体对该抗原的低剂量耐受而引起免疫应答，此类肿瘤抗原属于肿瘤相关抗原（tumor-associated antigen，TAA），见图18-2。

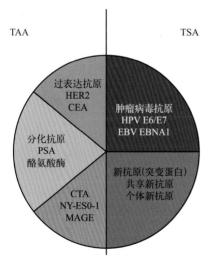

图18-2　肿瘤抗原的分类

肿瘤抗原分TSA和TAA两大类。TSA是瘤细胞特有的、正常细胞没有的抗原，TAA是自身蛋白，但在瘤细胞呈现与正常细胞不同的表达。CTA—癌-睾丸抗原，cancer-testis antigen

一、肿瘤特异性抗原

肿瘤特异性抗原（TSA）是指只存在于特定的肿瘤细胞表面而正常细胞不存在的抗原。例如致瘤性HPV转化的细胞所表达E6和E7；有些蛋白虽然正常细胞有，但由于发生基因突变，氨基酸的序列发生了改变，也可成为TSA，例如K-RAS^{G12C}突变、EGFRvIII突变和B-RAF^{V600E}突变等。由于这些体细胞突变蛋白未经胸腺阴性筛选，不被免疫系统耐受，对免疫系统来说它们是新抗原。新抗原一般是指能与MHC结合的突变蛋白或多肽，能被免疫细胞识别并产生免疫反应。由于病毒介导的肿瘤仅占所有肿瘤的一小部分，所以体细胞突变来源的新抗原现正成为肿瘤疫苗的理想靶点。

二、肿瘤相关抗原

肿瘤相关抗原（TAA）指不仅肿瘤细胞有，而且同种的正常组织或其他组织类型的肿瘤细胞中也存在，但相对含量不同。TAA包括分化抗原、癌-睾丸抗原和过表达抗原。

肿瘤胚胎抗原是一种胚胎期分泌的蛋白，出生后表达迅速下降，成人几乎检测不到，但在肿瘤发生时可恢复表达。例如，癌胚抗原（carcinoembryonic antigen，CEA）可出现于消化管肿瘤，甲胎蛋白（α-fetoprotein，α-FP）可出现于肝癌和卵黄囊瘤。

癌-睾丸抗原（CTA）正常情况仅表达于睾丸、卵巢和胎盘，成体细胞不表达或表达很低，肿瘤组织可恢复表达。至今为止已鉴定的*CTA*基因有276个，根据染色体定位分两类，一类是定位在X染色体（X-CTA）上，有128个，另一类是定位在非X染色体（non-X CTA）上，有148个（表18-1）。由于这些蛋白正常细胞不表达，肿瘤细胞表达，因此它们是肿瘤免疫治疗的合适靶点，特别是NY-ESO-1，已有数款针对NY-ESO-1的免疫治疗方案进入临床试验。

表18-1 肿瘤相关的癌-睾丸抗原

基因定位	名称
X染色体	*MAGE家族、GAGE家族、XAGE家族、SSX家族、DDX53、NY-ESO-1、NXF2*等
非X染色体	*BORIS/CTCFL、MAEL、PIWIL1、HORMAD1、DDX43、PRAME*等

注：*MAGE*—melanoma antigen-encoding gene，黑色素瘤抗原编码基因；NY-ESO-1—New York esophageal squamous cell carcinoma 1，纽约食管鳞状细胞癌1；PRAME—preferentially expressed antigen of melanoma，黑色素瘤特异性抗原；*SSX*—synovial sarcoma X，滑膜肉瘤X。

过表达抗原有HER2、MUC1和survivin等，这些抗原正常组织呈低表达，但肿瘤细胞则呈高表达，例如30%的乳腺癌和卵巢癌，HER2呈现过表达。黏蛋白（mucin，MUC）是由体内多种上皮细胞分泌的糖蛋白。根据其结构的不同可大致分两种类型即跨膜型黏蛋白和凝胶形成型黏蛋白。MUC1是1型跨膜糖蛋白，肿瘤细胞MUC1的表达在生化结构和分布上都不同于正常细胞，肿瘤细胞异常的MUC1呈现过表达，可引发机体免疫反应。

肿瘤免疫监视和免疫编辑

免疫系统具有识别、杀伤并及时清除体内突变细胞，防止肿瘤发生的功能，称为免疫监视。如果不是具有完备的免疫监视功能，人类肿瘤的发病率可能会更高。要证明是否存在肿瘤的免疫监视，只要将其破坏，看看是否有利于肿瘤的发生，答案是肯定的。器官移植的患者由于使用了免疫抑制剂，其免疫功能下降，因此患肿瘤的概率比正常人高。艾滋病患者也易患卡波西肉瘤和淋巴瘤；两者均可能是由于免疫监视功能下降，导致机体清除病毒和肿瘤细胞的功能下降。

免疫功能下降的人易患癌，这一点能说明免疫监视功能的存在。人体的免疫系统是一复杂的网络，其复杂程度仅次于神经系统，由不同细胞构成，各种细胞相互影响，维持免疫系统的平衡。免疫功能过强或过弱都会产生疾病，过强会产生过敏反应或一些自身免疫性疾病，过弱则会引起免疫功能缺陷，导致肿瘤发生。有些免疫细胞的数量减少或功能缺陷与肿瘤的发生有关，而有些免疫细胞增多与肿瘤免疫逃逸有关（表18-2）。

表18-2　肿瘤免疫相关细胞

抗肿瘤免疫细胞	标记	促肿瘤免疫细胞	标记
细胞毒性T淋巴细胞	CD3，CD8	Treg	CD4，CD25，FOXP3，CTLA-4
Ⅰ型巨噬细胞（M1）	HLA-DR，CD80，CD86，CD68	Ⅱ型巨噬细胞（M2）/TAM	CD11b，CD68，CSF1R，CD163
Th1细胞	CD3，CD4，T-BET	Th2细胞	CD3，CD4，GATA3
NK细胞	CD56，CD16	髓源性抑制细胞（MDSC）	CD11b，CD33，HLA-DR阴性
成熟树突细胞（DC）	CD11c，CD83，HLA-DR，CD80	不成熟DC	ICOSL，CD209/DC-SIGN

美国科学家Schreiber等提出肿瘤免疫编辑的概念，他们的基本观点是免疫系统在肿瘤进化过程中扮演双重角色，免疫系统既可以抑制肿瘤生长，也可以促进肿瘤生长（Schreiber R D, et al., 2011）。该假设的提出是基于20世纪70年代Stutman

的工作，他发现在化学致癌物的诱导下，有免疫缺损的无胸腺裸鼠产生肿瘤的概率与具有正常免疫功能的小鼠类似。但20世纪90年代又有多个实验室的工作显示，动物体内存在免疫监视功能。基于这些发现，Schreiber等提出免疫编辑概念，他们将无胸腺裸鼠诱发的肿瘤称之"未编辑"，而将具有正常免疫功能的小鼠诱发的肿瘤称之"编辑"。根据免疫编辑理论，免疫系统不但具有排除肿瘤细胞的能力，而且还具有促进肿瘤生长的作用。肿瘤细胞在机体内发生、发展是一个免疫系统与肿瘤细胞相互作用的动态过程。在这个过程中，免疫系统在清除一些免疫原性较强的肿瘤细胞，同时也对另一些免疫原性较弱的肿瘤细胞进行重塑，即所谓的"免疫编辑"。被免疫编辑过的肿瘤细胞恶性程度越来越高，对免疫攻击的抵抗力越来越强，直至最终摧毁机体的免疫系统，造成肿瘤细胞的恶性生长并扩散（图18-3）。

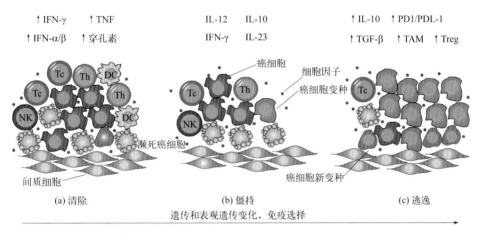

图 18-3　肿瘤免疫编辑

　　肿瘤免疫编辑由三个阶段组成即清除、僵持和逃逸。在清除阶段，免疫成分识别和清除癌细胞。在僵持阶段，免疫系统和癌细胞不断通过遗传和表观遗传变化使双方的攻防处于平衡状态，最终癌细胞通过抗原丢失、分泌免疫抑制因子、表达免疫抑制蛋白和募集免疫抑制细胞等不同机制达到免疫逃逸。

第三节
肿瘤免疫逃逸

　　虽然机体存在免疫监视，但大多数肿瘤患者并不是免疫功能缺陷患者，这表明还有其他因素影响肿瘤的发生，这就是所谓的肿瘤免疫逃逸。影响肿瘤细胞逃脱机体免疫监视的因素很多，主要包括肿瘤免疫抑制和肿瘤抗原丢失两个方面（表18-3）。

表 18-3　肿瘤细胞免疫逃逸的途径

肿瘤免疫逃逸的途径	主要影响的免疫细胞
肿瘤细胞表达 PDL1 等抑制性蛋白	T 细胞、NK 细胞和 DC 细胞不能被激活
癌细胞掠夺 T 细胞线粒体	T 细胞耗疾
Treg、MDSC 和 TAM 产生免疫抑制环境	细胞毒性 T 淋巴细胞（CTL）受到抑制
释放 TGF-β、IL-l0 和 FasL	CTL、DC 或巨噬细胞凋亡
缺乏肿瘤抗原和（或）MHC 表达	CTL 不能被激活
缺乏共刺激分子（例如 B7）	CTL 不能被激活
NKG2D 配体（例如 MICA）表达失调	NK 细胞不能被激活

一、免疫反应抑制

免疫反应抑制主要表现在两方面：肿瘤诱导产生免疫抑制细胞和肿瘤细胞分泌免疫抑制性蛋白。

（1）肿瘤细胞诱导免疫细胞失活　程序性死亡受体 1（programmed death 1，PD1）和细胞毒 T 淋巴细胞抗原 4（cytotoxic T lymphocyte antigen 4，CTLA4）是 T 细胞表面的免疫检查点蛋白，在维持免疫反应和避免不必要的组织损伤之间保持平衡。PD-L1 是 PD1 配体，正常细胞 PD-L1 表达水平很低，肿瘤细胞 PD-L1 表达水平明显增高，目前认为该机制是肿瘤免疫逃逸的主要原因之一[图 18-4（a）]。

除了表达 PD-L1，癌细胞还会不断将 T 细胞的线粒体摄入自己体内。通过将乳腺癌细胞与免疫细胞共培养，研究人员发现癌细胞与 T 细胞之间会形成直径在 $50 \sim 2000nm$ 的纳米管，荧光标记显示癌细胞会将 T 细胞的线粒体摄入自己细胞内，这时癌细胞耗氧量会翻倍，生长速度也变快，而 T 细胞则处于耗疾状态（Saha T，et al.，2022）。

（2）调节性 T 细胞增多　Treg 细胞是一群具有免疫抑制功能的 $CD4^+$ T 细胞亚群，表面标记为 $CD4^+CD25^+$，表达转录因子 Foxp3。Treg 细胞不仅对 B 细胞合成和分泌抗体有抑制作用，而且对 Th 辅助作用及 Tc 介导的细胞毒作用都有负调节作用（图 18-5）。尽管 Treg 细胞在维持免疫系统的稳定、预防自身免疫性疾病以及控制移植排斥反应中发挥非常重要的保护作用，但是肿瘤微环境中的 Treg 细胞却减弱机体的抗肿瘤免疫，与肿瘤免疫逃逸关系密切。研究显示肿瘤患者体内常伴随 Treg 细胞比例上调，上述细胞常富集于肿瘤组织中，抑制肿瘤免疫反应。

Treg 细胞为何在肿瘤患者体内明显增高，其具体机制还不清楚。目前认为可能有两方面的原因：一方面是天然 $CD4^+CD25^+$ Treg 细胞在肿瘤局部募集和扩增；另一方面是 $CD4^+CD25^-$ T 细胞向 Treg 细胞的转化。肿瘤抗原的类型和趋化因子可能

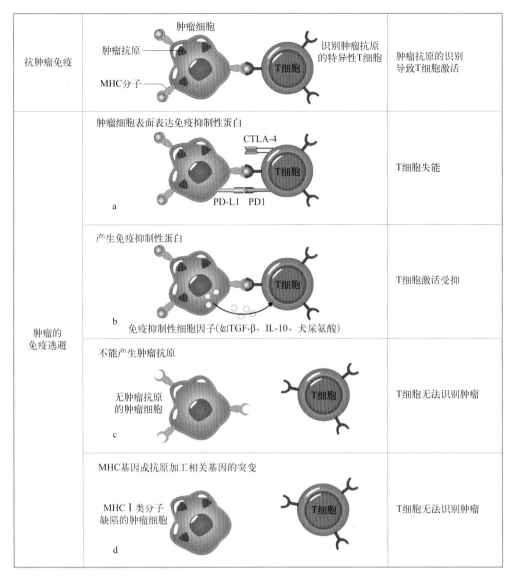

图 18-4　肿瘤免疫逃逸的几种方式

（a）肿瘤细胞通过产生 PD-L1 与 T 细胞上的 PD1 结合，导致 T 细胞失能；（b）肿瘤细胞产生免疫抑制蛋白（TGF-β、IL-10 和犬尿氨酸等），抑制 T 细胞活性；（c）肿瘤细胞不能产生肿瘤抗原，使得 T 细胞不能识别肿瘤细胞；（d）MHC 基因或抗原处理过程需要的基因突变，同样也使得 T 细胞不能识别肿瘤细胞

对天然 Treg 细胞在肿瘤的募集和扩增中发挥作用。某些类型的肿瘤抗原可优先活化 Treg 细胞，从而导致肿瘤部位肿瘤抗原特异性 Treg 细胞的比例升高。趋化因子可能对 Treg 细胞在肿瘤局部的募集有重要作用，已知 Treg 细胞表达趋化因子受体CCR4，卵巢癌等肿瘤细胞可以分泌 CCR4 配体 CCL22，Treg 细胞通过表达的 CCR4

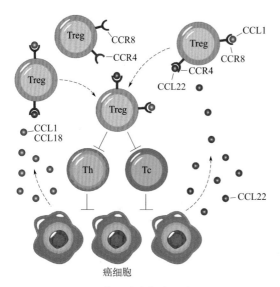

图 18-5　Treg 细胞和肿瘤免疫逃逸

　　Treg 细胞表达 CCR4 和 CCR8,可对肿瘤组织的趋化因子梯度发生反应,进入瘤组织的 Treg 细胞可抑制 T 辅助细胞(Th)和细胞毒性 T 细胞(Tc)对肿瘤细胞的杀伤功能

向肿瘤部位迁移。最近的研究发现乙肝病毒(HBV)的持续感染可导致 TGF-β 信号活性的提高,从而抑制 miR-34a 的表达,进而上调 miR-34a 下游靶基因 CCL22 的表达,这与肝癌的免疫逃逸和门静脉转移有关。

　　Treg 细胞在肿瘤微环境(TME)中比例增高的另一个原因可能是外周的普通 CD4$^+$CD25$^-$T 细胞转化形成 Treg 细胞。诱导 Treg 细胞产生的因素包括细胞因子、协同刺激分子和抗原剂量等。已知 IL-10 和 TGF-β 参与 Treg 细胞的诱导或转化,TGF-β 可使 CD4$^+$CD25$^-$T 细胞转变为具有抑制功能的 CD4$^+$CD25$^+$T 细胞,从而逃避机体的免疫攻击。

　　(3)**肿瘤相关巨噬细胞增多**　肿瘤相关巨噬细胞(TAM)是免疫抑制细胞。目前普遍观点认为 TAM 大都显现 M2 型巨噬细胞的特点(图 11-3),它们的抗原呈递能力较弱,能抑制 T 细胞和 NK 细胞的活化和增殖,还能够产生 IL-10、TGF-β 和前列腺素 E2,干扰了正常的抗肿瘤免疫机制,促进肿瘤的生长。

　　(4)**髓源性抑制细胞增多**　髓源性抑制细胞(MDSC)是一群来源于骨髓的未成熟髓细胞,表达 CD11b 和 CD33,HLA-DR 阴性(表 18-2),是树突细胞(DC)、巨噬细胞和(或)粒细胞的前体细胞。在肿瘤组织中 MDSC 的分化受到抑制,局部肿瘤组织增加的 MDSC 具有很强的免疫抑制作用,MDSC 可消耗 L-精氨酸,下调 TCR 的 ζ 链表达,使 T 细胞和 NK 细胞活化受阻,产生 ROS,使免疫细胞凋亡,另外还能够诱导 Treg 的产生和产生免疫抑制因子 IL-10。MDSC 在肿瘤组织的增加被认为是肿瘤免疫逃逸的主要原因之一。

（5）**肿瘤局部免疫抑制因子TGF-β、IL-10和犬尿氨酸等增高**　荷瘤动物和肿瘤患者的免疫抑制状态常可随肿瘤的切除而消失，其原因在于某些肿瘤细胞可以自分泌或旁分泌免疫抑制因子以抑制机体对其免疫杀伤。肿瘤免疫抑制因子主要有TGF-β、IL-10和PGE2等，它们在肿瘤逃避免疫监视方面发挥重要作用［图18-4（b）］。TGF-β是迄今发现的最强的肿瘤诱导产生的免疫抑制因子，它可以诱导Treg细胞、TAM和MDSC的产生，但对细胞毒性T淋巴细胞（CTL）和树突细胞（DC）却诱导凋亡，阻止免疫球蛋白的合成，抑制干扰素诱导的MHC-Ⅱ类抗原表达，阻止CTL对肿瘤细胞的识别。

吲哚胺2,3-二加氧酶（IDO）和色氨酸加氧酶（tryptophan dioxygenase，TDO）催化色氨酸产生犬尿氨酸，犬尿氨酸途径是哺乳动物色氨酸降解的主要途径。肿瘤细胞或免疫细胞或间质细胞表达IDO，它可消耗色氨酸产生犬尿氨酸，以犬尿氨酸为介质，通过不同途径抑制免疫细胞功能，促进肿瘤生长。犬尿氨酸可通过其受体芳香烃受体（aryl hydrocarbon receptor，AHR）作用于肿瘤自身细胞，促进瘤细胞移动，也可通过与效应T细胞胞质的AHR结合，抑制T细胞功能，引起免疫逃逸，也可通过与DC或Treg细胞胞质的AHR结合，增加免疫耐受。肿瘤微环境色氨酸的匮乏将会妨碍T细胞功能。

另外一个与肿瘤免疫抑制有关的酶是精氨酸酶（arginase，ARG），催化L-精氨酸水解生成鸟氨酸与尿素（图10-12），有ARG1和ARG2两个类型。ARG1位于胞质，表达于肝脏等细胞，ARG2则存在于不同细胞的线粒体中。肿瘤免疫抑制微环境的形成与ARG1有关，肿瘤细胞和间质细胞如TAM、MDSC和DC都产生ARG1，ARG1使肿瘤微环境缺乏精氨酸，精氨酸是T细胞增殖所必需的氨基酸，结果是T细胞功能受到抑制。有人将ARG1、IDO和TGF-β称为肿瘤免疫抑制的三联体。另外ARG1将精氨酸代谢成为鸟氨酸，鸟氨酸继而转化成多胺，多胺又可促进肿瘤细胞增殖（图20-4）。研究表明抑制ARG1或IDO可抑制肿瘤生长。

二、缺乏肿瘤抗原表达

（1）**肿瘤抗原缺乏**　肿瘤细胞之间免疫原性存在差异，免疫原性较强的肿瘤可诱导有效的抗肿瘤免疫应答而易被清除，而免疫原性相对较弱的肿瘤细胞则能逃脱免疫系统的监视而选择性地增殖，这就是免疫选择。免疫选择的结果是肿瘤细胞的免疫原性越来越弱［图18-4（c）］。

（2）**肿瘤细胞MHC-Ⅰ类分子的低表达或缺乏**　利用免疫组化法与分子生物学技术分析组织标本及培养的肿瘤细胞表面HLA抗原，发现其HLA-Ⅰ的表达有不同程度的降低，且分化差的肿瘤细胞HLA-Ⅰ表达更弱，转移的肿瘤则最弱甚至消失［图18-4（d）］。由于缺乏HLA-Ⅰ，因此不能被CTL攻击，但能被NK细胞攻击。

（3）肿瘤细胞缺乏共刺激分子　T细胞的激活需要两个信号，除了抗原肽-MHC作为第一信号外，还需要第二信号，即T细胞与抗原呈递细胞表面的共刺激分子相互作用，共刺激信号对T细胞抗原特异性激活是必需的，缺少第二信号会导致T细胞无反应性甚至凋亡。介导共刺激信号的分子有多种，如B7、CD40和4-1BBL等，它们主要表达在激活的B细胞表面，在树突细胞、IFN-γ激活的巨噬细胞上等也有表达。T细胞膜上CD28与配体B7结合为启动T细胞充分活化提供了第二信号，肿瘤细胞由于缺乏共刺激分子B7，因而不能激活T细胞，导致了T细胞免疫无应答。

（4）NKG2D配体功能失调　NKG2D（自然杀伤组2成员D，natural killer group 2 member D）为NK细胞的活化性受体，表达于所有的NK细胞表面和某些T细胞亚群，是介导NK细胞识别和溶解肿瘤细胞的主要活化性受体。NKG2D的配体为MHC-Ⅰ类相关基因产物（MICA、MICB）及ULBP（人巨细胞病毒UL16蛋白的结合蛋白ULBP1-6）和LETAL。正常人体细胞的MICA/B表达量极低，*MICA/B*基因表达在大多数上皮来源的恶性肿瘤如肺癌、乳腺癌、肝癌、前列腺癌等的细胞上，被认为与恶性转化相关。但肿瘤细胞上的MICA/B可被基质金属蛋白酶（MMP）或去整合素-金属蛋白酶（ADAM）降解，从细胞表面脱落，形成可溶性MICA（sMICA/B），它可与NKG2D受体的结合，使NKG2D内化和降解，降低了NK细胞和T细胞功能。另外，由于肿瘤细胞表面缺乏NKG2D配体，这样也会降低肿瘤细胞对NK细胞和T细胞的敏感性。有不少临床研究显示随着肿瘤病程的进展，sMICA在血清中的含量是升高的，这种升高可能是导致肿瘤细胞发生免疫逃逸的原因之一。

第四节
Toll样受体与肿瘤

Toll样受体（Toll-like receptor，TLR）是一组先天性免疫模式识别受体，通过识别不同病原体相关分子模式（pathogen-associated molecular pattern，PAMP），激活先天性免疫系统产生促炎性细胞因子，向位于抵御外来入侵第一道防线的树突细胞（DC）发出警报，从而启动后天性免疫系统，因此TLR控制着由先天性免疫向后天性免疫的转变。

一、Toll样受体及配体

TLR分布于细胞表面或内体，在结构上属于白介素-1受体（IL-1R）超家族成员之一，胞外段均有17 ~ 31个富含亮氨酸重复序列（leucine-rich repeat，LRR），参与对PAMP的识别，胞内段与IL-1R的胞质结构域有很高的同源性，被称为Toll/IL-1受体（Toll/IL-1 receptor，TIR）同源区，它是TLR和IL-1R向下游进行信号转导的基本元件。人体Toll样受体家族目前已被确认的至少有11个成员，更多的TLR可能是存在的。根据不同的亚细胞定位，TLR可分为细胞表面的TLR（TLR1、TLR2、TLR4、TLR5、TLR6和TLR10）及细胞内溶酶体、内体及内质网的TLR（TLR3、TLR7、TLR8、TLR9和TLR13）两大类，前者的配体为蛋白质和脂质，后者的配体为核酸。TLR表达于多种免疫细胞，其中主要表达于DC等抗原呈递细胞（antigen presenting cell，APC），也分布于淋巴细胞、NK细胞等。研究表明TLR也表达于各种肿瘤细胞表面。

由于TLR属于先天性免疫，因此TLR配体可能并不多，主要是一些进化过程中保留下来的对病原微生物的共有成分。不同TLR胞外区氨基酸组成的差异决定了各自有其特征性的配体。从这些配体可以看出，TLR主要识别细菌、真菌、病毒等病原生物保守序列，体现了TLR对PAMP的识别。另外也有人根据TLR配体将TLR分为3类：第一类为识别核酸的TLR（TLR3、TLR7/TLR8和TLR9）；第二类为识别脂质或脂蛋白的TLR（TLR4、TLR1、TLR2和TLR6）；第三类为识别蛋白的TLR（TLR5）。识别核酸的TLR正常情况下不存在细胞表面，而是存在于内体和溶酶体，在这里识别被吞噬后释放出来的核酸。

除了上述外源性分子之外，TLR还有一些内源性配体，包括热休克蛋白（HSP）、ECM的降解产物、自身的mRNA和DNA成分等，这些分子统称为损伤相关分子模式（DAMP），它们产生于组织损伤时，不管损伤组织是否有感染。TLR这种先天性免疫的病原模式识别受体之所以也能够识别一些内源性配体，这可能是与这些内源性配体在结构上有些成分与PAMP有相似之处有关，例如HSP60和HSP70在分子结构上含有LPS和LPS相关分子，这样它们就可被TLR2和TLR4识别。

二、Toll样受体信号

TLR的信号特点是与炎症和免疫有关。TLR识别配体后，二聚化的TLR可传递给细胞内的4个接头分子——髓样分化因子88（myeloid differentiation factor 88，MyD88）、MyD88接头样蛋白（Mal）、Toll样受体相关的干扰素活化子（TLR-domain-containing adapter-inducing interferon-β，TRIF）和Toll样受体相关的分子（TRAM）。根据TLR的信号传递是否包含MyD88，TLR信号转导通路又可分MyD88依赖性和非依赖性两种信号转导途径（图18-6）。绝大多数TLR经MyD88依赖途径传递信号，TLR3则经MyD88非依赖途径传递信号，TLR4活化后能经上述两条途径传递信号。

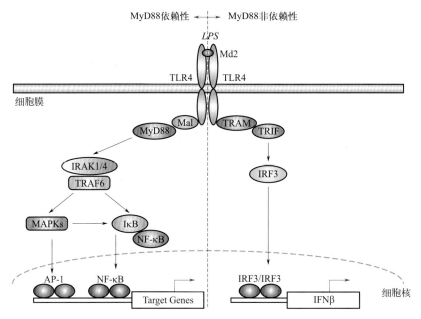

图 18-6 TLR 的信号

　　TLR信号转导途径分MyD88依赖性和非依赖性两种信号途径，MyD88依赖的信号途径主要激活NF-κB和MAPK，靶基因主要是促炎性细胞因子，而MyD88非依赖的信号经TRIF激活干扰素调节因子-3（IFN regulatory factor-3，IRF-3），靶基因主要是1型干扰素（IFNα，IFNβ），与抗病毒有关。除了TLR3外，绝大多数TLR经MyD88依赖途径传递信号

三、TLR信号对肿瘤的影响是具体情况依赖的

　　除了免疫细胞外，许多非免疫细胞也表达TLR，如肿瘤细胞。肿瘤细胞表达的TLR对肿瘤的影响是复杂的，即使是同一类型肿瘤，是促瘤还是抑瘤可能还要视具体情况才能确定。

　　一般来讲与感染有关的肿瘤，细胞表达的TLR有促瘤作用。例如幽门螺杆菌和EBV与胃癌有关，胃黏膜上皮表达的TLR2、TLR4、TLR5和TLR9有促瘤作用。肝炎病毒与肝癌有关，肝细胞表达的TLR2、TLR3、TLR4和TLR7有促瘤作用。大肠本身是有菌的，结直肠上皮细胞表达TLR2和TLR4有促瘤作用。它们的促瘤机制与MyD88依赖的信号途径有关，该途径可激活NF-κB和MAPK，导致炎症反应和细胞增殖。值得一提的是遗传多态性会影响TLR的促瘤作用，结果会有偏差。

　　除了促瘤作用外，研究显示肝癌细胞表面的TLR2有抑瘤作用。TLR2通过抑制caspase8依赖的IL-18释放阻止MDSC聚集，MDSC是TME中的免疫抑制细胞。在黑色素瘤模型中激活的TLR8有抑瘤作用。细胞内的TLR8抑制瘤细胞cAMP的产生和释放，cAMP是免疫抑制剂，促进T细胞衰老，降低cAMP水平可以改善肿瘤免疫抑制环境。咪喹莫特（imiquimod，Aldara®）是TLR7/8激动剂，可以通过调节免疫细胞功能增强抗肿瘤免疫，目前已被批准用于浅表性基底细胞癌治疗。

BCG是免疫调节剂，长期以来被用于结核病预防，目前也被批准用于浅表膀胱癌治疗（表18-14）。BCG含TLR2/4配体，因此可以通过激活TLR2/4来调节患者的先天性和后天性免疫反应。

第五节
胞质DNA激活cGAS-STING信号诱发炎症反应

核酸感受器除了TLR（TLR3、TLR7/TLR8和TLR9）外，另外一个就是环状GMP-AMP合成酶（cyclic GMP-AMP synthase，cGAS）。cGAS是胞质双链DNA感受器，并能产生环鸟腺苷酸（cyclic GMP-AMP，cGAMP），通过激活干扰素基因刺激因子（stimulator of IFN gene，STING），导致Ⅰ型干扰素、细胞因子和T细胞募集因子基因的表达，激活NK细胞和DC等先天性免疫细胞，诱发炎症反应。

1. cGAS-STING信号途径

当cGAS感知到本不应出现在细胞质的双链DNA时，会催化GTP和ATP之间发生化学反应并生成cGAMP，cGAMP是接头蛋白STING的高亲和力配体，可以结合并激活STING，激活的STING可通过激酶TANK结合激酶1（TANK-binding kinase 1，TBK1）影响IRF-3和NF-κB活性（图18-7）。

2. 肿瘤细胞cGAS-STING信号是被激活的

DNA通常存在于细胞核中，肿瘤细胞胞质的DNA比正常细胞多，这是由于肿瘤细胞染色体不稳定（chromosomal instability，CIN），在染色体分离过程中经常出现错误，导致微核形成。微核破裂后释放的DNA可激活细胞质的cGAS-STING信号，诱发炎症反应，与肿瘤免疫抑制微环境的形成有关。

cGAS-STING通路在进化上被认为是为了抵御病毒感染，产生的Ⅰ型IFN是为了抗病毒，因此有免疫监视功能。但cGAS-STING信号对人类肿瘤的影响是复杂的，既有抗瘤的报道，也有促瘤的报道，因此，肿瘤治疗是使用STING激动剂还是拮抗剂可能要视具体情况才能确定。由于Ⅰ型IFN有抗肿瘤作用，目前对STING激动剂有广泛研究，已显示出有肿瘤治疗作用，这方面的研究结果仍有待临床试验进一步验证。

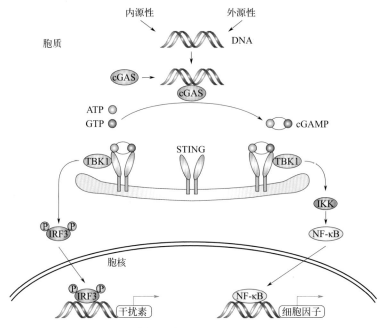

图 18-7　cGAS-STING信号通路

　　当cGAS感受到细胞质的双链DNA时，会催化GTP和ATP生成cGAMP，cGAMP能与内质网上的STING结合并激活STING，激活的STING可结合激酶TBK1进而通过转录因子IRF-3和NF-κB刺激Ⅰ型IFN和细胞因子等靶基因表达

第六节
抗肿瘤免疫反应

　　肿瘤发生后，机体可通过免疫效应机制发挥抗肿瘤作用。机体抗肿瘤免疫的效应机制包括细胞免疫和体液免疫两方面，这两种机制不是孤立存在和单独发挥作用的，它们相互协作共同杀伤肿瘤细胞。一般认为，细胞免疫是抗肿瘤免疫的主要方式，但对病毒诱发的肿瘤，体液免疫亦发挥协同作用。肿瘤免疫基本过程见图18-8。

一、CTL是抗肿瘤免疫反应的主要效应细胞

　　细胞毒性T淋巴细胞（CTL）其表型是CD8$^+$，是肿瘤免疫反应的主要效应细胞。CTL的杀瘤作用是MHC-Ⅰ限制性，它通过两种方式来杀伤肿瘤细胞（图18-9）。

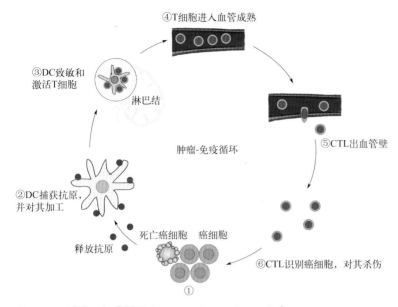

图 18-8　肿瘤–免疫循环（cancer-immunity cycle）

　　①首先濒死的肿瘤细胞释放肿瘤抗原；②释放的肿瘤抗原被树突细胞（DC）/APC捕获，APC对抗原处理并呈递在细胞表面，进入局部淋巴结；③在淋巴结中APC呈递的抗原致敏和激活T细胞；④激活的T细胞进入血管成熟为具备杀伤肿瘤细胞的CTL；⑤CTL出血管壁浸入肿瘤组织；⑥浸润的CTL识别肿瘤细胞对其杀伤，杀伤的肿瘤细胞又可释放肿瘤抗原

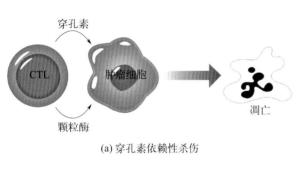

(a) 穿孔素依赖性杀伤

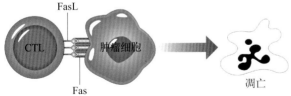

(b) Fas依赖性杀伤

图 18-9　CTL细胞杀伤肿瘤细胞的两种主要方式

　　（1）Fas依赖途径　CTL的细胞毒性作用通常通过靶细胞膜表面Fas受体启动的死亡信号转导而完成。FasL通常只表达在效应T细胞而在未致敏T细胞上不

表达。当FasL与靶细胞上的Fas相互作用，通过死亡信号转导而活化靶细胞凋亡途径。

（2）穿孔素/颗粒酶依赖途径　现发现CTL至少可以产生11种颗粒酶，分别命名为颗粒酶A至颗粒酶M。人CTL仅发现5种颗粒酶（A、B、H、K和M），其余发现于小鼠或大鼠。颗粒酶是丝氨酸蛋白酶家族成员之一，可激活caspase-3诱发凋亡。在颗粒酶进入靶细胞的过程中，穿孔素的作用极其重要，不仅在细胞膜表面提供了颗粒酶进入靶细胞的孔道，而且在通过内吞进入的颗粒酶从内吞小泡中释放也需要穿孔素的帮助。CTL杀伤活性约2/3来自穿孔素/颗粒酶途径，约1/3来自Fas/FasL诱导的凋亡。

有研究显示癌细胞产生的内体蛋白分选转运蛋白（ESCRT，见图4-7）能够用来防御CTL两种蛋白的进攻。它能够修复穿孔素在质膜上产生的孔洞，以此来拖延颗粒酶进入细胞内部的时间，甚至完全阻止它们进入。干扰ESCRT的功能很可能可以成为一种新型靶向疗法，增强CTL的杀伤能力（Ritter A T, et al., 2022）。

二、树突细胞是始动抗肿瘤免疫反应的关键细胞

树突细胞（DC）是固有免疫系统中的抗原呈递细胞，是启动和调节适应免疫的关键细胞。DC广泛分布于各种组织器官中，但数量很少，仅占外周血单核细胞的1%以下。DC表面具有丰富的抗原呈递分子（MHC-Ⅱ和MHC-Ⅰ）、共刺激因子（CD80/B7-1、CD86/B7-2、CD40、CD40L等）和黏附因子（ICAM-1、ICAM-2、ICAM-3、LFA-1、LFA-3等）。DC是体内功能最强的专职抗原呈递细胞，是激活T细胞免疫反应的关键细胞，抗肿瘤免疫离不开DC。值得一提的是目前流行的观点是组织DC起源于造血干细胞演化的DC前体细胞（common DC precursor，CDP），不同于单核细胞的演化系列。

DC可分为两个亚群，即经典DC（classical DC，cDC）和浆细胞样DC（plasmacytoid DC，pDC）。cDC又称髓样DC（myeloid DC，mDC），如表皮朗格汉斯细胞、真皮树突细胞和血树突细胞等，表面表达TLR3、TLR4和TLR8等，分泌IL-12、IL-15和IFN-α等，调节Th1免疫反应。pDC与cDC主要不同之处在于pDC在形态上有浆细胞样特点，表面表达TLR7和TLR9，这种独特的TLR表达使pDC能够从事微生物单链RNA和双链DNA的识别。pDC在病毒或其他刺激下能够产生大量IFN-α，故又称之为干扰素产生细胞（interferon-producing cell，IPC），在抗病毒感染中扮演重要角色（表18-4）。cDC和pDC摄取抗原后可转变为成熟DC。DC有成熟和不成熟DC之分，不成熟DC具有高效的抗原捕获和存储功能，但对T细胞的激活作用较弱，涉及免疫耐受；而成熟DC在抗原处理和呈递等方面都明显增强，能激活T细胞，具有抗肿瘤作用。

表 18-4　人 cDC 和 pDC 比较

比较点	cDC	pDC
分布	皮肤、黏膜、淋巴结、血液等	血液、淋巴结和淋巴组织
TLR 表达	TLR3、TLR4、TLR5 和 TLR8	TLR7 和 TLR9
表面标记	BDCA1/CD1c+，BDCA3/CD141+，CD16+	BDCA2/4，CD123
分泌细胞因子	IL-8、IL-12 和 TNF 等	IL-12p40，IFN-α/β/λ
外周血数量	多	很少
功能	活化 T 细胞、B 细胞和 NK 细胞	诱导 Treg 产生，诱导浆细胞产生
抗原呈递能力	强	弱

　　肿瘤患者大多局部 DC 功能低下，成熟 DC 数量减少，容易产生免疫耐受，是肿瘤细胞逃脱免疫防御的原因之一。肿瘤组织成熟 DC 功能降低与肿瘤免疫抑制的微环境有关。TME 中的增多的 IL-6、IL-10、TGF-β 和 VEGF 抑制 DC 成熟，TGF-β 也抑制 DC 进入淋巴结。

三、NK 细胞是抗肿瘤免疫反应的先头部队

　　自然杀伤（NK）细胞是固有免疫系统中的细胞毒性淋巴细胞，占外周血淋巴细胞的 10% ～ 15%。NK 细胞表面表达 CD56 和 CD16，缺乏 T 细胞受体 CD3。根据细胞表面 CD56 的密度 NK 细胞可分 CD56^{bright} 和 CD56^{dim} 两个亚群（表 18-5）：前者是不成熟的，构成 NK 细胞的 5% ～ 10%，主要产生免疫调节因子（包括 IFN-γ、TNF-α 和 GM-CSF 等），缺乏细胞毒性；后者是成熟的，占 NK 细胞的 90% ～ 95%，有很高的细胞毒性，是 NK 细胞的主要效应细胞。这两类 NK 细胞亚群的组织分布和功能有很大不同。研究显示肿瘤组织 CD56^{bright} 亚群有增高趋势，它们能产生促血管生长因子如 VEGF、PGF 和 IL-8 等促进肿瘤生长。

表 18-5　CD56^{bright} 和 CD56^{dim}NK 细胞比较

比较点	NK2/CD56^{bright}CD16^{dim}NK 细胞	NK1/CD56^{dim}CD16^{bright}NK 细胞
占 NK 细胞百分数	10%	90%
细胞因子产生	主要	中等
细胞毒性	缺乏	强，ADCC
趋化因子受体表达	CCR7，CCR5，CXCR3	CXCR1，CX3CR1,CXCR4
标记蛋白	CD27$^+$CD11	CD27$^+$CD11$^+$→CD27$^-$CD11$^+$

　　在 CTL 活化之前，NK 细胞是主要杀瘤细胞，它是机体抗肿瘤的第一道防线。NK 细胞的杀伤机制与 CTL 类似（图 18-9），NK 细胞还可以通过人抗肿瘤抗体产生 ADCC 作用（图 18-10），这种作用可被人为干预而增强。

　　NK 细胞的杀伤作用是 MHC 非限制性，因此可以杀伤缺乏 MHC-Ⅰ表达的肿瘤细胞。肿瘤细胞在进化过程中，常有 MHC-Ⅰ表达缺陷，这与肿瘤细胞免疫逃逸有

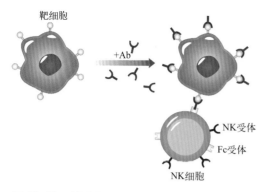

靶细胞

+Ab

NK受体

Fc受体

NK细胞

图 18-10　ADCC

　　NK 细胞通过抗体作为桥梁，其 Fab 端特异性识别靶细胞，Fc 片段与 NK 细胞受体结合，产生 ADCC 作用

关。NK 细胞的 MHC 非限制性杀伤作用，可以弥补 T 细胞这方面的不足。随着肿瘤的进展，肿瘤微环境中的免疫抑制因子 TGF-β、低氧和酸性环境都会干扰 NK 细胞的激活和功能，因此肿瘤组织中的 NK 细胞一般是处于功能失调状态。

　　NK 细胞表达多种激活受体，如 CD16、NKG2D、SLAM 家族、NCR（天然细胞毒性受体，natural cytotoxicity receptor）家族（NKp30、NKp44 和 NKp46），如何激活这些受体重新武装 NK 细胞是目前的研究方向。2019 年法国研究人员报道了靶向 NKp46、CD16 和肿瘤抗原的三功能的 NK 细胞结合剂（nature killer cell engager，NKCE），可激活 NK 细胞，控制实体瘤生长和肿瘤侵袭，没有脱靶效应（Gauthier L, et al., 2019）。NKCE 相当于双/多特异抗体，通过连接肿瘤细胞表面抗原和 NK 细胞的 NKp46 受体，诱导了 NK 细胞活化并特异性杀死肿瘤细胞。

第七节
肿瘤的被动免疫治疗

　　被动免疫治疗是以单克隆抗体和细胞免疫为基础的治疗。

一、被动性细胞免疫治疗

1. 过继 T 细胞治疗

　　被动性细胞免疫治疗是指从患者自身体内的免疫系统中提取 T 细胞，对其重编程，使之处于类似干细胞状态，并扩增，被重编程和扩增的效应细胞直接输入患

ADC	靶点	连接药物	适应证
维迪西妥单抗（Disitamab Vedotin,Aidixi） 索星-米妥昔单抗（Mirvetuximab soravtansine,Elahere）	HER2 叶酸受体	MMAE DM4	胃癌 卵巢癌

注：ALCL—anaplastic large cell lymphoma，间变性大细胞淋巴瘤；All—acute lymphoblastic leukemia，急性淋巴母细胞性白血病；BCMA—B-cell maturation antigen，B细胞成熟抗原；DLBLC—diffuse large B-cell lymphoma，弥漫大B细胞淋巴瘤；DM1—derivative of maytansine 1，美登素衍生物1；MMAE—monomethyl auristatin E，单甲基澳瑞他汀E；MMAF—monomethyl auristatin-F，单甲基澳瑞他汀F；PBD—pyrrolobenzodiaze-pine；TROP2—trophoblast cell-surface antigen 2，滋养细胞表面抗原2。

3. 免疫检查点抑制剂

免疫检查点抑制剂（immune checkpoint inhibitors，ICI）是受到广泛关注的肿瘤免疫治疗。与传统单抗针对肿瘤细胞不同，新的肿瘤免疫治疗思路是针对免疫细胞，通过激活免疫细胞来攻击肿瘤细胞。在T细胞表面存在免疫检查点蛋白，如CTLA4（cytotoxic T lymphocyte antigen 4）和PD1（programmed death 1）等，见表18-10，这些检查点蛋白的作用是在维持免疫反应和避免不必要的组织损伤之间保持平衡，是机体免疫系统在发育过程中，为了防止免疫细胞攻击自身细胞而进化出的防御机制。但肿瘤免疫是一种对机体有利的自身免疫反应，因此希望解除这种抑制作用。反过来说，使用ICI是否会增加自身免疫病的风险仍有待观察。

表18-10　PD1和CTLA4检查点蛋白的特性

项目	PD1	CTLA4
CD number	CD279	CD152
细胞表达	激活的T细胞，Tregs和DC亚群细胞	激活的T细胞，Tregs
作用	下调T细胞活性，抑制自身免疫反应	调节T细胞激活
配体	PDL1/CD274，PDL2/CD273	B7-1/CD80，B7-2/CD86
配体表达细胞	激活的APC，肿瘤细胞，免疫抑制性间质细胞	APC

目前针对免疫检查点抑制剂的研发发展迅速，它们通过阻断对T细胞的抑制信号，激活T细胞，有利于T细胞攻击肿瘤细胞。PD1/PDL1抗体被认为是当前肿瘤免疫治疗中最具前景的药物（图18-13）。联合应用针对CTLA4和PD1的单抗，抗肿瘤效果可能会更好。这是因为CTLA4和PD1通过不同机制抑制T细胞激活，CTLA4主要通过APC（例如DC）表达B7抑制T细胞激活，而PD1主要通过肿瘤细胞表达PDL1抑制T细胞激活。研究显示使用抗PD1治疗，主要增加浸润的CD8[+]T细胞数量，而使用抗CTLA4治疗，除了增加CD8 T细胞数量外，还增加ICOS+Th1-like CD4 T细胞数量（Wei S C, et al.，2017）。表18-11和表18-12是目前临床使用免疫检查点抑制剂。

表18-11　FDA批准上市的免疫检查点抑制剂

药名	靶点	适应证
伊匹木单抗（Ipilimumab,Yervoy®）	CTLA4	黑色素瘤
替西木单抗（Tremelimumab，Imjudo）	CTLA4	肝细胞癌,黑色素瘤，恶性间皮瘤
帕博利珠单抗（Pembrolizumab,Keytruda®）	PD1	黑色素瘤,肺鳞癌,SCLC,含MMR缺陷的晚期实体瘤
纳武单抗（Nivolumab,Opdivo®）	PD1	黑色素瘤,肺鳞癌,SCLC
西米普利单抗（Cemiplimab,Libtayo®）	PD1	皮肤鳞状细胞癌
瑞替凡利单抗（Retifanlimab,Zynyz®）	PD1	Merkel细胞癌①
多塔利单抗（Dostarlimab,Jemperli）	PD1	伴MMR缺陷的宫内膜癌
阿特珠单抗（Atezolizumab,Tecentriq®）	PDL1	泌尿系统癌,NSCLC,SCLC
度伐利尤单抗（Durvalumab,Imfinzi®）	PDL1	泌尿系统癌,NSCLC
阿维鲁单抗（Avelumab,Bavencio®）	PDL1	皮肤默克细胞癌（MCC）①,泌尿系统癌

① 默克细胞癌（Merkel cell carcinoma,MCC）是一种罕见但具有高度侵袭性的皮肤癌，起源于Merkel细胞，与多瘤病毒感染和紫外线照射有关，多见于老年人群。

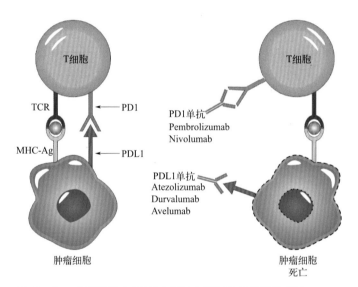

图18-13　免疫检查点抑制剂（ICI）是活化免疫细胞疗法

肿瘤细胞表达PDL1等抑制性蛋白，使得T细胞的活性受到抑制，ICI就是解除对T细胞活化的抑制作用，使免疫细胞能对肿瘤细胞攻击

表18-12　NMPA批准上市的免疫检查点抑制剂

药名	靶点	适应证	批准年份/年
特瑞普利单抗（Toripalimab, 拓益®）	PD1	鼻咽癌、黑色素瘤	2018
信迪利单抗（Sintilimab，达伯舒）	PD1	霍奇金淋巴瘤	2018
替雷利珠单抗（Tislelizumab，百泽安）	PD1	霍奇金淋巴瘤、尿路上皮癌	2019
卡瑞利珠单抗（Camrelizumab，艾瑞卡）	PD1	肺癌、肝癌、食管癌	2019

药名	靶点	适应证	批准年份/年
赛帕利单抗（Zimberelimab，，誉妥®）	PD1	霍奇金淋巴瘤	2021
恩沃利单抗（Envafolimab，恩维达）	PDL1	MMR缺陷的成人晚期实体瘤	2021
舒格利单抗（Sugemalimab，择捷美）	PDL1	非小细胞肺癌	2021
阿得贝利单抗（Adebrelimab，艾瑞利）	PD-L1	小细胞肺癌	2023

虽然免疫治疗在某些肿瘤获得了成功，但总体治疗反应在20%左右。研究显示肿瘤患者对免疫治疗的反应与血液细胞因子水平有关，IFN-γ可增加患者对免疫治疗的反应，而IL-8、IL-6和TGFβ则降低患者对免疫治疗的反应。已知炎细胞和肿瘤细胞产生的IL-8、IL-6和TGFβ会产生免疫抑制微环境，进而干扰免疫治疗。因此这些细胞因子可作为预测免疫治疗反应的标记物，抑制IL-8、IL-6和TGFβ表达或许可提高患者对免疫治疗的反应。

4. 双特异性抗体

双特异性抗体是一种将两个特异性抗体串联起来的抗体，即一端是与肿瘤细胞起反应的抗体，另一端是与T细胞起反应的抗体，激发T细胞更特异地杀伤肿瘤细胞（图18-14），其F（ab'）$_2$通过化学的方法连接起来。2017年FDA批准博纳吐单抗（blinatumomab，Blincyto®）上市，用于治疗费城染色体阴性的复发性或难治性B细胞前体急性淋巴母细胞白血病（表18-13）。博纳吐单抗（bispecific CD19/CD3）是针对B细胞表面抗原CD19和T细胞受体复合物CD3的双特异性抗体，它能将CTL细胞富集至肿瘤细胞，并激活它们对瘤细胞杀伤。CD19是增殖B细胞靶点，CD3是TCR组成部分。

表18-13　上市的双特异性抗体

药名	靶点	适应证	批准年份/年
博纳吐单抗（blinatumomab,Blincyto®）	CD19/CD3	ALL	2017
埃万妥单抗（Amivantamab,Rybrevant）	EGFR/MET	NSCLC伴EGFR外显子20插入突变	2021
泽妥珠单抗（Zenocutuzumab, Zeno）	HER2/HER3	NRG1+转移性实体瘤	2021
Tebentafusp, Kimmtrak	gp100TCR/CD3	转移性葡萄膜黑色素瘤	2022
特立妥单抗（Teclistamab）	BCMA/CD3	多发性骨髓瘤	2022
莫妥珠单抗（mosunetuzumab, Lunsumio）	CD20/CD3	滤泡性淋巴瘤	2022
艾可瑞妥单抗（epcoritamab-bysp,Epkinly）	CD20/CD3	弥漫大B细胞淋巴瘤（DLBCL）	2023
格菲妥单抗（Glofitamab-gxbm）	CD20/CD3	滤泡性淋巴瘤, DLBCL	2023

注：NRG1—Neuroregulin1，神经调节蛋白1。

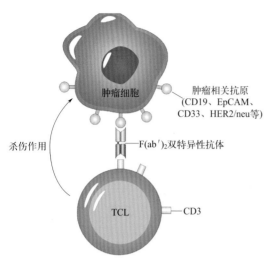

图18-14　双特异性抗体对肿瘤的杀伤作用

　　一端抗体结合到肿瘤细胞上的靶抗原，另一端的抗体识别T细胞上的激活分子，通过双特异性抗体的作用，使得T细胞靠近肿瘤细胞，并对它进行杀伤

第八节
肿瘤疫苗

　　肿瘤疫苗不能像对一般感染性疾病那样用于预防接种，而只能用于对患者进行治疗或对手术后的复发进行预防，因此肿瘤疫苗应该是个性化疫苗。目前已有数款肿瘤治疗性疫苗上市（表18-14）。

表18-14　上市的肿瘤疫苗

名称	适应证	溶瘤病毒	批准年份/年
普罗文奇（Sipuleucel-T,Provenge）	前列腺癌		2010
卡介苗（BCG）	浅表膀胱癌		2018
Talimogene laherparepvec（Imlygic）	黑色素瘤	HSV1	2015
Teserpaturev（Delytact）	恶性胶质瘤	HSV1	2021
Nadofaragene firadenovec（Adstiladrin）	BCG无反应的浅表膀胱癌	腺病毒	2022

1. 树突细胞（DC）疫苗

　　DC疫苗就是将肿瘤提取的抗原或特异性抗原基因刺激、诱导和（或）转染DC，使其载有相应的抗原信息，并将抗原信息呈递给T细胞，从而诱导CTL活化，产生保护性免疫反应。

2010年4月FDA批准了世界上首例治疗性疫苗普罗文奇（Sipuleucel-T，Provenge）用于晚期前列腺癌的治疗。与传统意义上的疫苗不同，普罗文奇是一种个性化细胞疫苗，与DC疫苗类似，由Dendreon公司研发。它的基本过程是先从患者体内获取自体外周血单核细胞，将富集的单核细胞与一种融合蛋白做短期体外培养（36～44 h）。这种融合蛋白是一靶抗原，即GM-CSF/PAP（前列腺酸性磷酸酶，prostatic acid phosphatase），其中PAP是一种膜结合蛋白，在大多数前列腺癌组织中都有特异性表达，而GM-CSF则用做佐剂功能。这种与GM-CSF/PAP共培养的单核细胞即被认为是一种有功能的APC，然后这些体外吸取GM-CSF/PAP的APC再输入患者体内，这些APC会将PAP靶抗原呈递给CD4+和CD8+T细胞，并激发效应T细胞，效应T细胞就会攻击前列腺癌细胞，起到治疗前列腺癌的作用。

经过10年的临床检验，对普罗文奇治疗前列腺癌的疗效存在不少争议，它仅提高患者平均4个月的生存期，成本与其他药物相比亦无优势。究其原因，PAP并不是理想的抗原。①PAP是TAA，正常细胞也会表达，如果引发免疫反应很可能会产生自身免疫反应；②作为自身抗原，免疫系统对其通常具有很高的耐受性，很难激发患者免疫系统的有效反应。

2.溶瘤病毒疫苗

溶瘤病毒（oncolytic virus，OV）疫苗正在走进肿瘤免疫治疗。目前已有数款溶瘤病毒疫苗上市（表18-14），更多的溶瘤病毒疫苗正处于临床试验阶段。目前主要使用的溶瘤病毒有腺病毒、1型单纯疱疹病毒（HSV-1）及其他病毒，它们选择性在肿瘤细胞内复制，溶解肿瘤细胞，诱导机体产生抗肿瘤免疫反应，但不伤及正常细胞。2015年FDA批准了Amgen的Imlygic（talimogene laherparepvec，T-VEC）上市，用于治疗手术不法切除的黑色素瘤。Imlygic是一种基因工程修饰的HSV-1，去除两个病毒基因，使其产生人GM-CSF以增强免疫原性。直接注入黑色素瘤病灶，可在瘤细胞内复制，进而导致瘤细胞破裂而死，释放GM-CSF和肿瘤抗原，进而刺激机体的免疫应答反应。2022年又批准Adstiladrin（nadofaragene firadenovec）上市，它是一种弱化的腺病毒，携带有*IFNα-2b*基因，用于治疗卡介苗无反应的表浅膀胱癌。

2021年，Teserpaturev被日本批准用于恶性胶质瘤治疗。Teserpaturev是一种基因改造的溶瘤性HSV-1，让病毒仅在肿瘤细胞中繁殖，产生溶瘤作用，诱导机体产生免疫反应。

3.卡介苗在膀胱癌的应用

卡介苗（BCG）自20世纪60年代用于治疗小儿急性白血病获得良效后已引起广泛重视，相继研究不断增多，目前文献报道BCG主要用于膀胱癌的治疗。2018年，FDA批准TICE BCG（膀胱内灌注）用于膀胱原位癌的治疗和预防。BCG治疗表浅膀胱癌的机制是诱发局部免疫反应。一般认为BCG的抗肿瘤机制在于BCG上的PAMP能被免疫细胞上的TLR2/4识别，刺激免疫细胞释放不同细胞因子，这些细胞因子可引起局部炎症反应，吸引免疫细胞进入肿瘤部位进而抑制肿瘤生长。临床试验已显示，灌注BCG后，膀胱癌组织中IL-2、IL-12、TNF-α及IFN等细胞因子表达增高，这些细胞因子对肿瘤细胞有抑制作用。

4. 肿瘤抗原疫苗

对肿瘤抗原疫苗的研发有不同途径，肿瘤新抗原疫苗和癌-睾丸抗原疫苗似乎是不错的选择。

（1）肿瘤新抗原疫苗　肿瘤细胞在进化过程中会产生许多突变蛋白，这些突变蛋白不同于正常蛋白，可产生的新抗原表位，激发机体产生免疫反应。新抗原是体细胞突变蛋白，未经胸腺阴性筛选，因此免疫原性强。此外，新抗原不在正常组织表达，因此激发的免疫反应不会引起自身免疫性疾病，被认为是肿瘤疫苗的理想靶点。

虽然新抗原疫苗似乎有良好的前景，但新抗原的鉴定是并非易事，鉴定的新抗原是否能激发有效的抗肿瘤免疫仍有待时间检验。

（2）癌-睾丸抗原疫苗　癌-睾丸抗原（CTA）是仅表达于睾丸、卵巢和胎盘，成体细胞不表达或表达很低的抗原（表18-1），肿瘤组织可恢复表达。由于CTA表达的组织特异性，最近对CTA疫苗有广泛研究，其中NY-ESO-1抗原性最强，是CTA疫苗的理想靶点。虽然NY-ESO-1抗原性强，但由于肿瘤免疫抑制的微环境，使得它诱导免疫反应有限，除非使用免疫检查点抑制剂解除这种抑制状态。

参考文献

Gauthier L, Morel A, Anceriz N, et al. Multifunctional Natural Killer Cell Engagers Targeting NKp46 Trigger Protective Tumor Immunity.Cell, 2019, 177(7): 1701-1713.

Kishton R J, Sukumar M, Restifo N P. Metabolic regulation of T cell longevity and function in tumor immunotherapy. Cell Metab, 2017, 26(1): 94-109.

Ritter A T, Shtengel G, Xu C S,et al. ESCRT-mediated membrane repair protects tumor-derived cells against T cell attack. Science, 2022,376(6591): 377-382.

Saha T, Dash C, Jayabalan R, et al. Intercellular nanotubes mediate mitochondrial trafficking between cancer and immune cells. Nat Nanotechnol, 2022, 17(1): 98-106.

Schreiber R D, Old L J, Smyth M J. Cancer immunoediting: integrating immunity's roles in cancer suppression and promotion. Science, 2011, 331(6024): 1565-1570.

Wei S C, Levine J H, Cogdill A P, et al. Distinct cellular mechanisms underlie anti-CTLA-4 and anti-PD-1 checkpoint blockade. Cell, 2017, 170(6): 1120-1133.

第十九章

肿瘤分子靶向治疗

　　进入21世纪，肿瘤分子靶向治疗的广泛临床应用使得肿瘤治疗有了很大的变化，患者获益明显。分子靶向治疗是利用肿瘤细胞表达特定的基因产物，将抗癌药物锁定在肿瘤细胞的靶分子上，精确打击肿瘤细胞使其死亡。传统化疗药物主要是针对快速生长的细胞，杀伤细胞时无选择性。与传统细胞毒抗癌药不同，分子靶向药物作用的分子在正常细胞很少表达或不表达，在最大限度杀伤肿瘤细胞的同时，对正常细胞伤害小。激酶抑制剂目前领跑肿瘤靶向治疗，排在第二位的是免疫检查点抑制剂（表18-11和表18-12）。眼下中国对全球靶向药物的贡献呈明显上升态势，这反映了中国整体实力的提升。

第一节
针对HER的分子靶向治疗

一、HER家族与肿瘤

1. HER家族

HER蛋白属于受体酪氨酸激酶，有4个成员即HER1/EGFR、HER2/neu、HER3/ErbB3和HER4/ErbB4（表19-1）。EGFR广泛分布于除血管组织外的上皮细胞膜上；HER2在正常人体腔上皮、腺上皮及胚胎中均有普遍的微弱表达；HER3在除造血系外的多数部位有表达；HER4在除肾小球及周围神经外的所有成年组织均可检测到其表达。HER变异涉及许多人类肿瘤的发生，它们被广泛用做肿瘤的靶向性治疗研究。

表19-1　HER家族成员及配体

受体（同名词）	配体	二聚体	激酶活性
EGFR（ErbB1、HER1）	EGF、TGFα、AR、EPG等	EGFR、HER2、HER4	+
HER2（ErbB2、neu）	—	EGFR、HER3、HER4	+
HER3（ErbB3）	NRG1～2、BTC	HER2、HER3、HER4	−
HER4（ErbB4）	NRG1～4、HB-EGF和BTC	HER1、HER2、HER3、HER4	+

注：不同的配基与不同的受体结合后形成二聚体，其信号转导通路会有明显差异，由此形成HER受体生物学功能的多样性。AR—amphiregulin，双调蛋白；BTC—beta cellulin，β-细胞素；HB-EGF—heparin-binding EGF，肝素结合EGF；NRG—neuregulin，神经调节蛋白。

*EGFR*基因位于7p11.2，编码蛋白相对分子质量为170000。EGFR蛋白结构大体可以分为3个功能区（图19-1）。

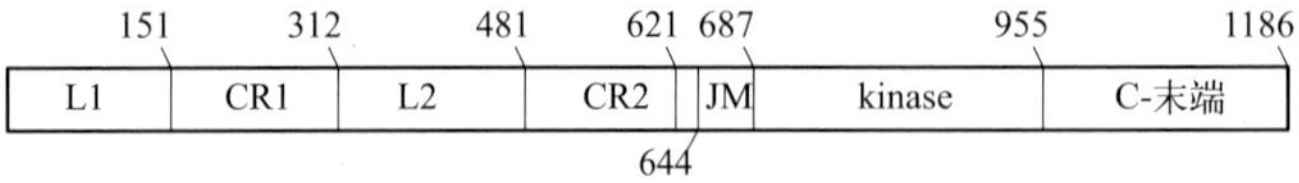

图19-1　EGFR蛋白示意

　　EGFR蛋白含1186个氨基酸，分胞外区、跨膜区和胞内区三部分。胞外区根据结构又分4个亚区L1、CR1、L2和CR2，L代表富含亮氨酸重复区，CR代表富含半胱氨酸区，这4个亚区也称Ⅰ、Ⅱ、Ⅲ和Ⅳ区；跨膜区（TM）位于621～644；细胞内区分：近膜（JM）、激酶和C-末端三个亚区

表 19-4 上市的靶向 HER 的单抗

药名	靶点	单抗类型	适应证
曲妥珠单抗（trastuzumab,Herceptin®）	HER2	人源化	乳腺癌
帕妥珠单抗（pertuzumab,Perjeta®）	HER2	人源化	乳腺癌
玛妥昔单抗（margetuximab,Martenza®）	HER2	人源化	乳腺癌
伊尼妥单抗（inetetamab, 赛普汀）/国产	HER2	人源化	乳腺癌
西妥昔单抗（cetuximab,Erbitux®）	EGFR	人鼠嵌合型	结直肠癌,HNSCC
帕尼单抗（panitumumab,Vectibix®）	EGFR	人源化	结直肠癌，肾癌
耐昔妥珠单抗（necitumumab,Portrazza®）	EGFR	人源化	肺鳞癌
埃万妥单抗（amivantamab, Rybrevant）	EGFR-MET	人源化	NSCLC

（1）**曲妥珠单抗（Herceptin®）** 是 HER2 的人源化单抗，能特异结合于 HER2 受体胞外Ⅳ区（图19-4），从而阻断 HER2 同源二聚体和异源二聚体的形成，并介导 HER2 受体的内吞和在溶酶体中的降解，阻断 HER2 的功能，抑制细胞的生长。曲妥珠单抗目前主要用于乳癌治疗，这主要是因为有25% ～ 30%的乳腺癌细胞均含有 HER2 过表达，因此在治疗前应对 HER2 表达水平进行检测。在乳腺癌中，HER2 基因扩增是导致其过表达的主要原因，通过 HercepTest 免疫组化或荧光原位杂交（fluorescence in situ hybridization，FISH）技术可以将此类患者筛选出来。在免疫组化或 FISH 强阳性患者中，曲妥珠单抗的有效率可以达到35%左右。

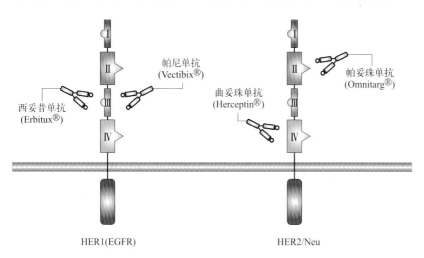

HER1(EGFR)　　　　　　　HER2/Neu

图 19-4 针对 HER 的单克隆抗体

曲妥珠单抗（Herceptin®）是抗 HER2 Ⅳ区单抗；帕妥珠单抗（Omnitarg®）是抗 HER2 Ⅱ区单抗；西妥昔单抗（Erbitux®）和帕尼单抗（Vectibix®）是 HER1 Ⅲ区单抗，后者是完全人源化单抗

曲妥珠单抗与多种细胞毒性化疗药物有协同效应，其机制是曲妥珠单抗阻断 HER2 信号转导引起抗凋亡蛋白如 BCL-2 和 survivin 表达下调，使得癌细胞对细胞毒性化疗药物（多柔比星、紫杉醇等）的敏感性提高。

（2）西妥昔单抗（Erbitux®，IMCC225）　是HER1人鼠嵌合型单抗，与HER1胞外结构域Ⅲ区结合（图19-4），阻断EGFR配体介导的细胞增殖和活化的生物功能，诱导凋亡。目前用于结直肠癌、头颈癌、肺癌和胰腺癌等肿瘤治疗。西妥昔单抗和吉非替尼都能够杀死过量表达EGFR蛋白分子的细胞，但一项肺癌的研究显示吉非替尼能够杀死含一种突变EGFR分子的肺癌细胞，而西妥昔单抗则对这种突变信号几乎没有影响，西妥昔单抗主要能够杀死过量表达EGFR的癌细胞，这对临床医生用药有一定指导意义。西妥昔单抗目前是结直肠癌中EGFR信号的一个有效抑制因子。

（3）埃万妥单抗（amivantamab-vmjw）　是EGFR-MET双特异性抗体，用于治疗接受铂类药物治疗失败、携带激活型EGFR外显子20插入（ex20ins）突变的晚期NSCLC成人患者，它是首款EGFR-ex20ins突变的靶向单抗。

第二节
酪氨酸激酶抑制剂

酪氨酸激酶在细胞信号传递中扮重要角色。已经发现有多种酪氨酸激酶的异常表达与人类恶性肿瘤有关，包括慢性髓细胞性白血病（CML）中的BCR-ABL激酶、恶性胶质瘤中的PDGFR激酶、胃肠道间质瘤（GIST）的c-KIT激酶、肺癌的ALK激酶和B细胞淋巴瘤的BTK激酶等。激酶抑制剂是非常重要的抗癌药物，目前激酶抑制剂领跑肿瘤靶向治疗。在FDA批准的70多个激酶抑制剂中，80%左右是酪氨酸激酶抑制剂，其余是丝氨酸/苏氨酸激酶抑制剂。

一、BCR-ABL激酶抑制剂

FDA批准的第一个靶向药物是伊马替尼。伊马替尼能够抑制BCR-ABL酪氨酸激酶活性是由于其能够与ABL的ATP结合位点结合，使ATP无法与ABL结合，从而达到治疗CML的目的（图19-5）。然而，这只有在伊马替尼与ABL的结合位紧密结合的状态时才有可能发生，如果ABL的结合区的蛋白质结构由基因突变造成变异的时候，伊马替尼就无法与其紧密结合来达到抑制目的。

伊马替尼一度是治疗CML的金标准，但部分患者存在耐药性，并且随着治疗年数的增加和病情的加重，出现耐药性的概率也增大。针对伊马替尼的耐药性问题，医药商现在开发出所谓第二代ABL抑制剂，如达沙替尼和尼洛替尼等，它们

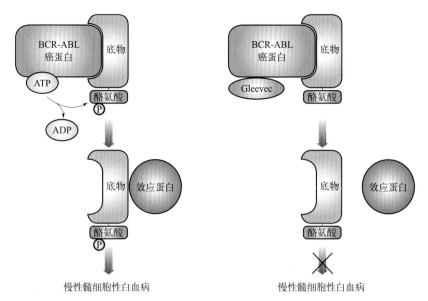

图 19-5　伊马替尼治疗慢性髓细胞性白血病（CML）的分子机制

左侧：肿瘤蛋白 BCR-ABL 与 ATP 结合，使底物磷酸化，磷酸化底物与效应蛋白作用，引起 CML。右侧：伊马替尼能与 ATP 竞争结合 BCR-ABL，使得 BCR-ABL 无法对底物磷酸化，从而达到治疗 CML 的目的

对伊马替尼耐药的白血病有一定治疗效果。不少患者在使用 ABL 抑制剂后肿瘤会产生 T315I 抗药突变，针对 T315I 突变，医药商又开发出所谓第三代 ABL 抑制剂，如普纳替尼等，它们对 Ph+ 伴 T315I 突变的 CML 有效（表 19-5）。由于靶向治疗的成功，CML 目前已被认为是可以治愈的恶性肿瘤。

表 19-5　上市的 BCR-ABL 抑制剂

药名	适应证	批准年份/年
伊马替尼（imatinib,Gleevec®）	CML,Ph+ALL,GIST,肥大细胞增多症,慢性嗜酸性白血病	2001
达沙替尼（dasatinib,Sprycell®）	CML	2006
尼洛替尼（nilotinib,Tasigna®）	CML	2007
波舒替尼（bosutinib,Bosulif®）	CML	2012
普纳替尼（ponatinib,Iclusig®）	Ph+ 伴 T315I 突变的 CML,Ph+ 急性淋巴细胞白血病（Ph+ALL）	2012
氟马替尼（flumatinib，豪森昕福）	CML	2019
阿西米尼（asciminib,Scemblix）	Ph+ 伴 T315I 突变的 CML	2021
奥雷巴替尼（olverembatinib，耐立克）	TKI 耐药后并伴有 T315I 突变的 CML	2021

注：CML，慢性髓性白血病；GIST，胃肠道间质瘤；氟马替尼和奥雷巴替尼为国产。

另外伊马替尼也被用于治疗 GIST 等肿瘤。由于绝大多数 GIST 是 *c-KIT* 原癌基因突变导致 KIT 酪氨酸激酶持续活化（表 3-5），致使突变的细胞增殖失控所形成的。伊马替尼作为KIT抑制剂可以抑制KIT激酶进而阻止肿瘤发展，最终可能控制GIST。但是随着治疗时间的延长，GIST会逐渐产生耐药，使GIST的治疗再次陷入困境。GIST对伊马替尼耐药机制并未完全弄清，可能与*c-KIT*和*PDGFR*产生继发突变有关。目前将*c-KIT*和*PDGFR*突变分原发突变和继发突变两类，原发突变指在GIST治疗前产生的突变，继发突变指在治疗后产生的新突变。继发突变主要发生在*c-KIT*，位于酪氨酸激酶区，增加酪氨酸激酶的活性。肿瘤在治疗过程产生的耐药问题与继发性突变有很大关系，是药物选择性压力作用的结果。

二、ALK激酶抑制剂

间变性淋巴瘤激酶（ALK）是一种RTK（图3-3），该基因位于2p23，它的配体是FAM150A（AUGβ）和FAM150B（AUGα）。ALK的生理功能与胚胎神经系统发育有关，出生后表达下降。结构性ALK激活与某些肿瘤发生有关，表现为*ALK*突变激活和*ALK*易位激活。*F1174L-ALK*和*R1275Q-ALK*突变激活与神经母细胞瘤的发生有关，*ALK*基因易位与60%间变性大细胞淋巴瘤（ALCL）和6%非小细胞肺癌（NSCLC）的发生有关，是这些肿瘤发生的驱动突变。*ALK*易位的NSCLC是一类组织学特别的肺癌，对ALK抑制剂敏感。已上市的ALK抑制剂见表19-6。

表19-6　已上市的ALK或ROS1激酶抑制剂

药名	靶点	适应证	批准年份/年
克唑替尼（crizotinib,Xalkori®）	ALK,ROS1	NSCLS（ALK⁺或ROS1⁺）	2011
赛瑞替尼（ceritinib,Zykadia®）	ALK,IGF-1R,ROS1	NSCLS（ALK⁺）	2014
阿莱克替尼（alectinib,Alecensa®）	ALK,RET	NSCLS（ALK⁺）	2015
布加替尼（brigatinib,Alunbrig®）	ALK,EGFR	NSCLS（ALK⁺）	2017
洛拉替尼（lorlatinib,Lorbrena®）	ALK,ROS1	NSCLS（ALK⁺）	2018
恩曲替尼（entrectinib,Rozlytrek）	ROS1,NTRK	NSCLS（ROS1⁺）	2019
恩沙替尼（ensartinib,X-396）/国产	ALK,ROS1	NSCLS（ALK⁺）	2020
伊鲁阿克（iruplinalkib）/国产	ALK,ROS1	NSCLS（ALK⁺,ROS1⁺）	2023

原癌基因*ROS1*编码一RTK，它在人的生理功能尚不清楚。研究显示约2%的NSCLC患者携带*ROS1*基因易位，易位主要伙伴基因有*CD74*、*SLC34A2*和*EZR*等，融合蛋白会产生ROS1配体非依赖激活，驱动NSCLC发生。ROS1和ALK同属胰岛素受体超家族，氨基酸序列分析显示，在酪氨酸激酶区ROS1与ALK有64%的同源性，因此某些ALK抑制剂对有*ROS1*突变的NSCLC也有效。目前恩曲替尼已被批准用于有*ROS1*突变的NSCLC。

三、BTK激酶抑制剂

BTK（Bruton's tyrosine kinase）是非受体酪氨酸激酶，可被B细胞受体（B cell receptor，BCR）、趋化因子受体和整合素等信号激活（图19-6）。BTK是BCR信号途径的重要成员，对B细胞的发育、分化和凋亡有重要调节作用。由于该激酶主要表达在B细胞，因此也被称为B细胞酪氨酸激酶，对B细胞淋巴瘤的存活、增殖和迁移至关重要。目前已有数款BTK抑制剂用于B细胞淋巴瘤靶向治疗（表19-7）。

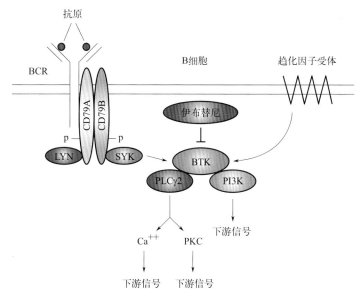

图19-6　BCR信号途径

当BCR与抗原结合后会募集胞质酪氨酸激酶LYN对辅助受体CD79A和CD79B胞内段的免疫受体酪氨酸激活模体（immunoreceptor tyrosine-based activation motif，ITAM）磷酸化，磷酸化ITAM募集另一个胞质酪氨酸激酶SYK并激活SYK，SYK再激活BTK。激活的BTK又可激活磷脂酶CY2（PLCY2）和PI3K等通路，这些通路通过下游信号分子调节B细胞的发育和分化成熟。趋化因子受体和整合素信号也可激活BTK。伊布替尼是BTK抑制剂

表19-7　已上市的BTK抑制剂

药名	适应证	批准年份/年
伊布替尼（ibrutinib,Imbruvica®）	CLL, 套细胞淋巴瘤	2013
阿卡替尼（acalabrutinib,Calquence®）	套细胞淋巴瘤,CLL,MZL	2017
泽布替尼（zanubrutinib,百悦泽）/国产	套细胞淋巴瘤	2019
替拉鲁替尼（tirabrutinib）	中枢神经系统淋巴瘤	2020
奥布替尼（orelabrutinib，宜诺凯）/国产	套细胞淋巴瘤,CLL	2020
吡妥布替尼（pirtobrutinib,Jaypirca）	套细胞淋巴瘤	2023

注：CLL—慢性淋巴细胞白血病；MZL—marginal zone lymphoma,边缘区淋巴瘤。

BCR信号异常激活与B细胞淋巴瘤有关。例如幽门螺杆菌感染与胃黏膜相关淋巴瘤（MALT淋巴瘤）有关，这其中与病原体抗原长期刺激BCR信号，导致B细胞增殖活跃有关。自身免疫病也会增加B细胞淋巴瘤发生风险，其机制类似病原微生物。自身抗原不断刺激BCR信号，会引起B细胞增殖异常。

第三节
RAS-RAF-MEK-MAPK信号通路抑制剂

目前已知，所有真核细胞中均存在RAS-RAF-MEK-MAPK这一信号通路（图4-4），其通过RAS、RAF、MEK及MAPK的特异性级联磷酸化将信号由细胞外传入细胞核内。许多肿瘤细胞存在这一通路的上调，由于该通路中的RAS、RAF和MEK突变在肿瘤是很常见的，因此RAS-RAF-MEK-MAPK信号通路被认为是抗肿瘤治疗的一条非常有前景的通路。

一、KRAS及抑制剂

*RAS*基因有三种形式即*KRAS*、*NRAS*、*HRAS*，它们在人体肿瘤的突变频率分别为85%、12%和3%。超过90%的胰腺癌、50%的结肠癌和35%肺腺癌存在*KRAS*突变，90%以上的黑色素瘤和急性髓系白血病有*NRAS*突变，*HRAS*突变常见于膀胱癌和头颈部癌，可见RAS在人体肿瘤发病过程中的重要性。

原癌基因*RAS*激活的常见方式是点突变（图2-1）。目前有2款KRAS抑制剂上市，它们是索托拉西布和阿达格拉西布，见表19-8。索托拉西布和阿达格拉西布可特异性且不可逆地结合突变KRAS-G12C蛋白，将其锁定在非活性状态KRAS-GDP。

表19-8　已上市的RAS-RAF信号抑制剂

药名	靶点	适应证	批准年份/年
阿达格拉西布（adagrasib,Krazati）	$KRAS^{G12C}$-GDP	NSCLC，结直肠癌	2022
索托拉西布（sotorasib,Lumakras）	$KRAS^{G12C}$-GDP	NSCLC	2021
达拉非尼（dabrafenib,Tafinlar®）	$BRAF^{V600E/K}$	BRAF突变的黑色素瘤和NSCLC	2013
康奈非尼（encorafenib,Braftovi®）	$BRAF^{V600E/K}$	BRAF突变的黑色素瘤	2018
威罗非尼（vemurafenib,Zelboraf®）	$BRAF^{V600E}$	BRAF突变的黑色素瘤	2011
贝美替尼（binimetinib,Mettovi®）	MEK1/2	黑色素瘤	2018
柯比替尼（cobimetinib,Cotellic®）	MEK1/2	黑色素瘤	2015

药名	靶点	适应证	批准年份/年
司美替尼（selumetinib,Koselugo®）	MEK1/2	1型神经纤维瘤病	2020
曲美替尼（trametinib,Mekinist®）	MEK1/2	黑色素瘤	2013

二、RAF信号及抑制剂

1.RAF蛋白

RAF作为RAS-RAF-MEK-ERK通路中的第一个激酶对该信号通路的完成起到关键作用。RAF、MEK和ERK均为丝/苏氨酸激酶，它们依次催化下游激酶。RAF有3个同工酶（ARAF、BRAF和CRAF），其中BRAF可能是RAF的原型，是磷酸化MEK必不可少的。RAF可形成同源或异源二聚体激活MEK。BRAF蛋白结构见图19-7。

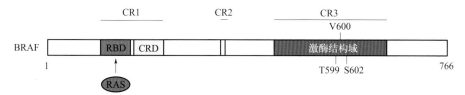

图19-7　BRAF蛋白结构

蛋白由766氨基酸组成，含3个保守区，分别为CR1、CR2和CR3。CR1含RAS结合结构域（RAS binding domain，RBD）和富半胱氨酸结构域（cysteine-rich domain，CRD），CR3为激酶结构域（kinase domain）。V600是最常见突变位点

迄今已发现RAF在多种肿瘤中存在异常激活，其中最常见的是BRAF突变激活。例如研究发现，在60%的黑色素瘤中有*BRAF*突变激活，它还发生在乳头状甲状腺癌（35% ～ 70%）、结直肠癌（12% ～ 20%）和卵巢癌（30%）中。BRAF最常见的功能获得突变是*BRAF*^{V600E}（BRAF第600位的缬氨酸突变成谷氨酸）突变，突变的位置正好位于激酶结构域磷酸化位点Thr599和Ser602之间（图19-7），因此它的作用明显是作为磷模拟替代物。这种突变使得BRAF变成不受调节的激酶，持续磷酸化MEK，使得ERK始终处于高度激活状态，导致细胞持续增殖。

2.BRAF信号抑制剂

虽然BRAF^{V600E}是黑色素瘤、乳头状甲状腺癌和结直肠癌的驱动突变，按理BRAF抑制剂应该对这3种肿瘤有效，但现实是BRAF抑制剂目前仅用于黑色素瘤治疗（表19-8），甲状腺癌和结直肠癌对BRAF抑制剂的敏感性低于黑色素瘤，原

因可能是对BRAF抑制剂有不同负反馈信号。甲状腺癌或结直肠癌对BRAF抑制剂不敏感的原因可能与YAP有关，BRAF抑制剂可抑制MEK和ERK磷酸化，但可激活YAP，YAP可促进HER2/HER3和NRG1（HER2/HER3配体）表达，这样甲状腺癌或结直肠癌可通过激活HER2/HER3信号来抵抗BRAF抑制剂的治疗作用（Fagin J A，2023）。

MEK是RAF下游蛋白，至今已有7个MEK酶被发现，MEK1和MEK2密切相关，它们分别由MAP2K1（15q22.31）和MAP2K2（19p13.3）基因编码。MEK1/2催化ERK1/2酪氨酸和苏氨酸磷酸化，因此被认为是双特异性蛋白激酶，这些双特异性蛋白激酶在进化上被归类丝氨酸/苏氨酸激酶。MEK在肿瘤表现突变激活，但它在肿瘤的突变频率低于RAF。MEK抑制剂见表19-8。

ERK是MEK底物，ERK酪氨酸/苏氨酸磷酸化后被激活。不像RAF和MEK底物专一，ERK酪氨酸激酶的底物多样，因此作用广泛。人有2个ERK即ERK1和ERK2，它们分别由不同基因编码。鉴于ERK对瘤细胞增殖的重要性，对它的抑制剂有广泛研究。目前ERK特异的抑制剂有ulixertinib、MK-8353和GDC-0994，这些抑制剂仍处临床试验阶段，没有上市。

参考文献

Fagin J A, Krishnamoorthy G P, Landa I. Pathogenesis of cancers derived from thyroid follicular cells, Nat Rev Cancer, 2023,23(9): 631-650.

致癌物	来源	致癌种类
杀虫剂	污染的食物，环境污染	淋巴造血系统肿瘤及其他多种肿瘤
黄曲霉毒素B1	霉变的花生、玉米及谷类	肝癌

第二节
营养与防癌

食物在人类肿瘤的发生过程中扮演着双重角色。食物不仅含有人体必需的营养成分，同时还有许多致癌及抗癌物质。吃对了少得癌，吃错了易患癌。研究表明，有32%～35%的肿瘤可通过膳食来预防，而不良的饮食、生活方式占全部恶性肿瘤病因的10%～80%不等。由此可见，膳食作为一种环境因素在癌症预防和治疗中是不可忽视的。

一、限制能量摄入的防癌作用

适当节食可降低患癌风险，有益健康。大量的临床和基础研究都提示限制热量（calorie restriction，CR）的摄入不仅具有抗衰老作用，还有抗肿瘤作用。动物实验早已发现限制能量摄入能降低乳腺肿瘤的发生。CR防癌是多层面的（图20-1）。CR的摄入就意味着身体将产生较少的ROS，减少ROS就意味着对细胞损害较轻，包括对端粒的损伤。CR的摄入会使机体产生较少的生长因子，减少生长因子对细胞的刺激作用。CR的摄入可以减少许多致炎细胞因子的产生，这对肿瘤的预防有利。另外CR的摄入的动物其免疫系统功能要比普通动物强1/3，可以降低肿瘤的发病率。CR可以促进自噬，这也有利于肿瘤预防（图7-10）。

二、降低红肉和脂肪摄入的防癌作用

全球健康统计数字不断显示吃肉最多的国家和民族，其患病率特别是患心脏病和癌症的比率也最高，而各地吃素的民族患病率最低。对191种不同哺乳动物的研究也显示肉食性哺乳动物比只吃素的哺乳动物更容易死于癌症（Vincze O, et al.，2022）。其中的原因是复杂的，但有一点可以肯定，肉食性动物的饮食中脂肪含量

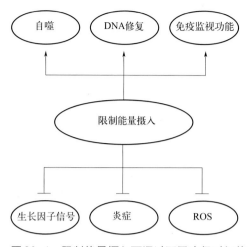

图20-1　限制能量摄入可通过不同途径对机体产生积极影响

减少肿瘤、心血管疾病和代谢性疾病的发生，延长寿命

高、纤维含量低，导致其肠道细菌的多样性低于植食性动物，这与人类癌症风险因素具有相似性。

　　大量消耗红肉，增加结肠癌、前列腺癌、胰腺癌和肾癌的发生风险。红肉主要指猪肉、牛肉、羊肉等这些加工前肉色呈红色的肉，而白肉像鱼、虾、鸡肉等呈白色的肉类则可以降低患癌风险。红肉之所以容易致癌，与血红素和 N-乙酰神经氨酸（ N-glycolylneuraminic，Neu5Gc）有关。血红素是铁卟啉化合物，是血红蛋白和肌红蛋白的辅基。红肉之所以呈红色是因为肌红蛋白的缘故。铁一旦在体内被氧化，会生成很多ROS，对细胞DNA造成损伤，与肿瘤发生有关。另外红肉还含Neu5Gc，它是唾液酸衍生物，人体没有这种特殊的糖分子，食用红肉可在人体产生抗体anti-Neu5Gc，该免疫反应可能导致慢性炎症，而这可能增加罹患癌风险。

　　近年来有不少研究显示高脂饮食增加结直肠癌发生风险（Fu T, et al., 2023）。高脂饮食增加胆汁酸（bile acid，BA）排泄，BA在肠道经细菌作用进一步代谢成次级胆汁酸，胆汁酸中的某些成分，特别是脱氧胆酸（deoxycholic acid，DCA）被认为有促癌作用，与结直肠癌发生有关。机制上法尼醇X受体（farnesoid X receptor，FXR）扮重要角色。FXR是胆汁酸受体，属于核受体超家族的成员，哺乳动物有两个成员即FXRα和FXRβ。FXRβ在人类和灵长类动物中是一种假基因，没有功能。FXRα有4种异构体即FXRα1 ～ α4，这4种异构体的表达是组织依赖的。FXR与配体结合后可以与视黄醛衍生物X受体（retinoid X receptor，RXR）形成二聚体，进而调控靶基因的转录，影响胆汁酸、脂质和葡萄糖等多种代谢途径的稳态。

　　FXR作为胆汁酸稳态的主要调节因子，负调控胆汁酸的合成，FXR的激活可以降低粪便总胆汁酸。FXR基因缺陷的小鼠会增加肠道肿瘤的发生，提示FXR有抗癌作用。目前有采用FXR激动剂延缓结直肠癌进展的实验研究。

三、水果、蔬菜和膳食纤维的防癌作用

1. 水果和蔬菜的防癌作用

多吃水果和蔬菜可以降低许多部位的肿瘤。水果和蔬菜可能的保护因素有胡萝卜素类、叶酸、维生素C、植物雌激素及纤维等。水果、蔬菜中的保护因子绝大多数都具有抗氧化功能，从大规模的流行病学研究资料来看，食用水果和蔬菜多的人比少的人患癌的概率要低。健康的饮食绝对是对身体最好的保护，任何药物都不能取代健康饮食的作用。

吃蔬菜能防癌，但机制尚不清楚，有人提出吃蔬菜能防癌与通过芳香烃受体（aryl hydrocarbon receptor，AHR）调节肠道免疫系统有关。AHR是一种配体激活性转录因子，正常情况下与伴侣蛋白结合存在于胞质，没有活性。当与多环芳烃、卤代芳烃等配体结合后，可调控一系列基因的表达。吲哚-3-甲醇（indole-3-carbinol，I3C）广泛存在于十字花科蔬菜中，包括西蓝花、卷心菜和甘蓝等。摄入的I3C在胃酸作用下转换成AHR配体，其可以与肠道内免疫细胞胞质的AHR结合，然后转位至细胞核与ARNT（aryl hydrocarbon receptor nuclear translocator，ARNT）形成AHR-ARNT异源二聚体，该二聚体可识别DNA上的外源性反应元件（xenobiotic-responsive element，XRE），与之结合后调节靶基因表达，从而维持肠道免疫功能的正常，起到预防肿瘤发生的作用。ARNT又称HIFβ。

2. 膳食纤维的防癌作用

膳食纤维是指能抗人体小肠消化吸收，在人体大肠内部分或全部发酵的可食用的植物性成分、碳水化合物及其类似物质的总和，包括多糖、寡糖、木质素以及相关的植物物质。膳食纤维具有润肠通便、控制血糖、降血脂等一种或多种生理功能。人体结肠内有400多种细菌，对于正常人来说，这些细菌大多数是有益的。它们的作用是发酵食物并转化为一些短链脂肪酸，如乙酸、丙酸和丁酸，它们的比例是6:3:1，这些SFA是营养和修复结肠黏膜细胞的重要物质。

这些短链脂肪酸又称挥发性脂肪酸（volatile fatty acid，VFA），有很强的挥发性，被后肠迅速吸收后，既储存了能量又降低了渗透压，并且短链脂肪酸对于维持大肠的正常功能和结肠上皮细胞的形态和功能具有重要作用。乙酸和丙酸被结肠上皮细胞上表达的G蛋白偶联受体GPR43识别，丁酸则被结肠上皮细胞和巨噬细胞表达的烟酸受体GPR109A识别，它的活性在结肠癌时受到抑制。GPR109A被丁酸激活后通过IL-18诱导出Treg细胞及促使巨噬细胞产生IL-10，起到抑制炎症的作

用。丁酸还利用单羧酸转运蛋白MCT1转运到结肠细胞中，并通过染色质的表观遗传修饰影响基因表达和细胞增殖。

流行病学研究已证实了膳食纤维具有抗结直肠癌的作用。除此之外，高膳食纤维可能降低胰腺癌、乳腺癌发病的危险性。膳食纤维抗癌作用的机制包括：①纤维具有吸水性，吸水充盈后，大肠内容物增加，刺激肠道蠕动，缩短有害物质在大肠的停留时间，减少这些物质对肠道的刺激作用时间和再吸收时间，有利于机体健康；②肠道细菌发酵纤维产生的短链脂肪酸可作为细菌能量来源，抑制肠上皮及其他细胞；③纤维素可与胆汁酸和胆汁酸代谢产物、胆固醇结合，减少初级胆汁酸和次级胆汁酸对肠黏膜的刺激作用；④丁酸被认为是HDAC抑制剂，增加亲凋亡和细胞周期抑制蛋白表达，有抗癌作用（图20-2）。

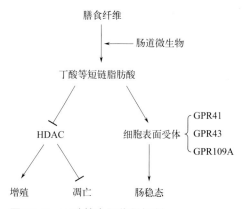

图20-2　丁酸的主要作用机制

膳食纤维经肠道微生物发酵产生的丁酸一方面可作为HDAC抑制剂发挥作用，另一方面可通过细胞表面特异性受体发挥作用

第三节 ⬝⬝⬝⬝⬝
肿瘤的化学预防

一、肿瘤化学预防的概念

所谓肿瘤的化学预防是应用天然的或合成的化学物质以逆转、抑制或阻止癌前病变转变成癌。化学预防与化学治疗不同：前者的主要对象是癌前疾病或有潜在遗

传患癌倾向者，所以要求使用的药物必须绝对安全，用药期也较长；后者则以肿瘤患者为对象，以消除肿瘤或延缓进展为治疗目的，疗程相对较短，使用药物允许有一定的可忍受的毒副作用。

从细胞遗传学上来分析，绝大多数肿瘤起源于1个单独的变异细胞。这个有遗传能力的变异细胞经历多阶段和长时间的增殖过程后，才演变成能够致命的肿瘤。一般情况下，能在X线下观察到的上皮细胞肿瘤实体至少由10亿个上皮细胞聚集而成。在人体内，从1个变异的上皮细胞增殖到10亿个上皮性肿瘤细胞要经历30次有丝分裂，需要10年甚至更长的时间。然而，从10亿个肿瘤细胞再继续增殖到1万亿个肿瘤细胞，只要经历10次有丝分裂，可能只需要几个月或几年的时间，而1万亿个肿瘤细胞即足以造成患者全身衰竭而死亡（图20-3）。这也是大多数肿瘤患者在被诊断为肿瘤时，其实他们已处于癌症的最后阶段，癌症可能在患者体内已有10～20年，此时尽管医生们会动用积极的外科手术、化疗和放疗来治疗，但最终还是无法挽回患者的生命。

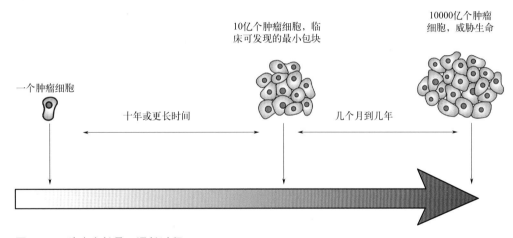

图20-3　肿瘤生长是一漫长过程

从一个肿瘤细胞生长到临床可检查到的最小包块，通常需要10年以上时间，从临床可检查到的最小包块到致死性肿瘤通常只需几个月或几年，这一阶段已是肿瘤旅途的最后阶段。肿瘤化学预防主要针对前一阶段，使其停滞甚至逆转

为什么放着这10年的癌变过程不管，而将注意力集中在癌症形成后的短暂阶段呢？早在1976年Sporn博士就提出化学预防的概念，他认为控制肿瘤的目标不应该是在肿瘤形成后的阶段，而应该是在致癌的前期和癌变的过程中，预防变异的细胞转化为有浸润和转移能力的癌细胞团。化学防癌的概念是采用药理学的方法来控制和逆转肿瘤细胞的演变过程，从而达到控制肿瘤的目的。大量的体内和体外实验证明，50%～80%的肿瘤是可以预防的，化学预防是一种行之有效的控制肿瘤的方法。这种控制肿瘤的效果可能不是表现在真正消灭或者根除肿瘤细胞，而更多的

是表现在延缓肿瘤发生。

二、几种主要的肿瘤化学预防剂及其作用机制简介

化学预防的药物种类繁多，有些药物研究的结果比较一致，有些药物的研究结果则不一致，有些甚至出现相反的结果（表20-5）。因此在使用化学预防药物时，应多听从医生和专家的意见，不要随便用药。

表20-5 一些化学预防剂及其作用机制

化学预防剂	肿瘤	作用机制	不良反应
他莫昔芬	ER+乳腺癌	阻断雌激素的作用	血栓、子宫内膜癌
雷洛昔芬	ER+乳腺癌	阻断雌激素的作用	
阿司匹林	大肠肿瘤	抑制COX依赖和非依赖途径	胃肠出血
二甲双胍	肝癌，大肠肿瘤，胰腺癌	抑制mTOR和ROS，稳定TET2功能	↑乳酸、胃肠反应

1. 阿司匹林及其他NSAID

阿司匹林及其他NSAID对结直肠肿瘤有化学预防作用（Katona B W and Weiss J M, 2020），这些药物抗肿瘤的机制在于其抗炎作用，由于它们能抑制前列腺素合成中的COX的活性而抑制前列腺素的合成。前列腺素能诱导细胞增生，形成ROS而致突变，与致癌剂共同氧化并抑制免疫系统，从而促进致癌过程。除了抑制COX活性外，阿司匹林的化学预防作用还与其促进多胺分解代谢有关。精脒/精胺乙酰转移酶（spermidine/spermine N^1-acetyltransferase，SSAT）是细胞内多胺降解的主要代谢酶，阿司匹林和其他NSAID可通过诱导SSAT活性来降低细胞内多胺水平，从而起到化学预防作用。在非阿司匹林的NSAID中，塞来昔布（celecoxib）也显示有化学预防作用，但长时间使用存在心血管疾病风险。

2. 二甲双胍

二甲双胍是治疗糖尿病的一线用药，使用这些药的糖尿病患者，其肿瘤的发病率要比对照组低，提示二甲双胍具有肿瘤预防作用。二甲双胍通过激活AMPK来抑制mTOR信号，进而发挥抗肿瘤作用。二甲双胍也可通过激活AMPK又磷酸化下游蛋白TET2，增强TET2稳定性和其产物5hmC水平，来抑制肿瘤生长。目前研究显示二甲双胍对大肠癌有化学预防作用（Katona B W and Weiss J M, 2020）。

3. 他莫昔芬和雷洛昔芬

是FDA批准的ER+乳腺癌化学预防剂，作用机制见图12-6。

4. 二氟甲基鸟氨酸

二氟甲基鸟氨酸（difluoromethylornithine，DFMO）是鸟氨酸脱羧酶抑制剂，能不可逆地抑制鸟氨酸脱羧酶（ornithine decarboxylase，ODC），从而阻断细胞增殖（图20-4）。ODC是调节多胺合成最关键的酶，有人认为其有癌基因活性。多胺是机体中一种重要的阳离子脂肪族有机胺，包括腐胺、精脒和精胺，普遍存在于各种组织细胞中，能与阴离子分子如核酸、蛋白质、磷酸酯等共价结合促进DNA的复制与蛋白质的合成，在细胞增殖、分化、细胞周期的维持中起重要的作用。人体内多胺含量随年龄增长呈下降趋势，补充多胺可降低年龄相关的病变，延长不同动物的寿命。肿瘤早期ODC活性即增高，从而增加多胺的合成。肿瘤（白血病、黑色素瘤、大肠癌、胰腺癌）患者体液及尿液中多胺排泄增加，尤以精脒和精胺为著，高于正常人7～20倍。治疗后多胺水平可下降，复发时又回升。尽管DMFO在一些临床预试验模型中能有效抑制肿瘤形成，但是其作用有限。

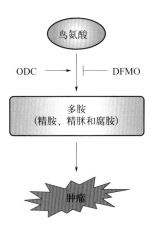

图20-4　DFMO是ODC抑制剂

ODC能催化鸟氨酸合成多胺，多胺有利于肿瘤的生长

第四节
肿瘤的疫苗预防

目前上市的HBV疫苗和HPV疫苗（见第一章第二节）对肝癌、宫颈癌和头颈癌会有预防作用，可以降低它们的发病率和死亡率。

第五节
肿瘤的心理预防

除了物理化学因素、病毒及慢性感染以及遗传因素外，近几十年的行为医学研究显示，心理社会应激（如紧张、抑郁、焦虑、痛苦、忧伤等）与某些人类癌症的发生有一定关系。心理社会应激在多大程度上影响癌症发生，目前尚不清楚。一般认为心理社会应激主要通过激活下丘脑-垂体-肾上腺轴（HPA axis）和交感神经系统（sympathetic nervous system，SNS）来影响肿瘤的发生和进展。下丘脑-垂体-肾上腺轴影响免疫系统的主要激素是皮质醇和褪黑激素，紧张刺激使人陷于抑郁、沮丧时，促肾上腺素分泌激素（ACTH）及肾上腺皮质醇分泌增加，抑制免疫系统的正常功能，特别是NK细胞的功能。动物实验证明，在紧张环境中，小鼠的免疫功能会受到损害，致使皮下接种淋巴瘤细胞的成功率和生长率提高。目前认为不良情绪对机体免疫功能有抑制作用，从而影响免疫系统识别和消灭癌细胞的"免疫监视"作用。另外不良情绪也可通过交感神经系统的β肾上腺素能信号使肾上腺素和去甲肾上腺素分泌增加，有利于瘤细胞的增殖和浸润转移（图20-5）。

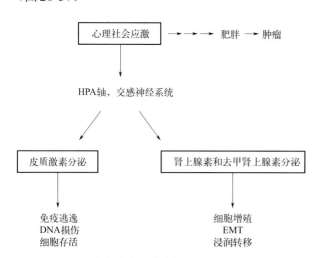

图20-5　心理社会应激对肿瘤的影响

肥胖与肿瘤的关系是比较明确的。流行病学研究显示心理应激与肥胖存在关联（Tomiyama AJ，2019），心理应激是如何诱发肥胖的，这是一个未完全搞清的问题。

一般认为心理应激会降低人的认知能力和自控能力，引起过度进食、降低体力活动和睡眠时间，这一系列的问题都可引起肥胖。心理应激也可触发HPA轴改变，使得皮质激素分泌增多，可诱发肥胖。

因此，培养乐观开朗的性格，经常参加有益身心健康的集体活动，经常参加各种身体锻炼，学会在紧张的生活中放松自己，善于解脱恶性精神刺激，都是重要的防癌措施。

参考文献

Fu T, Huan T, Rahman G, et al. Paired microbiome and metabolome analyses associate bile acid changes with colorectal cancer progression. Cell Rep, 2023, 112997.

Katona B W, Weiss J M. Chemoprevention of Colorectal Cancer. Gastroenterology, 2020, 158(2): 368-388.

Orange S T, Jordan A R, Odell A, et al. Acute aerobic exercise-conditioned serum reduces colon cancer cell proliferation in vitro through interleukin-6-induced regulation of DNA damage. Int J Cancer, 2022, 151(2): 265-274.

Tomiyama A J. Stress and Obesity. Annu Rev Psychol, 2019,70:703-718.

Vincze O, Colchero F, Lemaître J F, et al. Cancer risk across mammals. Nature, 2022, 601（7892）:263-267.

第二十一章

良性肿瘤的生物学

肿瘤分良性、恶性两大类。在哺乳动物，良恶性的比例约为80%∶20%（Boutry J, et al.，2021），良性肿瘤一般呈局限性生长，有包膜，不侵犯周围组织，不转移，因此对机体危害较小。良性肿瘤之所以有以上特点，这是由良性肿瘤相对分化成熟决定的。值得一提的是肿瘤是非常异质的，生长是连续谱的概念，即典型的在两端，中间有许多不同分化状态的肿瘤，它们的生物行为呈"光谱"样各不相同（图21-1），因此良恶性肿瘤的界限有时是非常模糊的。从进化角度来看，有些恶性肿瘤的进化还经历良性肿瘤阶段（图9-5），因此它们在遗传、表观遗传和代谢上有着千丝万缕的联系，有些良性肿瘤被认为是癌前病变。

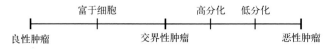

图 21-1　肿瘤谱

　　典型的良性肿瘤和恶性肿瘤在肿瘤谱的两端，在这两端之间有许多不同分化程度肿瘤类型，它们的生物学行为一般与组织分化程度匹配

研究良性肿瘤生物学具有重要的临床含义，因为良恶性肿瘤的治疗原则是不一样的。对临床医生来说，既要防止漏诊，又要防止过度诊断，这有时是困难的，但是件有价值的工作。

第一节
良性肿瘤细胞生物学

一、良性肿瘤遗传特点及生物学含义

良性肿瘤是从正常组织演变而来，遗传和表观遗传物质改变是驱动这一演变的主要力量。作为相对失控生长的新生物，良性肿瘤的生长驱动力要高于正常组织，这样才能出现局部包块，但限制其生长的力量又要高于恶性肿瘤，这样才能保证其局部生长，不发生浸润转移。如果限制其生长的力量降低，就有可能出现恶变。

1. 良性肿瘤存在遗传物质改变，但基因组相对稳定

从表21-1可以看出良恶性肿瘤的遗传物质改变有明显不同。良性肿瘤的基因改变较少，主要是与细胞增殖有关的基因被激活，常见的有 *RSA*、*BRAF* 和 *MED12* 等，肿瘤抑制基因 *TP53* 基本上都保留有功能，这就使得其基因组还比较稳定，但恶性肿瘤的遗传物质改变明显，涉及较广泛的基因改变，这与 *TP53* 等肿瘤抑制基因失活（图21-2）有很大关系。*TP53* 控制基因组稳定性，它的失活会引起基因组广泛变异。

表21-1　良恶性肿瘤常见的遗传变异基因

起源	良性肿瘤	恶性肿瘤
皮肤黑色素细胞	***BRAF*^{V600E},*NRAS***	*BRAF*^{V600E},*NRAS*,*CDKN2A/p16*,*TP53*,*PTEN*,*TERT*,*NF1*
结肠上皮	***APC*,*KRAS***	*APC*,*KRAS*,*PIK3CA*,*TP53*,*SMAD4*,*TGF* β *R2*,*TERT*
甲状腺上皮	***RAS*,*TSHR***	*BRAF*^{V600E},*RAS*,*RET*,*TERT*,*TP53*
子宫平滑肌	***MED12*,*HMGA2*,*FH***	*TP53*,*PTEN*,*RB1*,*ATRX*,*MED12*,*BRCA2*,*CDKN2A*
脂肪组织	***HMGA2*,*HMGA1***	*MDM2*,*CDK4*,*HMGA2*,*YEATS4*,*ATRX*,*FUS/EWSR1-DDIT3*

注：表中黑体表示是该肿瘤的驱动基因。

RAS 基因突变在上皮性肿瘤很常见，这是因为 RAS 信号能改变细胞骨架和细胞黏附，影响上皮的力学性质。RAS 处于受体酪氨酸激酶信号通路的中心位置，是控制细胞增殖信号的关键蛋白（图4-3）。RAS 蛋白属于小分子 GTP 酶蛋白家族，*RAS* 基因突变可降低该蛋白的 GTP 酶活性，导致 RAS 蛋白始终处于激活状态（图2-5），结果是细胞增殖大于凋亡，这正是肿瘤的基本特征，因此 *RAS* 可被认为是细胞转

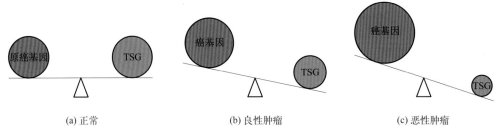

(a) 正常　　　　　　　　　　(b) 良性肿瘤　　　　　　　　　　(c) 恶性肿瘤

图21-2　良恶性肿瘤基因改变示意图

（a）正常细胞促进细胞生长增殖的原癌基因和诱导细胞凋亡的TSG处于平衡状态。（b）良性肿瘤的基因改变主要以癌基因激活为主，TSG还有功能。（c）恶性肿瘤的基因改变主要表现为更多癌基因激活，同时伴有 *TP53*、*CDKN2A*、*PTEN*、*RB1*等重要TSG失活，这就使得恶性肿瘤的基因组呈现不稳定

化的驱动基因。*RAS*基因有3种形式，即*KRAS*（12p12.1）、*NRAS*（1p13.2）、*HRAS*（11p15.5）。在人体肿瘤中*KRAS*突变最常见，占84%，*NRAS*突变占12%，*HRAS*突变占4%。

　　从遗传角度来看，并不存在所谓"良性肿瘤驱动基因"或"恶性肿瘤驱动基因"。在恶性肿瘤发现的基因改变也可以出现在良性肿瘤，这一点可以从人结直肠癌模型可以看出（图9-5）。*APC*是结直肠肿瘤的驱动基因。腺瘤和腺癌都可以有肿瘤抑制基因*APC*突变，这并不奇怪，因为有相当比例的结直肠腺癌源自腺瘤，即腺瘤-腺癌顺序，但腺癌除了*APC*突变，可能还有*SMAD4*和*TP53*失活突变，而这些突变腺瘤可能没有。甲状腺肿瘤也是这样。*RAS*突变是甲状腺肿瘤的驱动基因，腺瘤和腺癌都可以有（表21-1），但促甲状腺激素受体（thyroid-stimulating hormone receptor，TSHR）突变在毒性腺瘤（功能过高）时常见，腺癌罕见。TSHR属于GPCR，它的相关基因*GNAS*突变在毒性腺瘤也能检出，提示TSHR信号异常激活与甲状腺毒性腺瘤发生有关。*BRAF*^*V600E*（BRAF第600位的缬氨酸突变成谷氨酸）突变和*RET/PTC*融合基因在甲状腺乳头状癌常见，提示辐射引起的染色体易位增加甲状腺乳头状癌风险。又如，*BRAF*^*V600E*突变是黑色素肿瘤的驱动突变。BRAF是MAPK上游信号，MAPK是细胞增殖的关键激酶（图4-4）。BRAF激活突变已被发现存在多种人类肿瘤，其中*BRAF*^*V600E*最常见，60%的黑色素瘤存在*BRAF*^*V600E*突变，BRAF抑制剂对有突变的黑色素瘤有效（表19-8）。

　　BRAF^*V600E*突变也可发生在80%的黑色素痣（melanocytic nevi）中。为什么同样的突变结果会不一样？这一问题可从两方面来看，一方面从自然史来看1/3左右的皮肤黑色素瘤源自黑色素痣，这样黑色素瘤的*BRAF*^*V600E*突变可源自黑色素痣，另一方面黑色素痣的*BRAF*^*V600E*突变尚不足以产生恶变，还需其他遗传物质改变，例如*CDKN2A*、*PTEN*或*TP53*失活才能进化成黑色素瘤。从图9-6（a）可以看出恶性肿瘤的发生是需要多个关键基因改变后才会产生。

（1）子宫平滑肌瘤和平滑肌肉瘤的遗传变异特点 对子宫平滑肌肿瘤的研究显示，介导复合体亚基12（mediator complex subunit 12，MED12）突变可见于65%～70%平滑肌瘤和11%～21%平滑肌肉瘤，提示*MED12*是平滑肌肿瘤的驱动基因。*MED12*位于Xq13.1，编码蛋白是介体激酶模块（mediator kinase module，MKM）亚基。介体复合物是真核生物转录复合体的重要组分，在转录过程中起到连接增强子和RNA聚合酶Ⅱ（RNA polymerase Ⅱ）的桥梁作用。介体是多亚基复合物，组装后可以分为头部、中部、尾部三个部分，称核心介体，与RNA聚合酶Ⅱ紧密结合形成全酶。MED13、MED12、cyclin C和CDK8或CDK19组成第4个模块，称MKM，它通过与核心介体结合或解离，调节靶基因转录活性。Cyclin C-CDK8/CDK19活性与MED12有关，*MED12*突变会改变Cyclin C-CDK8/CDK19活性，引起Cyclin C-CDK8/CDK19依赖的基因转录紊乱，进而诱发肿瘤。有研究显示AP1是MED12调控的转录因子，*MED12*突变会引起AP1表达下调，进而导致细胞外基质（ECM）基因表达失调，与子宫平滑肌瘤发生有关。除了子宫平滑肌瘤外，*MED12*突变在乳腺纤维腺瘤也很常见，被认为是该肿瘤的驱动突变。

另外一个子宫平滑肌肿瘤常见突变基因是延胡索酸水化酶（fumarate hydratase，FH）功能失活，被认为是肿瘤抑制基因。*FH*基因被认为是遗传性平滑肌及肾细胞癌（hereditary leiomyomatosis and renal cell carcinoma，HLRCC）综合征的致病基因，HLRCC综合征也被称为Reed综合征，是一种罕见的遗传性肾肿瘤，患者生殖细胞有一个*FH*等位基因突变，体细胞再发生另外一个等位基因突变，就可发病，因此患者年龄较轻。HLRCC被认为是一个基因两种肿瘤，即肾肿瘤和平滑肌瘤。FH是三羧酸循环代谢酶，催化延胡索酸水解→苹果酸（图10-4）。FH缺陷将导致延胡索酸在皮肤、子宫和肾脏等靶器官蓄积并可诱发肿瘤。

*TP53*突变在平滑肌瘤罕见，但在平滑肌肉瘤很常见，提示*TP53*突变涉及平滑肌肉瘤的发生。又如对子宫平滑肌肿瘤做的遗传学研究显示，10号染色体的LOH在平滑肌肉瘤很常见，但没能在平滑肌瘤检测到。位于10号染色体的*PTEN*基因可能涉及平滑肌肉瘤的发生。*RB1*基因情况也是类似。*RB1*基因缺失在平滑肌肉瘤常见，但在平滑肌瘤罕见。还有一个子宫平滑肌肉瘤常见的突变基因就是*ATRX*。ATRX是抑制ALT活性的蛋白（图8-10、图8-11）。不像上皮性恶性肿瘤以端粒酶激活来维持端粒长度，肉瘤常表现ATRX突变失活，以ALT方式来维持端粒长度，这些肿瘤的预后更差。

（2）脂肪瘤和脂肪肉瘤的遗传变异特点 与子宫平滑肌肿瘤不同，脂肪肿瘤的驱动突变是有区别的。脂肪瘤最常见的细胞遗传学变异是12q13-15畸变，导致t（3；12）（q28；q14），结果是*HMGA2*（12q14）与*LPP*（3q28）发生融合，引起高迁移率族蛋白2（high mobility group AT-hook 2，HMGA2）表达紊乱。HMGA2是高迁移率族（high mobility group，HMG）蛋白超家族的成员之一，属于细胞核非组蛋白型染色质相关蛋白。HMGA2含3个AT钩（AT-hook）结构域，AT钩可以结合DNA并修饰染色质构象，调节基因表达。HMGA2在胚胎期表达，成体细胞一般不表达，特定部位如肺、肾、滑膜和组织干细胞表达。近年来研究显示多种肿瘤组织出现异常表达，提示HMGA2异常表达涉及间叶和上皮组织肿瘤形成，是肿瘤治疗靶点。脂肪瘤多见融合伙伴（lipoma preferred partner，LPP）参与细胞迁移、增殖以及基因转录。除了脂肪瘤，HMGA2也影响子宫平滑肌瘤的发生（表21-1），HMGA2的表达水平在子宫平滑肌瘤高于其正常肌壁（$P < 0.05$），提示HMGA2参与间叶组织肿瘤发生。

脂肪肉瘤是间叶组织恶性肿瘤，分高分化脂肪肉瘤（WDLPS）、去分化脂肪肉瘤（DDLPS）、黏液样脂肪肉瘤（MLPS）和多形性脂肪肉瘤（PLPS）四个类型，其中WDLPS和DDLPS最常见，占脂肪肉瘤的40%～50%。脂肪肉瘤最常见的突变是癌基因*MDM2*和*CDK4*扩增，被认为是脂肪肉瘤的驱动基因。脂肪肉瘤虽然没有*TP53*突变，但有MDM2扩增，MDM2具有E3连接酶功能，可降解p53（图6-7），因此p53是没有功能的。CDK4是控制$G_1 \rightarrow S$期的关键激酶，它可使Rb1磷酸化失活，从而使得细胞可以进入S期。目前已有多款CDK4/6抑制剂上市用于肿瘤治疗（表5-9），这些药物对脂肪肉瘤的疗效也在临床试验中。除此之外，*HMGA2*、*TSPAN31*、*YEATS4*和*CPM*扩增在脂肪肉瘤也很常见。*YEATS4*基因编码一染色质修饰蛋白，负调节p53功能，被认为是一个潜在的致癌基因。75%DDLPS存在*YEATS4*基因扩增，敲除*YEATS4*基因可抑制DDLPS细胞生长。除了上述基因外，脂肪肉瘤还有*ATRX*缺失或突变等（表21-1），与ALT途径激活有关（图8-11）。

90%以上黏液样脂肪肉瘤（MLPS）存在t（12;16）的易位，产生*FUS-DDIT3*融合基因，另有不足5%的病例中存在t（12;22）的易位，产生*EWSR1-DDIT3*融合基因。*DDIT3*基因位于12号染色体，该基因编码转录因子CCAAT/增强子结合蛋白（C/EBP）家族的一个成员，该蛋白通过与其他C/EBP成员形成异二聚体，并阻止其DNA结合，发挥显性负调节作用。该蛋白与脂肪生成有关。在MLPS该基因与16号染色体的*FUS*或22号染色体的*EWSR1*融合产生融合基因，是MLPS的致病基因。*FUS/EWSR1-DDIT3*融合基因对MLPS诊断有特异性，其他类型脂肪肉瘤未见这两种易位。

2.良性肿瘤存在限制其生长的因素

虽然良性肿瘤有遗传物质改变，但这些改变可能主要表现驱动生长的基因改变，抑制细胞生长的肿瘤抑制基因可能还有功能（图21-2），这样便可限制瘤细胞的过度生长，这些基因主要是与细胞周期调控有关的基因，如*CDKN2A/p16*、*PTEN*、*RB1*和*TP53*等。*CDKN2A*和*TP53*的编码蛋白分别为p16和p53。p16是cyclin D与CDK4/6结合的抑制剂（图5-13），一旦cyclin D与CDK4/6结合，激活的

CDK4/6使RB1磷酸化失活，细胞便不可逆地进入细胞周期。p16是细胞衰老的标志蛋白（表8-2），限制细胞增殖。p53是肿瘤抑制蛋白，它抑制细胞增殖、促进凋亡和细胞衰老。

（1）**细胞衰老是限制良性肿瘤生长因素之一**　正常人体细胞不能无限分裂，经历约50次细胞分裂便要进入衰老阶段。衰老细胞是一种缺乏细胞分裂能力但又能进行细胞代谢的细胞，它是机体防癌机制之一。良性肿瘤存在细胞衰老，这从几方面可以看出。①临床上某些良性肿瘤生长缓慢甚至消退（图21-11），提示良性肿瘤存在细胞衰老。②有不少研究显示如子宫平滑肌瘤、皮肤黑色素痣、结肠腺瘤、皮肤乳头状瘤和肺腺瘤等肿瘤都能检测到衰老的标记。③良性肿瘤细胞缺乏端粒酶活性（表21-5），会产生复制性衰老。良性肿瘤存在的衰老细胞对肿瘤生长有调节作用，如果良性肿瘤内的衰老细胞数量呈下降趋势，提示有恶变可能。

良性肿瘤存在细胞衰老应该与p16和p53等肿瘤抑制因子有关。p16和p53是众所周知的细胞衰老诱导因子（图8-3），p16表达随年龄增长而增高，它们调节复制性衰老。正常细胞和良性肿瘤都可经此途径诱导细胞衰老，而恶性肿瘤p16和p53大都已失活，因此摆脱了复制性衰老。另外良性肿瘤还可经正常细胞不具备的途径诱导细胞衰老，那就是癌基因诱导衰老（oncogene induced senescence，OIS）途径，该途径由癌基因诱导。由于不少良性肿瘤都存在RAS或RAS下游蛋白RAF激活，因此良性肿瘤可经此途径来调控肿瘤生长（图21-3）。

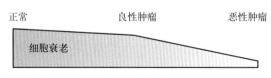

图21-3　良恶性肿瘤细胞衰老趋势

　　正常组织通过细胞衰老调节组织生长，良性肿瘤在某种程度上保留有细胞衰老能力，而恶性肿瘤则摆脱了细胞衰老

（2）**良性肿瘤细胞对凋亡的抵抗程度要低于恶性肿瘤**　所有肿瘤在进化过程中都存在凋亡抵抗机制，只是不同肿瘤选择的凋亡抵抗机制可能有所不同。在调节凋亡基因中，最重要的是p53，它可诱导p53转录依赖和非依赖的凋亡。由于良性肿瘤一般缺乏*TP53*突变，因此良性肿瘤细胞对凋亡的抵抗程度要弱于恶性肿瘤。例如与正常组织相比，结直肠腺瘤的有丝分裂和凋亡水平都升高，但腺癌的凋亡水平要低于腺瘤（Kohoutova D, et al., 2018），这显然与腺瘤和腺癌不同的遗传改变有关。

TNF相关的凋亡诱导配体（TNF-related apoptosis inducing ligand，TRAIL）属于TNF家族，与其受体结合可诱导凋亡。TRAIL有5个受体即DR4、DR5、DcR1、DcR2和OPG（骨保护素，osteoprotegerin），OPG属于可溶性受体。DR4和DR5属于死亡受体，TRAIL与其结合后可触发凋亡。DcR1、DcR2和OPG属于诱饵受体，通过与TRAIL结合干扰DR4和DR5功能（图7-2）。正常细胞表达TRAIL和其受体，这有利于组织稳态。肿瘤在进化过程中会出现死亡受体和配体的变化。例如与正常组织相比，结直肠腺瘤和腺癌都会出现TRAIL表达降低，但腺癌比腺瘤更明显，提示腺癌的凋亡水平要低于腺瘤。腺癌DR4、DR5和Fas的表达也低于腺瘤，这部分原因是DR4、DR5和Fas的转录受p53调节（图7-5），腺癌p53失活导致DR4、DR5和Fas转录受到影响（表21-2）。DcR1和DcR2在正常组织呈弱表达，在腺瘤表达高于正常组织，在腺癌又明显高于腺瘤，提示腺癌细胞凋亡明显出现抵抗。

表21-2　结直肠正常上皮和肿瘤细胞死亡受体的表达

死亡受体	功能	正常上皮	腺瘤	腺癌
Fas	诱导凋亡	+++	++	+
DR4	诱导凋亡	+	+	±
DR5	诱导凋亡	+	+	±
DcR1	干扰凋亡	±	+	+++
DcR2	干扰凋亡	±	+	+++

注：± 为弱表达；+ 为低表达；+++ 为过表达。

二、良性肿瘤有DNA甲基化异常

DNA甲基化是表观遗传调控基因表达主要形式之一，它是指DNA分子上CpG双核苷中的胞嘧啶（C）处于甲基化状态（图14-1）。CpG二核苷在基因组中呈非随机分布，某些富含CpG区域称为CpG岛，常位于基因上游的启动子。CpG岛处于非甲基化状态，基因表达，当其发生甲基化时，基因沉默。与CpG岛相反的是，80%左右散在基因组中的CpG二核苷酸处于甲基化状态，这种CpG二核苷酸的甲基化是受遗传控制的，对维持染色体的浓缩状态和调节基因表达具有重要意义。

DNA甲基化程度在细胞不同分化阶段是不一样的。干细胞通常呈低甲基化状态，随着细胞分化DNA甲基化呈增加态势（图21-4），这是因为在细胞分化过程中，只有关闭与干性相关基因（如OCT4、SOX2、NANOG等）和谱系不相关的基因表达，才能触发与分化有关的谱系特异基因表达，如MITF、CDX2和NKX2-1等。如果没有这些DNA甲基化，细胞就会仍然处于干细胞状态，这不利于细胞分化，也容易发生克隆膨胀。肿瘤细胞存在DNA甲基化改变，这种改变与组织起源和分化程度有关。人体不同组织的甲基化程度是有差异的，这也会反映在肿瘤的甲基化改变上。一般来讲，瘤细胞DNA甲基化程度随肿瘤分化程度降低而递减，去分化的恶性肿瘤DNA甲基化程度与干细胞类似，提示其含较多肿瘤干细胞，预后差。值得一提的是，虽然干细胞与肿瘤干细胞都表现低甲基化状态，但它们还是有本质区别的（表9-1），干细胞能对诱导甲基化的信号起反应，但肿瘤干细胞一般缺乏诱

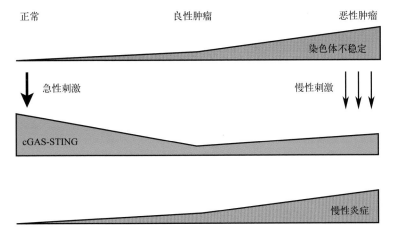

图 21-7　染色体不稳定会诱发慢性炎症

　　正常细胞胞质出现的少量双链 DNA 可激活细胞质的 cGAS-STING 信号，诱发免疫反应，这种反应一般是短暂的，对机体是有益的。恶性肿瘤细胞由于染色体不稳定，导致胞质 DNA 明显增加，这种慢性刺激 cGAS-STING 信号与恶性肿瘤组织的慢性炎症有关

二、成纤维细胞是影响良性肿瘤进化的重要间质细胞

　　研究表明体内的成纤维细胞是非常异质的，有功能不同的细胞亚群，这些亚群在人体不同部位的作用不尽相同。即使在一个组织中，也不是所有的成纤维细胞都是一样的，不同的成纤维细胞有不同的标记，在组织中扮演不同角色。成纤维细胞对良性肿瘤的影响是多方面的，包括分泌 ECM 成分和不同的细胞因子，影响肿瘤细胞生长、血管生成和免疫细胞活性等。

　　成纤维细胞在肿瘤间质是激活的，表达 α 平滑肌肌动蛋白（α-smooth muscle actin，α-SMA），故又称其为肌成纤维细胞。研究显示 α-SMA 的表达在结直肠肿瘤的进展过程中呈上升趋势，提示成纤维细胞的活性影响结直肠肿瘤的进化。一般用 TAF（tumor-associated fibroblast）代表良性肿瘤相关成纤维细胞，用 CAF（carcinoma-associated fibroblast）代表恶性肿瘤相关成纤维细胞。一般来讲 CAF 的活性要比 TAF 高，它对肿瘤的生长、免疫抑制的微环境和血管生成等方面都产生明显的影响，而从某种意义来讲，TAF 比较接近正常成纤维细胞。

　　TAF 是一种激活的成纤维细胞，它在表型上与正常成纤维细胞和 CAF 相比不完全相同，但可能也不存在特定的 TAF 标记，因为它来自成纤维细胞，它可以进一步演化成 CAF。TAF 与良性肿瘤细胞的关系是相互适应的关系，共进化。例如肿瘤抑制基因 *APC* 突变的小鼠发生肠腺瘤与肠成纤维细胞丢失 *FOXF2*（forkhead box F2）有关。FOXF2 是调控组织细胞分化的关键转录因子，*FOXF2+/−* 的成纤维细胞表达 SFRP1 降低。SFRP1 通过结合 Wnt 抑制 Wnt 信号通路（图 4-10）。SFRP1 降低导致Wnt信号通路激活，Wnt信号通路的激活可刺激肠干细胞增殖，它对消化管肿瘤发生的作用是明确的。

有不同研究显示成纤维细胞的改变有助于腺瘤形成。例如肠隐窝周围有一种数量很少但能够表达表达COX2的成纤维细胞，这种细胞可诱导APC突变的小鼠腺瘤形成，而COX2缺陷的成纤维细胞则可以预防腺瘤形成，提示肠隐窝周围特定的成纤维细胞亚群参与腺瘤形成。成纤维细胞分泌的PGE2通过旁分泌方式激活上皮细胞的YAP信号来发挥致瘤作用（Roulis M, et al., 2020）。

三、良性肿瘤存在细胞外基质重塑

ECM对细胞的生长、迁移和分化起到关键调节作用（见第十七章第一节）。不同器官由于结构和功能不同，它们的ECM的成分是有所区别的，它们的维持机制也不完全相同。例如子宫、垂体和结直肠，它们的构成细胞有很大差别，它们的ECM成分也有很大差别，对ECM的调节机制也有很大差别。因此这里讨论良性肿瘤的ECM改变的调节机制是一般的，不同肿瘤可能会有出入。

某些分化好的良性肿瘤瘤细胞可能与起源细胞在形态上差别不大，但这并不意味病理学家无法区别肿瘤与正常组织。虽然瘤细胞可能与起源细胞在形态上差别不大，但瘤细胞在排列上是不同于正常组织，这是ECM重塑的缘故。对于体表的肿瘤，通过触诊就会感到它的质地与周围组织不同，一般比周围组织硬，这是ECM增多的缘故。

正常ECM的更新速率比较低，受到严密调控，其中MMP是ECM主要降解酶。正常组织MMP的活性是不高的，但病理情况下MMP活性升高，其中MMP2和MMP9与肿瘤进展有关。MMP2和MMP9属于明胶酶类，降解不同的ECM成分，包括基底膜的主要成分Ⅳ胶原。研究不同类型的肿瘤显示随着肿瘤进展MMP2和MMP9水平呈上升趋势，MMP2和MMP9水平与肿瘤细胞生长、EMT和浸润转移有关（表17-5）。肿瘤微环境中MMP2和MMP9水平升高的原因是复杂的，除了肿瘤细胞因素外，还与间质细胞有关。已知低氧环境的HIF可以促进MMP2和VEGF表达，结果是促进血管生成。

四、良性肿瘤的血管生成不是很活跃，血管相对分化成熟

肿瘤血管化是肿瘤大小的关键因素（图16-4）。良性肿瘤肯定存在一个与肿瘤大小匹配的血管生成机制，而影响血管生成的关键因子是HIF和VEGF（图16-5）。不同良性肿瘤的缺氧程度肯定会有所不同。一般来讲肿瘤内部的缺氧程度要比周边的明显，进展肿瘤的缺氧程度又比非进展肿瘤明显。良性肿瘤由于生长缓慢，加

之血管相对分化成熟，因此良性肿瘤的缺氧程度要低于恶性肿瘤（表21-6），这就决定了良性肿瘤的血管生成应该不是很活跃。但良性肿瘤对缺氧的反应又不完全与正常组织一样，它还是有些异常的。研究显示子宫平滑肌瘤对缺氧诱导的HIF-1α可刺激VEGF-A和PCNA表达，而缺氧诱导正常子宫平滑肌产生的HIF-1α则不能刺激VEGF-A和PCNA表达，提示子宫平滑肌瘤对缺氧反应异常，这种异常是平滑肌瘤细胞属性造成的，与子宫平滑肌瘤的形成有关（Miyashita-Ishiwata M, et al., 2022）。结肠肿瘤情况类似。研究显示腺瘤表达HIF-1α，但表达水平显著低于腺癌，提示HIF-1α表达水平影响结肠肿瘤进展。

微血管密度（microvessel density，MVD）是组织学检测到的血管密度情况，它反映血管生成水平。研究已显示随着肿瘤MVD的增加，肿瘤浸润转移的潜能也明显增加。不同部位的良恶性肿瘤的研究结果显示良性肿瘤的MVD低于恶性肿瘤，而且VEGF表达也低于恶性肿瘤，这与良性肿瘤不发生浸润转移是一致的。由于良恶性肿瘤呈现不同的MVD，因此临床上可用不同的检测手段（如超声、磁共振和CT等）来评估MVD，用作区别良恶性肿瘤和判断预后的参考指标。

良性肿瘤的血管生成低于恶性肿瘤与肿瘤抑制因子VHL和p53有关。VHL是HIF-1α抑制因子（图16-5），该基因突变在良性肿瘤罕见，但在恶性肿瘤常见。例如90%的肾透明细胞癌存在*VHL*突变，这可以解释为什么肾透明细胞癌血管丰富。p53诱导血管生成抑制基因*THBS1/TSP-1*（图6-6）表达，*TP53*突变在良性肿瘤罕见，但在恶性肿瘤是最常见的突变基因。由于VHL和p53在良性肿瘤是有功能的，因此它们会平衡良性肿瘤血管生成。

从良性肿瘤微环境的变化来看，良性肿瘤的血管应该是相对分化成熟的，这样才能保证微环境相对稳定。因为氧分压、pH值、营养和免疫细胞活性与血管功能是否正常密切相关，良性肿瘤能够保持相对正常的氧分压和营养环境说明良性肿瘤的血管应该是相对分化成熟的，而恶性肿瘤的血管是不成熟的，这与恶性肿瘤的低氧、酸性环境、营养匮乏和免疫抑制有很大关系。

五、微环境的营养物质与良性肿瘤生长是相适应的

自噬是细胞对营养匮乏的应激反应，因此检测细胞自噬水平可以评估微环境是否存在营养匮乏。微环境营养匮乏会产生一系列反应，包括细胞代谢改变朝向糖酵解、免疫功能降低和酸性环境等。研究显示良性肿瘤的自噬水平与相应的正常组织接近（Sena P, et al., 2022），而恶性肿瘤细胞自噬水平升高［图7-9（b）］，说明恶性肿瘤微环境存在营养匮乏。良性肿瘤的自噬水平接近正常组织，提示良性肿瘤的生长与周围环境是相适应，这有利于细胞分化。良性肿瘤在进化过程也可能出现营养匮乏，这时瘤细胞的自噬水平可能升高，提示肿瘤生长加速，有恶变可能。

六、免疫系统控制良性肿瘤生长

免疫系统与肿瘤发生有着密不可分的联系。正常免疫功能对肿瘤的生长起到限制作用，只有当免疫功能有缺陷时肿瘤才容易发生。免疫细胞能否发挥它们的正常功能又与它们的生存环境有关，例如氧分压、pH值、ECM架构和营养成分的变化都会影响免疫细胞功能。从表21-6可以看出良性肿瘤TME的缺氧、pH值和营养变化不是很明显，因此良性肿瘤中浸润的T细胞应该是可以发挥免疫监视功能，这对限制良性肿瘤的生长起到一定作用。当然良性肿瘤中浸润的T细胞功能是会随良性肿瘤的进化而发生变化的，它的功能会随良性肿瘤的进展从免疫支持转向免疫抑制，因此良性肿瘤中的T细胞与良性肿瘤也是共进化的关系。

CTLA4和PD1是T细胞表面存在免疫检查点蛋白，它们负调节T细胞功能（表18-10）。PDL1是PD1的配体，正常细胞一般低表达或不表达，肿瘤细胞表达增高，可以抑制T细胞激活，与肿瘤的免疫抑制环境有关。良性肿瘤PDL1一般呈低表达或不表达，提示良性肿瘤是一个免疫支持的环境（图21-8）。例如研究人员分析了49例子宫平滑肌肿瘤PDL1表达情况，结果显示PDL1的表达在平滑肌肉瘤为70%，不典型平滑肌瘤为14%，平滑肌瘤均为阴性（Shanes E D, et al., 2019）。对卵巢肿瘤的研究结果类似，几乎所有卵巢癌均表达PDL1，但良性卵巢肿瘤则不表达PDL1，不典型卵巢肿瘤介于良恶性之间。对结肠锯齿状腺瘤的研究结果显示，肿瘤PDL1的表达随病变进展呈升高趋势。PDL1在锯齿状腺瘤、低级别锯齿状腺瘤、高级别锯齿状腺瘤和结肠癌的表达分别为40%、59%、100%和60%，提示PDL1的表达与病变进展相关（Acosta-Gonzalez G, et al., 2019）。

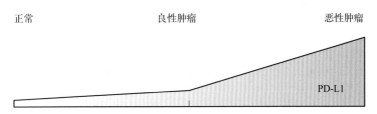

图21-8　良恶性肿瘤细胞PDL1表达趋势

PDL1表达抑制T细胞功能，良性肿瘤PDL1呈低表达或不表达，而恶性肿瘤则PDL1表达上调

七、良性肿瘤不发生浸润转移的原因

就浸润转移而言，良性肿瘤更像正常组织，因为正常组织不发生浸润转移，而恶性肿瘤容易发生浸润转移。良性肿瘤不发生浸润转移原因众多，但关键是肿瘤细胞相对分化成熟，缺乏诱导EMT信号（图17-3）。

1.良性肿瘤细胞相对分化成熟，缺乏浸润转移驱动力

良性肿瘤细胞相对分化成熟，这是决定良性肿瘤生物学行为的关键因素。分化成熟的细胞是走向终末的细胞，一般缺乏增殖能力。细胞分化成熟就意味着细胞有与其功能相适应的结构。例如腺上皮细胞是有极性的，它有游离面、侧面和基底面，每一面都有特定结构以保证细胞功能完整。在侧面和基底面有不同连接结构以确保上皮稳定，侧面有紧密连接、黏附连接和桥粒等不同的连接结构，黏附连接由上皮钙黏素（E-cadherin）等蛋白组成，它可以保持细胞-细胞间黏附，基底面有整合素与基底膜层粘连蛋白结合形成半桥粒，使得上皮细胞相对固定（图21-9）。如果上皮细胞要移动，就必须减少E-cadherin表达，才能发生EMT，而良性肿瘤由于相对分化成熟，肿瘤细胞一般都保留有不同连接结构，因此不具备驱动EMT的能力。

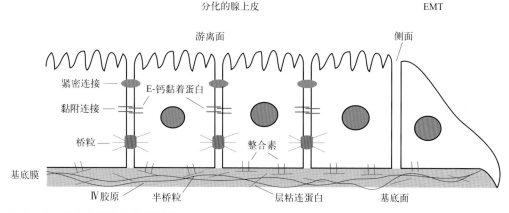

图21-9　分化的腺上皮结构示意

上皮细胞是有极性的，它有游离面、侧面和基底面，每一面都有特定结构以保证细胞功能完整。当侧面和基底面结构出现变化或缺陷时可发生EMT

（1）分化因子在肿瘤的两面性　细胞分化是指全能干细胞逐渐发生各自特有的形态结构、生理功能和生化特征的过程，即细胞获得"细胞身份"的过程。谱系转录因子参与细胞分化调控，不同类型的细胞由不同的谱系转录因子诱导，例如MITF是黑色素细胞谱系转录因子，CDX2是肠上皮分化的谱系转录因子，NKX2-1是肺和甲状腺分化的谱系转录因子。这些分化因子在肿瘤表现两面性，一方面它们促进肿瘤生长，另一方面它们又抑制瘤细胞浸润转移（图21-10）。这是不难理解的，瘤细胞起源某种细胞，自然会带有起源细胞的身份标记（分化因子），这些分化因子对决定肿瘤起源有用，同时这些分化因子对维持瘤细胞存活和增殖也是需要的，如果细胞没有分化因子就意味细胞已经去分化，退回到相对原始的状态，这些细胞应该有较强细胞干性和浸润能力。

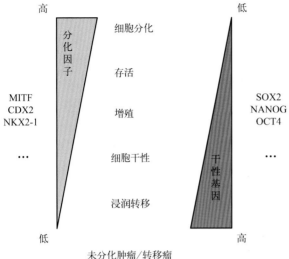

图21-10　谱系转录因子和干性基因调节肿瘤生物学行为

分化因子表达随肿瘤分化程度降低而递减，干性基因表达随肿瘤分化程度降低而增高。良性肿瘤由于高分化，干性基因呈低表达，不转移，未分化的恶性肿瘤则相反

MITF（microphthalmia-associated transcription factor）是神经外胚叶细胞向黑色素细胞分化的关键谱系转录因子，对黑色素细胞正常形态和功能的维持有作用。虽然痣细胞和黑色素瘤细胞都可以表达MITF，但黑色素瘤细胞表达MITF的高低，影响它的生物学行为，高表达MITF的黑色素瘤细胞显示较强增殖能力，但不发生浸润转移，低表达MITF的黑色素瘤细胞增殖能力降低，但容易发生浸润转移，提示MITF有抑制浸润转移功能。

CDX2（caudal-related homeodomain transcription 2）是肠上皮特异性转录因子，最早出现在原肠形成阶段，能够促进肠上皮细胞的分化，对于肠上皮细胞正常形态和功能的维持有一定的作用。在反流性食管炎和慢性胃炎的肠上皮化生都与该基因的异位表达有关，说明CDX2促进肠上皮分化的重要性。研究显示CDX2可调节黏附分子E-cadherin表达，促进细胞-细胞之间连接。与正常结肠黏膜相比，在结肠肿瘤呈下降趋势，腺癌比腺瘤更明显，提示CDX2是肿瘤抑制基因。在伴有微卫星不稳定的腺癌［图21-6（b）］，CDX2表达下降明显，这显然是与CDX2基因甲基化有关。就转移而言，缺乏CDX2表达的肠癌比CDX2表达的肠癌更容易发生转移，预后也更差。如果增加CDX2表达，则可抑制肠癌细胞浸润转移，提示CDX2有抑制浸润转移功能。

NKX2-1（NK2 homeobox 1）又称TTF1（甲状腺转录因子1，thyroid transcription factor 1），1989年发现于大鼠甲状腺，后来又在其他器官被鉴定，如肺、前脑和下丘脑。NKX2-1敲除的小鼠死于早期胚胎，因为肺发育缺陷、缺乏甲状腺和垂体，检查显示前脑腹侧严重异常。NKX2-1是早期内胚层向肺和甲状腺发育的主要转录因子，它的异常与肺和甲状腺疾病有关。研究显示肺腺瘤和腺癌都有NKX2-1表达，这对确定肿瘤的组织起源有帮助，但肺癌远处转移灶则出现NKX2-1表达缺失，提示它有抗转移作用。

（2）良性肿瘤的p53抑制EMT发生　　EMT的发生受多种因素影响（图17-3），其中p53抑制EMT发生，良性肿瘤保留有p53功能，因此它可抑制EMT发生。从本章的整体内容来看，良性肿瘤的基本生物学特性都与其保留有p53功能有关。

2.良性肿瘤的微环境相对稳定，缺乏诱导EMT信号

不同于恶性肿瘤，良性肿瘤的微环境相对稳定，缺乏诱导EMT的信号。缺氧是诱导EMT的重要因素（图17-3），但良性肿瘤的缺氧程度要低于恶性肿瘤，这就使得良性肿瘤不容易发生浸润转移。慢性炎症也是诱导EMT的重要因素，由于良性肿瘤缺乏慢性炎症，因此微环境的细胞因子和趋化因子水平较低，因此不容易发生EMT。

与恶性肿瘤相比，良性肿瘤的MMP和uPA等蛋白酶活性均较低，ECM重塑水平较低。良性肿瘤的MMP活性低于恶性肿瘤与良性肿瘤成纤维细胞（TAF）活性低于CAF有关，如MMP2、MMP1和MMP13等蛋白酶主要来自成纤维细胞。MMP9则主要来自炎细胞和巨噬细胞，这些细胞在良性肿瘤不是很多。良性肿瘤的血管也不像恶性肿瘤那么丰富，这从前面提到的微血管密度（MVD）就可以看出，而且血管结构相对成熟，这就使得良性肿瘤组织结构相对比较稳定，瘤细胞不容易发生浸润转移。

第三节
良性肿瘤的进化

良性肿瘤在进化过程中有几种可能的结果。①小的肿瘤有可能消退。黑色素痣和＜5mm的肠腺瘤都有自然消退的报道，这时通常瘤细胞启动凋亡程序，肿瘤内侵袭有较多的淋巴细胞。②进展但相对稳定。这时肿瘤的生长因素和制约因素处于大致平衡状态，有时可停留很长时间。③不典型肿瘤或交界性肿瘤，如不典型痣、大的结直肠腺瘤、不典型平滑肌瘤和不典型脂肪瘤等。肿瘤进展，出现新的遗传和表观遗传改变，肿瘤微环境也发生相应改变。④恶变，如腺瘤恶变、痣

恶变等。遗传和表观遗传继续发生新的改变，肿瘤微环境也朝更加活跃方向发展（图21-11）。

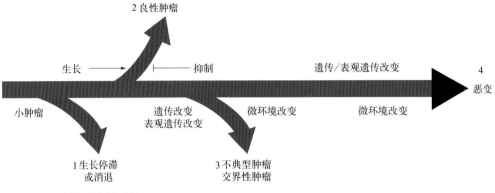

图21-11　良性肿瘤的进化

参考文献

Acosta-Gonzalez G, Ouseph M, Lombardo K, et al. Immune environment in serrated lesions of the colon: intraepithelial lymphocyte density, PD-1, and PD-L1 expression correlate with serrated neoplasia pathway progression. Hum Pathol, 2019,83: 115-123.

Ahvenainen T V, Mäkinen N M, von Nandelstadh P, et al. Loss of ATRX/DAXX expression and alternative lengthening of telomeres in uterine leiomyomas. Cancer, 2018,124(24): 4650-4656.

Boutry J, Tissot S, Ujvari B, et al. The evolution and ecology of benign tumors. Biochim Biophys Acta Rev Cancer, 2021,1877(1): 188643.

Dame M K, Attili D, McClintock S D, et al. Identification, isolation and characterization of human LGR5-positive colon adenoma cells. Development, 2018,145(6): dev153049.

Kohoutova D, Pejchal J, Bures J. Mitotic and apoptotic activity in colorectal neoplasia. BMC Gastroenterol, 2018,18(1): 65.

Losi L, Botticelli L, Garagnani L, et al. TERT promoter methylation and protein expression as predictive biomarkers for recurrence risk in patients with serous borderline ovarian tumours. Pathology, 2021,53(2): 187-192.

Miyashita-Ishiwata M, El Sabeh M, Reschke L D, et al. Differential response to hypoxia in leiomyoma and myometrial cells. Life Sci, 2022,290: 120238.

Moravek M B, Yin P, Coon JS 5th, et al. Paracrine Pathways in Uterine Leiomyoma Stem Cells Involve Insulinlike Growth Factor 2 and Insulin Receptor A. J Clin Endocrinol Metab, 2017,102(5): 1588-1595.

Nersesyan A K, Adamyan R T. Micronuclei level in exfoliated buccal mucosa cells of patients with benign and malignant tumors of female reproductive organs and breast. Tsitol Genet, 2004,38(3): 72-75.

Reinfeld B I, Madden M Z, Wolf M M, Cell-programmed nutrient partitioning in the tumour microenvironment. Nature, 2021,593(7858): 282-288.

Roulis M, Kaklamanos A, Schernthanner M, et al. Paracrine orchestration of intestinal tumorigenesis by a mesenchymal niche. Nature, 2020,580(7804): 524-529.

Sena P, Mancini S, Pedroni M, et al. Expression of Autophagic and Inflammatory Markers in Normal Mucosa of Individuals with Colorectal Adenomas: A Cross Sectional Study among Italian Outpatients Undergoing